职业教育综合素养系列教材

健康教育教程

健康教育教程

主　编：王若霞　马玉平

副主编：张广汉　元柳青

孙国甫　张继英

電子工業出版社

Publishing House of Electronics Industry

北京 • BEIJING

内 容 简 介

本书共分为五章，每章分为三节九个主题。内容涵盖了中职生在成长过程中出现的较为普遍的心理问题，涉及成长与心理健康、学习动机、情商与智商、气质与性格、挫折心理、网络文明、呵护青春、人际交往法则、职业规划等多方面的知识。每个主题设置“案例引入”、“心理剧场”、“知识视窗”、“爱心小天使”、“心灵启迪”、“照镜子”和“精品赏析”七个专栏。从故事启迪入手，让学生在好奇、认知、自测、觉察、感悟、启迪中，达到理论知识学习和活动体验相结合，实现自我心灵升华，培养健康的心理状态。

本教材进行了大胆的理论创新与实践尝试，参与式教学贯穿始终，具有鲜明的时代性和较强的针对性。可作为职业院校心理健康教材，也可作为教师及心理辅导人员的参考用书，还可以作为心理学爱好者的普及读物。

图书在版编目（CIP）数据

健康教育教程 / 王若霞，马玉平主编. —北京：电子工业出版社，2013.8
职业教育综合素养系列教材

ISBN 978-7-121-20891-1

Ⅰ. ①健… Ⅱ. ①王… ②马… Ⅲ. ①健康教育—高等学校—教材 Ⅳ. ①R193

中国版本图书馆 CIP 数据核字（2013）第 145998 号

策划编辑：施玉新　　syx@phei.com.cn
责任编辑：郝黎明　　文字编辑：裴　杰
印　　刷：北京中新伟业印刷有限公司
装　　订：三河市鹏成印业有限公司
出版发行：电子工业出版社
北京市海淀区万寿路 173 信箱　邮编　100036
开　　本：787×1 092　1/16　印张：14.75　字数：377.6 千字
印　　次：2013 年 8 月第 1 次印刷
定　　价：29.50 元

凡所购买电子工业出版社图书有缺损问题，请向购买书店调换。若书店售缺，请与本社发行部联系，联系及邮购电话：（010）88254888。

质量投诉请发邮件至 zlts@phei.com.cn，盗版侵权举报请发邮件至 dbqq@phei.com.cn。

服务热线：（010）88258888。

序言

该教材主编找到我，希望我能给他们作序。说实话现在心理健康方面的书籍太多了，我对该书并不十分看好，但当我仔细研读了这本教材后，发现它带给我的惊喜太多了。这本书从学生入校谈到了毕业生就业，从懵懂少年讲到了情窦初开的青年，从校园单纯生活引到了职场竞争。有了这本书的指导，学生的角色转变，心理转变会更为顺畅，会少走一些弯路，多一些成功的几率。

这本教材作为提高心理学知识和心理素养的普及性读物，内容丰富多彩、知识结构灵活、版式设计新颖，深入浅出、通俗易懂，理论基础实用。不但能够加深在校生对心理学的理解，也能够帮助普通读者提高心理素养，帮助他们找到适合自己个性特点的学习工作方法和生活方式。

该教材具有鲜明的时代性和较强的针对性。依照心理健康教育的指导思想和基本原则，针对中等职业学校学生生理、心理特点和发展的特殊性展开论述，坚持以育人为本，以心理和谐教育为理念，关注国内外形势的发展，在典型案例的选取和心灵启迪等栏目的编制上，都力求体现时代性。该教材大胆的尝试与探索，主要体现在以下几方面:

首先，教材形式灵活多样，改变了以往教材死板枯燥的模式。每一章节都设置了案例引入、心理剧场、知识视窗、心灵启迪等，围绕一个主题运用多种多样的方式来使学生理解。比如编者在每节都设置一个“照镜子”的栏目，通过照镜子，我们可以将过去习惯于从外界去寻找原因和借口而归因于内，达到自省的效果，并引导学生看到自身的盲点，找回属于自己的内在智慧和力量，敢于探索找到解决问题的方法并付诸行动。

其次，教材内容丰富多彩，知识容量大，能够帮助学生身心健康发展。教材经验性与探究性相结合，旨在通过传播基本知识，重点培养学生正确的态度及价值观，以及解决问题的实际技能，帮助学生建立健康的生活方式，达到促进学生身心健康的目的。学生并不是被动地接受知识，而是重在生活中的运用，重在对学生的心理进行调节引导，这是难能可贵的。

最后，教材采用了参与式教学和生活技能教育教学相结合的方式，让受尝试者与学生主动参与。教材编写者给学生提供各种机会，如设计的游戏与活动等，可提高学生对健康教育课程知识目标的兴趣，从而激发学生以积极的方式和其他学生相互学习、相互促进的动力和潜能。这种面向全体与关注个别差异相结合、心理素质培养与职业教育培养目标相结合的授课过程，对于提高全体学生的心理素质，帮助学生树立心理健康意识，培养学生乐观向上的心理品质，增强心理调适能力，促进学生人格的健全发展，都是积极有益的新探索。

教材的参编人员脚踏实地，在成书过程中进行了多次试讲，使得这本教材可操作性很强。在试讲中、学生们认识到心理学并不是一门高不可攀的学科，它离我们每一个人都很近，而且从某种意义上说，我们每个人都是自己的心理导师，我们在以不同的方式用心自我调整着自己生命的轨迹，见证着万物的存在、自我的存在，我们自身成长的每一步都有心理学的陪伴。

当今社会，竞争加剧，压力巨大，多读几本心理学方面的好书会教导我们尊重他人和自己，有助于个人的心理和谐和人际和谐，从而促进社会的和谐与进步。愿这本书能成为你的良师益友，陪伴着你成长，陪伴你的人生。

香港大学心理学教育集团理事长　徐清照　教授

2013 年 3 月 8 日星期五于香港

前言

这是写给青少年朋友的一本书。青少年时期是人生的重要阶段，也是一个敏感、不稳定和问题多发的阶段。世界卫生组织统计，造成功能残缺最大的前 10 位疾病中有五个属于精神障碍；据调查，13 亿中国人中有各种精神障碍和心理障碍者达 1600 多万，1.5 亿青少年人群中受情绪和压力困扰的就有 3000 万，我国青少年心理问题发生率为 20%，即每 5 个人中就有 1 个人有心理健康问题。

本书从心理学角度指出一些常见的心理问题，为青少年提供了了解、认知自己的心理问题以及如何面对和解决这些问题的方法，希望能够为正行走在青春期道路上的青少年以帮助、扶持和引导。

本书共五章，内容涵盖了青春期成长中容易出现的各种心理问题，涉及心理健康、学习动机、情商与智商、气质与性格、挫折心理、网络文明、人际交往法则、职业规划等多方面的知识，并将心理学理论知识与生活实际相融合，在案例引入、心理剧场、知识视窗、爱心小天使、心灵启迪、照镜子、精品鉴赏等专栏中，为学生们提供了丰富的参与练习机会，通过互动引导学生领悟相关的理念、掌握知识和方法，从而培育个人健康的心理状态。

心理学不是一门高深的学科，它离我们每一个人都很近。从某种意义上说，我们每个人都是“心理学家”，我们自身成长的每一步都离不开心理学。希望青少年朋友能够从容应对人生的挑战，学会理性思考，用智慧解决成长中的烦恼，快乐步入人生的下一个阶段，完成人生发展任务。

本书由王若霞、马玉平担任主编，张广汉、元柳青、孙国甫、张继英担任副主编，王利、张会平、赵喜鹏、刘明臣、张荷心、王秀丽、赵迎春、王晓燕、李广军等同志参与本书的编写和校对工作。

在教材编写过程中，得到了国家心理咨询师高级考评员，临床心理学博士，东德心理教科院院长、香港大学心理学教育集团徐清照教授的悉心指导和热忱帮助，也参考借鉴了许多国内外专家、学者的研究成果，在此一并表示感谢。

由于我们的学术水平有限，书中难免有瑕疵和纰漏之处，敬请专家、读者批评指正。

编　者

2013 年 7 月

[illegible]

[illegible]

[illegible]

[illegible]

[illegible]

[illegible]

目录

第一章　温馨花园　五彩缤纷

第一节　走进心理　点亮智慧人生

人生就像一次旅行，旅途充满挑战、梦想、希望、离别、困扰、彷徨……人生旅途本是单行线，它只能一味向前奔腾，而不回头。生命旅途中时时发现他人和自己身上的闪光点，学会适应，善待旅途中相遇的每一位旅客，使我们的旅途充满快乐。让我们的美丽心灵加上好心态，感受温馨花园的五彩缤纷，享受阳光明媚、风儿和煦的好风景；让我们的好心情来修养好身体，让我们新的一天从健康和喜悦开始。

主题一　快乐步入成长旅途新起点

【案例引入】

心理学家把一只猫先放进一间背景全是竖线条的生活空间里，它在那里自由自在地生活着。过了一段时间，心理学家又将它放入一间全是横线条的房间里，结果这只小猫烦躁不安、东倒西歪得站立不稳。

你知道小猫得了什么“病症”吗？原来小猫对新环境产生了不适应，出现了感觉紊乱、行为异常等表现。

在人生道路上，每个人每时每刻都可能受到各种新的社会因素的刺激。研究证明，适量的刺激对于个体的生存和发展是有益的，但如果我们不能及时调整自己的心态就会产生不适应心理。

同学们，进入职业学校适应新环境、新生活吗？

【心理剧场】

微笑相识

一、活动目的

使学生相识并初步了解，帮助学生树立团体归属感、信任感，增加适应能力。

二、活动时间

20 分钟左右。

三、活动道具

与人数相等的凳子或椅子。

四、活动程序

1．老师要求参加游戏的学生在房间里自由漫步，见到其他同学不许说话、不许有任何友好表情，持续 2～3 分钟，让学生充分体会到孤独和尴尬的感觉。

2．2～3 分钟后，教师开始让学生与自己身边的人微笑握手，鼓励学生尽可能多地与他人握手。

3．当老师喊停时，学生和他对面的或正在握手的人就是朋友。

4．和朋友一组面对面而坐，各自作自我介绍。介绍内容：姓名、性格特点、兴趣与爱好，以及愿意让对方了解的个人资料，每人 3 分钟，然后分享几分钟。当对方自我介绍时，倾听者要全身心地投入，通过语言和非言语的观察，尽可能多地了解对方。

5．四人一组，把同伴介绍给新朋友，过程同上。

6．让学生分享每个活动程序的感受。

（1）让学生体会本活动第一步骤的感受，并分享。

（2）当可以和其他人握手时，又有什么感受。

（3）老师分别请握手次数最多和最少的学生谈谈自己的想法。

五、活动感悟

____

____

【知识视窗】

在人生的道路上，我们常常会面对新的环境、新的学习生活。新的环境给了我们新的起点，机会与挑战并存、希望与困难同在。我们也即将面对未来复杂多变、竞争激烈的社会环境，只有具备较强适应能力的人，才能够获得更充分的生存与发展的条件，才能够成为社会所需要的合格人才。

一、适应的重要性

心理适应在心理学研究中通常是指当外部环境发生变化时，人们通过自我调节系统做出能动反应，使自己的心理活动和行为方式更加符合环境变化和自身发展的要求，使主体与环境达到新的平衡的过程。这说明适应现象是伴随着环境的变化而出现的，由于我们生活的环境（包括自然环境、心理环境和社会环境）处在不断的变化之中，每个人在学习和生活中都会产生不断适应新环境的需要；同时，这也是人的一种基本需要，是每个人一生中随时都要面临的任务，更是每个人应当具备的一种基本素质。

二、学会适应

1. 新环境的适应

新生入校，大多都是第一次离开家乡，离开父母。进入新学校，眼前的一切都是全新的：陌生的环境、陌生的城市、陌生的校园、陌生的脸孔……上课场所由中学里“一个萝卜一个坑”变成了“打一枪换一个地方”，因此，有的同学会出现不安和恐惧感，这一切都需要逐渐适应。首先，尽快地了解自己的任课老师和班主任，和同学们积极交流，慢慢熟悉他们的人格特点，消除对他们的陌生感和恐惧感。其次，了解学校各班教室、图书馆、实验室、食堂、医务室、老师办公室、心理咨询室等所处位置，做到熟悉环境，心理上认同，情感上容纳，心理才能适应。

2. 新生活的适应

绝大多数新生入学，学会独立生活的同时，还要学会理财，学会安排好自己的课余生活，还要了解学校的各项规章制度，提高个人的自律性。在生活中，不断提高自己的心理适应能力，学会在繁杂的外界环境中整理、分辨、选择，抓住复杂事物的关键，认识事物的本质，摒弃那些有碍我们生存发展关系的刺激。那么，我们就会敢于突破旧的生活模式，适应新的生活。

3. 新学习的适应

调整学习方式，是适应职业学校学习生活的重要一步。在中学里是以教师为主导的教学模式，而在职业学校里则变成了以学生为主体、以教师为指导的自主学习模式。学生不仅要消化所学内容，而且还要学会主动学习，学会自学，课余时间大量阅读相关方面的书籍和文献，确定学习目标，制订学习计划，变“要我学”为“我要学”，努力提高自己的综合学习能力，适应职业学校的学习环境。

三、积极的心态提高适应能力

积极心态是一种生活态度。在面对生活和学习中的困难、挫折、挑战和责任时，用积极的思维去思考，积极采取行动，努力去做。

1. 积极的心态使人更加自信

自信是成功的前提，也是快乐的秘诀。唯有自信才能在困难与挫折面前保持乐观，从而想办法战胜困难与挫折。生活中很多事情是我们自身无力改变的，我们改变不了的事情就要改变对它的态度。拥有一个好的心态，就能快乐自信，就能发掘潜能，就能高效，形成一个良性循环，遇到困难就容易解决。

2. 积极的心态使人际关系融洽

和谐的同学及朋友关系，需要良好的人际沟通。影响人际沟通的关键在于自身。具有积极心态的人一般心胸豁达，情绪稳定，对同学、朋友热情体贴，乐于助人。他们能够建立良好的人际关系，能够把自己的力量融入集体的力量之中。

3．积极的心态使人有出色的表现

作为一名职校学生，拥有积极的心态，就能够主动学习，提高对学习的兴趣，尽心尽责地完成学习任务，就不会拒绝老师和家长交给你的任务；同时，还会认为这是锻炼自己的一次机会。最终也会因为这样认真负责的态度而把事情做得更圆满、更出色，从而得到老师、家长和同学肯定和赞扬，也会在人生旅途中得到比别人更多的机会。

【爱心小天使】

人类不是天生就有一种能指引我们生活的本能，要在人类生活中顺利生活，个体就必须学会自我学习、摸索。这个学习过程应该是伴随一生的，随着生命的开始而开始，也随着生命的结束而结束。

——哈维格斯特

【心灵启迪】

《古兰经》上有这样一则经典故事：有一位大师，自称几十年来练就一身移山的法术。有一天，他决定当众表演这一本领，结果山没有过来，而他却过去了。他以事实告诉人们：世上本没有什么移山的法术，唯一能移山的方法就是，山不过来，我就过去。

其实，现实生活中有太多的事情就像“大山”一样，是我们无法改变的，或至少是暂时无法改变的。这一故事启示我们：如果环境无法改变，我们就要学会改变自己，随着时间的推移来逐步适应它。如果别人不喜欢自己，是因为自己还不够让人喜欢（从而要学会反省自己）；如果无法说服他人，是因为自己还不具备足够的说服能力（或许可以因而意识到自己的知识不足）；如果学习的成绩提高不上去，是因为我们还没有找到恰当的学习方法；如果我们还无法成功，是因为自己暂时没有寻到成功的途径……

【照镜子】

每个人来到这个世界上，都是一个独立的个体，当你走在陌生的人群中时，内心是那么的孤独、无助，这时如果你主动地向周围人送上诚挚的微笑并友好地握手，你收获的就是同样的微笑、温暖和支持。生命是由“我—你”建构并在关联中成长，且赖以生存。生命即关系，人与人之间的关系就是这样微妙，生命历程中需要我们在改变中学会适应、收获和谐，在适应中学会享受新生活不一样的美。

你适应这个学校了吗？适应老师和同学们了吗？

【精品赏析】

用微笑面对人生

爱情百合

在这个世界上，没有什么比一个阳光灿烂的微笑更能打动人了。

微笑具有神奇的魔力，它能够化解人与人之间的坚冰，同时微笑也可以是你身心健康和家庭幸福的标志。

无论你在什么地方，无论你在做什么，在人与人之间，简简单单的一个微笑是一种极为普通的语言，它能够消除人与人之间的陌生感和隔阂。因为，人与人之间的最短距离是一个可以共同分享的微笑，即使是你一个人的微笑，也可以使你和自己的心灵进行舒心的交流并感到慰藉。

一旦我们学会了阳光灿烂般的微笑，我们就会发现，我们的生活从此变得轻松，而人们也更加喜欢我们那甜蜜微笑了。

在一家大型商场里，有一个贫困的母亲带着一个约 4 岁的男孩在四处闲逛，他们走到一架快照摄影机旁，那孩子拉着妈妈的手说："妈妈，让我照一张相吧。"这位母亲轻轻地弯下腰，拢了拢孩子额前凌乱的头发，很慈祥温柔地说："不要照了，你的衣服太旧了。"孩子沉默了片刻，抬起天真无邪的笑脸说："可是，妈妈，我仍会面带微笑的。"当我们读到这则故事时，我相信每一个人的心灵都会为那个小男孩所感动和震撼着。

试想，如果你在生活的摄影机前也像那个贫穷的小男孩一样，穿着破烂的衣裳，一无所有，你能坦然而从容地面带微笑吗？

面对着亲人，你的一个微笑，能够使他们体会到，在这个世界上，还有另外一个人和他们心心相连；面对着朋友，你的微笑，能够使他们体会出世界上除了亲情还有同样温暖的友情。

走遍世界，微笑是通用的护照；走遍全球，阳光雨露般的微笑是你畅行无阻的通行证。不仅如此，你的笑容，甚至也能给人们带来巨大的成功。

不论你现在从事什么工作，在什么地方，也不论你目前遇到了多么严重的困境，甚至你的人生遭遇了前所未有的打击，用你的微笑去面对它们，面对一切吧！那么，我相信所有的一切都会在你的微笑面前低头。

因为，微笑，能够散发你不一样的气质和魅力，能够把你的人生点缀得绚丽多彩！

因为，微笑，永远是我们生活中的阳光雨露……

主题二　健康人生　从心开始

【案例引入】

"布雷迪的猴子"，这是一个著名的心理学实验。在一个笼子里关着甲、乙两只猴子，只把甲猴子的四肢捆住，乙猴可自由活动，每隔 20 秒给笼子通电一次。被电击的滋味当然不好受，乙猴很快发现，只要在电流袭来之前压一下压杆，就可免遭电击；为了避免电击，自由活动的乙猴总是提心吊胆地估算着电流袭来的时间。而甲猴因为四肢被捆动弹不得，没有心理负担，只需忍受电击。最后，乙猴因为情绪一直处于紧张状态，二十几天后死于了胃溃疡，而甲猴却安然无恙。这是为什么呢？

【心理剧场】

现场答辩

一、活动目的

让学生在答辩中肯定自己，同时更加关注健康。

二、活动时间

10～20 分钟。

三、活动道具

纸、水彩笔（红、蓝色）。准备讨论的问题。

四、活动程序

1．全班同学自愿分成红、蓝两组（即正、反两方），每个确定一个组长。

2．确定问题（正、反两方面的一个问题）。问题由组长随机抽出（畅所欲言，拓展思维，可以从生活的各个方面解读自己心目中的健康）。正、反两方答案少者为输，表演一个节目。

3．各队针对自己的问题，必须说出与题目有关的内容，并作结论。

如：红队题目是“不敢发言”。

第一位：“不敢发言，是不注意锻炼自己，就会缺乏能力。”

第二位：“不敢发言，容易出现心理问题。”

……

如：蓝队题目是“主动发言”，然后轮流说出其中的好处。

第一位：“主动发言，可以锻炼自己的口才。”

第二位：“主动发言，可以展示自己的知识水平。”

五、活动感悟

____

____

【知识视窗】

一、关注健康

生命是一条经验的河流，流动的经验在创造奔向健康的智慧。健康是一个发展着的概念，人类的健康观是随着社会的发展和生活水平的提高而不断变化的。过去我们或许会认为，身体没有疾病也没有缺陷，身强力壮就是健康。其实不然，健康不仅指身体健康，还包含了心理的健康。

世界卫生组织（WHO）早在 1946 年成立时，就对健康做了科学的界定：“健康乃是一种在身体上、心理上和社会适应方面的完好状态，而不仅仅是没有疾病和虚弱的状态。”随着社会的进步和医学科学的发展，人们对健康含义的理解也越来越深刻。多年来健康的概念虽然发生过字词变化，但在本质上并没有改变，依然强调身体和心理的双重健康才是健康的标准。健康已成为现代人们最主要的价值追求。

所以，我们不仅要拥有健壮的体魄，也要有健康的心理。只有这样，我们才能认识自我，接纳自我，管理自我，探索生命的价值，走向智慧的高峰。

二、心理健康的定义

“一沙一世界，一花一天堂”，说的是心理感受；“感时花溅泪，恨别鸟惊心”，说的也是心理感受；“一见钟情”、“相见恨晚”说的还是心理感受。那么，衡量心理有没有一个标准，什么样的感受反应才是正常的，才是健康的？

简单地说，心理健康是一种高效而满意的、持续的心理状态，是指个体能适应当前和发展着的环境，具有完善的个性特征，认知、情绪反应、意志行动处于积极状态，并保持正常的调控能力。

心理健康与心理不健康都属于心理正常范围，“不健康”不是有病，仅仅是正常人的心理状况欠佳，但没有精神障碍。心理健康与不健康之间并没有明确的界限，正常与异常之间的区别主要是在量上的差异，问题的关键在于健康和异常两方面行为发生的频率和程度。

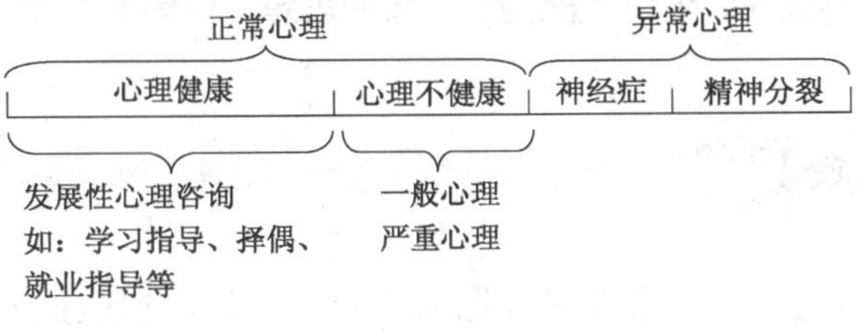

三、心理健康的标准

要想了解一个人心理是否健康，首先要了解心理健康的标准，这样，我们才能分辨出哪些是健康的心理现象和行为表现。

1. 郭念锋关于心理健康水平评估十标准

（1）心理活动强度：指对突发精神刺激的抵抗能力；

（2）心理活动耐受力：指长期经受慢性精神刺激的能力；
（3）周期节律性：指心理活动在形式和效率上的内在自然节律；
（4）意识水平：指精神活动的专注水平，以注意力品质作为指标；
（5）暗示性：指一个人的思想和情绪是否容易受到他人或自我的影响；
（6）康复能力：指从创伤刺激中恢复到往常水平的能力；
（7）心理自控能力：指对情绪表达、思维过程及行为方式的自我调控能力；
（8）自信心：正确自我认知的能力；
（9）社会交往：正常社会接触、人际交往的能力；
（10）环境适应能力：面对变化的环境条件，应对自我完善和完善的能力。

2．职校生心理健康的标准

职校生正处于青春期，这一时期是个体身心发展迈向成熟还未真正成熟的阶段，也是自我意识发展的又一关键时期。依照心理健康学的基本理论，结合其特殊时期的年龄和心理特征，以及社会角色和使命特征，提出以下十条职校生心理健康的标准，以供参考。
（1）智力正常，有强烈的求知欲，能够从学习中体验到满足，体验到快乐；
（2）能保持客观地认识自我、接纳自我，能够体验到自己存在的价值；
（3）具有情绪的自控能力，做情绪的主人而不是做情绪的奴隶；
（4）意志健全，能保持清醒的头脑，具有独立自主的意识；
（5）能保持和谐的人际关系；
（6）能保持良好的环境适应能力；
（7）具有统一完整的人格，襟怀坦荡、言行一致、表里如一；
（8）有自信心；
（9）有心理耐受力；
（10）心理行为即认识、情感、言行和举止都符合相应的年龄特征。

心理健康的标准也只是一个相对的衡量尺度，它不仅为我们提供了衡量是否健康的标准，而且为我们指明了提高心理健康的努力方向、发展目标。健康人生要从心开始，才能走进健康之路，一个人只有拥有了健康的心理，才能拥有健康的思想，健康的目标，才能点亮智慧人生。

【爱心小天使】

心灵是一个特别的地方，在那里可以把天堂变成地狱，把地狱变成天堂。

——弥尔顿《失乐园》

【心灵启迪】

心理学经典实验

医学心理学家用狗做嫉妒情绪实验：把一只饥饿的狗关在一个铁笼子里，让笼子外面另一只狗当着它的面吃肉骨头，笼内的狗在急躁、气愤和嫉妒的负性情绪状态下，产生了神经症性的病态反应。嫉妒是日常生活中常见的一种不良心理。德国哲学家黑格尔说："嫉妒是拿别人的成绩惩罚自己。"而这种惩罚不仅仅是心理上的。实验告诉我们：恐惧、焦虑、抑郁、嫉妒、敌意、冲动等不良心理，是一种破坏性的情感，长期被这些心理问题困扰就会导致身心疾病的发生。一个人在生活中对自己的认识与评价和本人的实际情况越符合，他的社会适应能力就越强，越能把压力变成动力。

爱尔兰作家萧伯纳曾说过："健康的身体是健康心灵的产物。"我国古代医学也早就提出了，喜、怒、忧、思、惊、恐、悲七情致病的理论，医书记载有"大怒伤肝，暴喜伤心，悲忧伤脾，惊恐伤肾。"从身体健康和心理健康的关系上不难看出，心理、情绪的变化常常是以躯体的症状表现出来的，心理健康是身体健康的重要体现，心理不健康就没有身体健康可言。

【照镜子】

过去人们普遍认为年轻人只要能吃能喝、能睡能玩就是健康，但近年来屡屡出现年轻人由于心理不健康而出现的刑事案件，如马加爵事件、药家鑫事件和美国枪击案。这些案件引人深思的是心理疾病很可怕。倘若他们的恶劣情绪得到正面疏导和有效释放，或许不会酿成骇人听闻的恶性事件，也不会给个人、家庭和社会造成严重的后果和恶劣的影响。他们的生命支柱因缺乏坚实的心理根基，缺乏"如何做人"最基本层次的心理健康而坍塌。他们作为我们的一面面镜子，让我们认识到，作为学生，学习固然重要，但是比学习更重要的东西，那就是心理健康，因为健康的基础是心灵健康。

同学们，你将如何使自身的心理更阳光更灿烂呢？

【精品赏析】

内心纯净才是真健康

白岩松

生命中有一种怪异的现象，你很轻易拥有的东西，其实是最珍贵的，但是由于你拥有着，就不去在乎，而去追逐一些其他的目标。现在的中国人大部分都是这样，牺牲心情、牺牲健康、牺牲亲情、牺牲忠诚，去追逐金钱、名利等。但是当你把那些都追到了，却失去了真正宝贵的东西时，就后悔了。好多东西是买不来的，健康更是买不来。

我觉得人就该这么认为，如果健康不重要，生命不重要，那还有什么重要？这是骨子里对生命的认识，中国人还需要一段时间才能意识到什么是最重要的。这涉及你对生命怎么看，你对自己的内心是否足够尊重。

心理健康是最重要的。我会慢慢离开名利场给我的打击、束缚或者折磨。你超越了它就获得了健康。你在乎的少一点，你的健康就多一点。另外，我要保持运动和工作之间的关系，工作太多没时间运动的话，我会去设法调整。少在外面吃饭也是一个挑战。周末，我尽可能在家。现在在家的时间要远远多于在外面的时间。

健康不是简单地理解为多跑步、少吃肉。真正健康的人，应该是内心开始纯净起来的人。中医专家关耀波老爷子，吃饭一定要块红烧肉；丁聪老爷子活到那么大岁数，可是他从不运动，无肉不欢，这是为什么？表面上看他们的生活方式并不健康，但是你忽视了：他们的内心一直在努力。

所以，健康的生活方式不是孤立的。少吃肉，管住嘴，这些都是外在的。再下一步，健康的生活方式终归要回到内心，更重要的内心，这才是核心。

主题三　走进心理　化解心结

【案例引入】

刚进职校不到半年的张强，很困惑地来到心理咨询室倾诉："老师，我喜欢上网，有时上自习课时还抽空用手机在网上四处游荡，或偷偷聊天。一到周末，更是白天上网忘记吃饭，晚上上网一聊天就是半夜，并且，每次都是妈妈强行制止，我才恋恋不舍地离开。如果没有了网络，我想象不出我的生活会是什么样子。我自己也感觉到了这种依赖，感到很困扰，我是不是有什么心理问题呀？"

网络不自觉中满足了我们与生俱来，渴望参与、合群的原始本能。在网络虚拟的空间里可以寻找认同、安慰、发泄，可以无所顾忌地表达内心的感受，轻而易举地找到自己的"归宿"。但是，网络能成为化解心结，逃避现实的避难所吗?

同学们，当你依恋网络时，你知道依恋网络的原因吗?

【心理剧场】

心有千千结

一、活动目的

使学生体验到当人生中遇到困扰时，只要善于用心，一定可以化解心结，提高学生解决问题的能力。

二、活动时间

30 分钟左右。

三、活动道具

无。

四、活动程序

1．把全班同学平均分成两组（为增加难度，也可要求活动过程中不能说话）。

2．两班同学分别手拉手围成两个圈。同学们拉着手缓缓转圈，在转圈的过程中熟悉并记清左右手拉的是谁。

3．当老师喊大家松开手时，同学们在原先圈内随意走动，当老师喊停时，大家原地不动。

4．同学们站在原地伸出双手，拉住最初旁边人的手，左手和右手千万不要拉错了人，这时，大家紧密地挤在一起形成一个很紧的“人结”。

5．大家齐心将结打开，在这个过程中拉着的手不允许分开，可用任何动作（如转身、蹲下、跨越等），看哪一组先解开千千结。

五、活动感悟

____

____

【知识视窗】

一、职专生常见心理问题

人的成长是身体和心理共同成长的过程，对每个人来说，身心两方面的成长都很重要。青少年只要吃饱穿暖，身体的成长是水到渠成的事情，家长投入的只是物质和体力；可心理的成长，却是费心熬神的事情，又是家长容易忽略的地方。但成年之后会发现，心理健康的重要性远大于身体健康。所以现在青少年心理的成长，越来越引起人们的关注。相对而言，职专生心理方面存在的一些问题，主要有以下几个方面。

1．学习心理问题

学习目标不够明确，学习动机层次不高，学习方法不当，学习习惯不良，认知不够深刻，焦虑等现象比较普遍。

2．个性心理问题

缺乏应有的积极理想和追求，缺乏自信，自尊心不强。

3．情感心理问题

情绪不稳定，情绪自控能力较弱，社会性情感表现冷漠，感情容易遭受挫折，挫折容忍力弱，情感严重压抑，情绪体验消极。

4．自我为中心的心理问题

相当一部分职校生缺乏合理的自我意识，自我评价不当，理想自我与现实自我、主观自我与客观自我之间的矛盾比较突出。有的自我中心意识过强，还存在自私自利心理。

5．人际心理问题

一些中职生对正常的社会交往心存疑虑，总是担心别人会瞧不起自己，因而不愿意与过去熟悉的人打交道，无形中缩小了社会交往范围，在人际交往中自卑或者自负、不随和等；家庭中与父母的“代沟”现象严重，常倾向于网络交往。

6．性心理问题

中职生正值青春期或青年初期，随着性意识的觉醒，已经逐步度过了异性疏远期，而走进了异性接近期。他们渴望有能够亲近的异性朋友，希望建立良好的异性交往关系。这一期，他们会出现性幻想、性梦、手淫等问题。

此外，择业心理问题等也是职校学生普遍遇到的问题。人在成长过程中，心理健康很重要。因此，我们要认识到这些常见的心理问题，正确地面对心结，才能健康成长，泰然地走好人生每一步。

二、心理问题分类

按照不同程度来区分，心理问题可以分为三类。

1．心理困扰

心理困扰是程度最轻，也是最为普遍的一种心理问题，可谓人皆有之。生活中学习压力也好，人际纷争也罢，都会给我们的心理带来一定的影响。如果这种影响持续的时间不是很长，强度不是很大，就可称其为“心理困扰”，心理困扰可以比较容易地通过个人的自我调整或适当的心理疏导得到化解。

2．心理障碍

心理障碍是比心理困扰严重一些的心理问题，主要区别有两点。一是心理障碍一般会导致个人不能维持正常的学习和生活，心理困扰却没有如此大的“杀伤力”。比如患有焦虑症的人，若对考试的恐惧、焦虑会使他吃不下、睡不着，也无法集中精力到学习上，可以说，生活有点“乱了套”。二是在于心理障碍很难通过自我调整及周围人的疏导而改变，需要寻求专业人士的帮助。

3．精神疾病

精神疾病是心理问题中最严重的一类。患有严重精神疾病的人往往已经丧失了对自己精神状态的认识能力，不能应付日常生活，许多时候分不清什么是现实，什么是自己的臆想、虚幻。生活中，不少人认为精神疾病非常可怕，无法治愈。实际上，这种观念是错误的，精神疾病相比心理障碍的治疗更为困难，但并非不可治愈。

三、打开心结，呵护健康

我们每个人都有心结。心结，它是人类心灵中最柔软最真实的部分，是我们心理困扰的积累。从心理学角度分析，心结对人类的健康是不利的。但我们只要清楚自己的心结所在，及时积极调整或者寻求帮助就能打开心结，就可以成为健康幸福的人。下面介绍一些具体可行的方法。

1．合理的认知

凡事多从积极的方面去想，认知改变了，情绪也会发生相应变化，就不容易产生心理问题了。

2．客观的自我意识

勇于正视、接纳自己的不完美，能扬长避短，强化自己的内在价值。

3．积极愉快的心情

能经常保持愉快、开朗、乐观满足的心境。

4．积极锻炼身体，合理宣泄不良情绪

首先，要积极锻炼身体，合理安排生活，这样才能让情绪饱满和愉快；其次，要学会合理宣泄自己的不良情绪，善于把心中的苦闷和烦恼向亲人和朋友倾诉，释放消极情绪。

5．善于处理人际关系

学会宽容，能伸能屈，不要过分计较一些小事，避免自寻烦恼；不要处处与人争高低，与同学交往，以和为贵；乐于助人，帮助别人可以使自己忘却烦恼，获得珍贵的友谊。

6．培养多方面的兴趣爱好

发展自己广泛的兴趣爱好，常参加有益的集体活动，可有效地消除忧愁，使心情舒畅。

7．自信不自责

不说“我真没用”等抱怨自责的话。一味地自我鞭挞和贬低，是创造烦恼的温床。增强自信心，认识自我，接受自我，对自己的学习结果进行评价，即使有点滴进步，也要自我奖励，这样有助于创设良好的心理氛围。

8．坚定积极信念

每天早上都要抱着这个信念起床：美好的一天开始了，一切都会很好！要充满自信地准备好应付即将发生的事，相信自己能游刃有余地处理好任何事情。

9．积极寻求心理咨询

每个健康的人都会出现心理问题，当发现自己有难以化解的心结时，要敢于向老师寻求心理帮助，和老师一起共同面对并解决它，这是一个人获得心理健康的良方。

10．拥有积极心态

每天晚上睡前，一定要用乐观幽默的心态分析过去的这一天，别把委屈和疑虑带到明天。让自己完全放松下来，一边回忆那些快乐的小事情，一边进入梦乡，一定会获得非常惬意的感受。

心理健康的人不是没有问题，而是他能有效地解决问题，并且能在较长的一段时间内持续保持良好的心境。如果你想更进一步发展，想成为说话办事的高手，必须要有更好的心理素质，就要不断地追求心理健康的理想标准，不断地完善自我、塑造健康的自我形象，才能化解心结，圆融人生。

【爱心小天使】

世界上的事情永远不是绝对的，结果完全因人而异。苦难对于天才是一块垫脚石，对于能干的人是一笔财富，但是对于弱者却是一个万丈深渊。

——巴尔扎克

【心灵启迪】

来自旷野的灯——李兰妮

千古艰难唯一死，对李兰妮而言，活着比死更艰难。三次手术，五次化疗，癌症与抑郁症同时肆虐着她柔弱的躯体。

李兰妮每一天都活在死亡与生命的争战中，抑郁症比癌症更恐怖，无数次的反复，抑郁症暴发最严重的时候，她甚至靠 10 毫升的针筒抽血放血来获得平静。恶心，呕吐，头晕，乏力，焦虑，失眠，厌世，癌症的痛苦早已麻木。她脑海里一直盘旋着死亡的念头，就连所有的梦似乎都与死亡有关。清晰得如同昨日的电影，那些死去的人，仿佛荒野中的灯火，召唤她归去，归去。记不清有过多少次自杀的冲动，但李兰妮不放弃，不自弃，最终都挺了过来。

李兰妮现任深圳市作家协会副主席，她写有多部长篇小说、影视剧本和长篇散文，获过“五个一工程奖”、“飞天奖”、“庄重文文学奖”，这些斐然的成就，是李兰妮精神和肉体双重病痛搏斗缔造的。这样一名被癌症抑郁症折磨的患者，不仅未被人们普遍称为绝症的病魔逼上绝路，还大胆袒露自己的病症，用文字详细披露自己的亲身经历和治疗过程，用自己的鲜血和生命谱写的主要针对心理问题，疗救灵魂疾患、促进精神健全的《旷野无人》一书，为向社会普及抑郁症知识，并对探寻抑郁症的深层原因和深入治疗填补了空白，提供了借鉴。

抑郁症目前已成为全球疾病中给人类造成严重负担的第二位重要疾病。然而绝大多数人对这一威胁视而不见。心理问题一般都是被引发的，可能是外部世界的刺激、与悲伤或者压力密切相关。抑郁症、强迫症、自闭症、精神分裂等这些心理问题，都可能发生在每一个人的身上，无论男女，老年人还是年轻人，外向或是内向、理性还是感性的人，都可能遇上这些心理疾病。因为，生活中的风霜雨雪每个人都会遇到，只要青春在，生命在就有希望。我们静下心来告诫自己：要呵护心理，了解自我，完善自我，超越自我，勇敢地面对心理问题，才能把自己培养成为健康、有用、会生活的人。

【照镜子】

时空无法穿越，所以我们会为过去的伤害、冲突、误会而痛苦、悔恨、懊恼。这就是心结，也就是心理的疙瘩。心结打不开，我们将会沉浸在烦恼的深渊里，无法自拔。但这心结，却是我们自己打上去的，只要我们从心结入手，往两旁掰开，结便可打开；如果从结尾用力拉，不但打不开，反而越拉越紧。心结一打开，烦恼也就不复存在。透过镜子我们会领悟到：在现实中我们若以美的视角去观察生活，我们的生活就会变得更加美好，因为，“烦恼不去找，不会有烦恼。”要知道，我们的心灵需要美好的感受，身体更需要净化的心灵，一个拥有健康的人不仅拥有强壮的体魄，还要有一颗纯净的心。

心理健康的评判依据是什么？你将如何增进心理健康？

你又将如何化解心结呢？

【精品赏析】

幸福岛

传说在很遥远的地方，有一个闻名遐迩的海岛——幸福岛，岛上有一座取之不尽的金山，岛民都过着令人羡慕的幸福生活。

在一个小山村里，有一个勇敢的年轻人，非常渴望能过上幸福生活，他不顾亲友们的劝告和可能遇到的危险，离开家乡，开始寻找传说中的“幸福岛”。一路上几经磨难，历经艰险，他终于找到了幸福岛：果然像传说中的一样！他开始不断地往袋子里塞大大小小的金块，直到拖不动为止。

年轻人原路返回，路途是一样的艰险，但他不但没有感到艰辛，反而心怀喜悦，带着美好的希望，一步步地接近心中幸福的目标。

把金子带回家，他盖了新房，娶了新娘，满足了所有他以前想要但无力实现的奢华梦想，开始了他的幸福生活。可是没过多久，这种快乐、自豪、心满意足的幸福感变得越来越淡。对当年梦寐以求而今一朝拥有的美妻、良马、庄园……审美疲劳了；美酒、佳肴、山珍海味，也没胃口了，对生活的现状越来越不满意。于是他再赴幸福岛，取了金子回来，重新装修、再起楼台，再购良马，再娶美妻……他再次找到了幸福生活的感觉，可是，这次维持得比上次还要短。

万般无奈的年轻人再次回到了幸福岛，他想知道是什么让岛民幸福快乐地生活？他惊奇地发现，岛民住的只是普遍的并不宽敞的房子，吃的也是粗茶淡饭。年轻人向岛民讲述了他的烦恼，诚恳地请教幸福的秘方。岛民听后哈哈大笑：“幸福就在你心中啊，为什么还要到处寻找？”年轻人愣了半晌，才幡然醒悟：幸福并不是拥有多少物质，而是一种心态。

千百年来，人类对幸福生活的追求从来就没有停止过，然而，大多往往重视外向的寻找，以物质符号建构幸福；却鲜有内心的探寻，忽视了“幸福”是一种心态。在艰难的时代，一丁点儿东西都可能会让我们心满意足。在生活水平飞速提高的今天，当我们渐渐失去知足心态，心中就会滋生蔓延无穷的烦恼。

第二节 感恩与关爱

感恩是对生命恩赐的领悟，是对生存状态的释然；感恩是对现在拥有的满足，是对有限生命的珍惜。感恩是对赐予我们生命的人的报答，是对陌路关爱的珍藏。感恩，让我们领悟和品味命运的馈赠与生命的激情。学会感恩，永远也不忘了说一声“谢谢”。传递感恩与关爱，让世界温暖如春。

主题一 真、善、美

【案例引入】

5 岁时，父亲惨遭车祸，她被送到养母身边；8 岁时，养母病瘫，养父出走，她开始一边学知识，一边学家务；17 岁，她背着养母上大学……她叫孟佩杰，今年 19 岁，第三届全国道德模范。人都说“久病床前无孝子”，12 年，4000 多个日日夜夜的照料，谁家的亲女儿能做到？而孟佩杰，一个“90 后”的养女做到了！

孟佩杰和一个个“80 后”、“90 后”道德模范见证了我们不是“垮掉的一代”，也深刻地反映了当今时代推崇的价值观和人生观正在影响着青年一代，青年人追求真、善、美已成为共识和自觉的行动！

【心·理剧场】

接纳不完美

一、活动目的

学会接纳自己的不完美，增强自信心。

二、活动时间

约 30 分钟。

三、活动道具

纸和笔若干；打火机、录音机、歌曲《从头再来》和《明天会更美好》。

四、活动程序

1．以 6～8 人为一组，全班同学分成若干组。请同学们在纸上写出自己的缺陷和不足，并签上自己的名字。

2．将纸对折后交给组长。

3．组长当众把全体学生交上来的“缺点”点燃烧尽，同时播放背景音乐《从头再来》。

4．分享交流：如何改正自己的缺点，扬长避短，从头再来？

（1）请各组代表说出本组公认的完善自我的三个计划。

（2）老师评语：自己的缺点其实也是我们大家的缺点，也是大家容易犯的错误，透过别人可以反观自己，透过缺点可以自省。老师相信你们，我们共同努力，从头再来，我们的明天会更美好。

（3）播放背景音乐《明天会更美好》。

五、活动感悟

____

____

【知识视窗】

真、善、美是人类古老而常新的精神价值。人类所追求的一切美好的境界，所使用的一切美好的词汇，几乎都可以归结到这三个词。正因如此，对三个抽象而美丽的词便可容纳种种不同的理解。

一、真、善、美

真、善、美是人类基本价值观的三个维度，即先真才有善，善后才会美。求真、向善、致美是人类追求的终极目标。知识欲的目的是真，道德欲的目的是善，美欲的目的是美。

所谓真，是与假相对而言，就是真实、真相、真诚、真理、真心等，是指现实存在的客观事实以及认知和对待客观事实的态度。“求真”、“守真”意味着尊重事实、尊重规律、尊重科学，这是人类社会文明得以保存、丰富和发展的前提。

所谓善，是与恶相对而言，就是善良、善心、善行等，是指人的行为及其表现出的品德符合人性并有益于他人和社会的性质。善有个人之善，即个人道德上、人格上、精神上的提高和完善；也有社会之善，即社会的进步和公正。个人之善就是要求我们不做有损于他人利益的事，要以个人力量做有利于他人及社会的事，不计报酬，不计名利。

所谓美，是与丑相对而言，就是美丽、美好、美景、美德等，是指事物的存在形式及其精神价值能够使人产生愉悦感觉的特征。虽然美感的发生有赖于感官，如我们要靠眼睛感受形象的美，要靠耳朵感受音乐的美；但美感本质上不是感观的快乐，而是一种精神性的愉悦，是对真与善的超越、包容和沟通，美是情感的对象，体现为艺术活动。

真、善、美三者是不能截然分开的，它们之间有着极为紧密的联系。理智上求真，意志上向善，情感上爱美，三者原是一体，属于同一颗高贵心灵的追求，是从不同角度来描述同一种高尚的精神生活。

二、追求真、善、美的意义

真、善、美，是人类文明的基本要求和进步标尺，是人类精神世界的三大支柱。千百年来，人类都是在发扬真、善、美，反对假、恶、丑；真、善、美是每一个人向往的境界，是人类社会的理想境界。人类追求真、善、美，其实是对生活圆满境界的追求，也就是对快乐幸福生活的追求。

1. 追求真善美可提升品位

品位原始的意思是说矿石中有用元素或它的化合物含量的百分率，含量的百分率越大，品位越高。现在一般引申为一个人的品质、趣味、情操、修养等。品位高的人，他的生活优雅、精致、有情趣、有格调、有追求、有意义。我们每一个人都渴望成为一个有品位、有修养的人，只有把真、善、美融为一体方能达到这个境界。

简单举例就是你不一定要有漂亮新潮的衣服，但一定要干净整洁、得体大方；你能提高文学方面的修养，谈起话来就有内涵，语句就会文明优雅；你能提高美术方面的修养，懂得色彩的搭配和谐，就提高了审美的情趣。“最美司机”吴斌的壮举，“最美妈妈”吴菊萍的本能，正是当代人追求真、善、美的体现，是个人品位的体现，也是一个国家和民族生活品位的缩影。

2. 追求真善美可提高觉悟

觉悟最初是佛教名词，现在一般指人们对事物及其产生和发展的规律的认识和理解程度。个人觉悟的高低决定了其参与自身及社会活动的方式和方法，最终决定其社会活动的效率和成果。有觉悟的人，会认识到种种现象的多面性，使一切豁然开朗。追求真、善、美是提高觉悟的唯一法宝。

共产党的革命先驱们，他们为了追求真理和信仰，不惜抛头颅洒热血。也正是他们的觉悟才赢得我们今天的幸福生活，他们的生命因追求真理而永恒！如果每个人都从自我做起，信仰真、善、美，崇尚真、善、美，践行真、善、美，个人觉悟提高了，那么国家才有希望，民族才有未来，世界才会变成美好的人间。

3. 追求真善美可以拥有快乐的生活

心里有对真、善、美的追求，就会看什么都是好的，所做的一切也都是真、善、美的！苏东坡说他看佛印像一坨屎，而佛印却说他看苏东坡像尊佛，苏东坡扬扬得意，佛印只是泯然而笑。苏东坡不知道的是，“一个人心中有佛，则看人是佛；心中有屎，则看人是屎”。

我们任何真、善、美的想法和做法，与人为善、孝敬老人、助弱扶贫、成人之美等，都可以使我们如沐春风，获得心灵上的满足，这种快乐将长期激励我们焕发出潜在的热情，鼓起生活的勇气。只要我们心中有爱，追求真、善、美，就会懂得宽容、轻松做人，我们就能够享受到生命底蕴的醇味，拥有快乐的生活。

三、用正能量传承真、善、美

“正能量”是当今社会的一个时髦词，是指一切给予人向上的希望，促使人不断追求，让生活变得圆满幸福的动力和感情。正能量传递的是一份积极的心态，能够让人的不良情绪释放干净。虽说历史典籍中没有“正能量”一词，但谁又能说人类对真、善、美的传承，靠的不是正能量呢？作为个体的人，我们怎样做才能激发内心深处的正能量，传承真、善、美呢？

1．谦卑之心。孔子说“三人行，必有我师焉”。在别人身上总能发现胜过自己的地方，一个人需要活到老、学到老，善于发现别人的优点，勇于学习别人的长处。这样才能在生活中不断完善自我，不断提高自我。

2．赞美之心。及时赞美那些稍纵即逝的美丽；真诚赞美那些曾经伤害过你的人的美丽，爱会在赞美中诞生、友谊之树在赞美中生根发芽、亲情也会在赞美中升华。拥有赞美之心，对别人、对环境就会少一分挑剔，而多一分欣赏，宽容、包容也就由此而生。

3．包容之心。古人云：人非圣贤，孰能无过？在现实生活中，人总会有这样那样的缺点，正所谓人无完人。高晓松酒驾获刑在看守所住满 184 天，他知错认错，不隐瞒、不逃避、不争辩。在 11 月份出狱时没有被指责，没有被谩骂，人们没有纠结他知法犯法，反而给予他“诚信”偶像的称谓。这就充分体现了大众的包容之心，同时也透露出大众对敢于担当、对真诚、对真善美的渴望。

4．感恩之心。感谢父母，把我们养大；感谢教师给予我们智慧；感谢朋友，孤独的人生有你相伴；感谢曾经伤害过我们的人，心灵因你刺激而成长；感谢生活，给了我们启迪人生的舞台……

做到真、善、美，传承真、善、美，不是一件简单的事情。首先，要保持自己的觉悟，不被别人和其他的事物所左右，要有自己的思想；其次，需要我们宣扬真、善、美的行为，对善行、对爱心的感动，存在于每个人的心中，但很多人缺乏的不是感动，而是一种显示感动的勇气。

纵观古今，伟人的正能量不断激发与传递，维持着这个社会的热度，维持着我们人心的温度。“最美妈妈”、“最美教师”、“最美司机”等，他们救人于危难的善举，留给我们诸多的感动，这种精神也传递进我们每个人的内心，使我们接收到了真、善、美积极进取的正能量。

【爱心小天使】

照亮我的道路，并且不断地给我新的勇气去愉快地正视生活的理想，是善、美和真。

——爱因斯坦

善良的行为是播种下的一个核，它将会长成一棵大树。时光流逝，硕果下坠，掉入永恒的港湾中。

——约翰·波伊尔·奥莱利

【心灵启迪】

善不在于大

刘备有一句话堪称经典：“勿以恶小而为之，勿以善小而不为。”不要因为好事小而不做，更不能因为不好的事小而去做它。如同在马路上见到需要帮助或有困难的老人，其实每个人心里都想去帮他一把，当周围有很多人的时候，我们心里又会想："即使我不去帮助他，也应该有人会出手相助。"这其实是一种依赖别人的想法。在心理学上，这种现象被称为"林格曼效应"，也叫"社会性逃逸。"这也是生活中我们因善小不好意思为之的习惯做法。其实，生活中我们所做出的任何微小的言辞或动作，都可能存在很大的善心。

善不在于大，而在于是否存在一个强烈要帮助别人的心。"一点点想法和一点点爱心常常比一大堆钱重要得多。"人类最大的需求往往来自人的心灵，而不是金钱，因为，善良自己需要，别人更需要。

【照镜子】

"金无足赤，人无完人"，透过生活的镜子看到我们每个人的身上都有缺点和不足，放弃苛求完美，以宽恕之心接纳完整，不过分夸大自己的缺点和不足，不要自我贬损，不论美丑世界上只有一个你。我们只要学会勇敢承认、不断克服、丢弃这些缺点，学会扬长避短，即使是一个丑陋的树根，也可以成为美丽的根雕，展现它的艺术魅力。以他人为鉴，可了解自我，不断地完善自我，这样我们就已经拥有了一个完美的自己。其实，完美并不存在，你只能向它前进，却不可能达到，因为明天一直都是更美好的，真、善、美是人类所追求的一切美好的境界。

你找到了真、善、美的镜子了吗？三者有必然的联系吗？

【精品赏析】

我们身边的真善美

真、善、美可以说在我们的身边每时每刻都存在着，它存在于日常生活的点滴中，只是匆匆忙忙的我们没有注意它，认真地去体会它。真、善、美就像是彩霞对天空的情谊，是大海对沙滩的抚慰，是河水对鱼儿的包容，是阳光对大树的承诺。它没有用轰轰烈烈的形式告诉人们我来了，只是默默地存在着。也许，有那么一天，当你抬起头来，会猛然地发现，自己的身边有许多盛放着的"花朵"，那就是真、善、美。有了真、善、美，人与人之间摩擦就不会再有，更多的是心与心的融洽。同学之间将自己的心事交流；朋友之间为对方着想；同事之间互助团结；亲人之间相互关怀。失意时，朋友给予安慰；寂寞时，同学陪伴于身旁；幸福时，亲人与你一起分享；成功时，师长为你高兴……也许这个时候你会觉得，我们彼此被真善、美、包围着，温暖着，一切事物都融入了你的心中，而你也融入了这个温暖的世界里。

也许有些人会认为真、善、美在现在这种竞争激烈的社会中已经过时了。其实生活中不是缺少美，而是缺少发现美的眼睛。往往生活中看似平常的行为就是一种真、善、美的表现，谁能说学生给老人让座、老师为学生授课、同学间的互助、有序的排队上车不是真、善、美的一种表现吗？

真、善、美是相互的，会传染的。它就像灯光一样可以散射一种光，这种光可以让别人因为它的存在而感到温暖幸福，会让人想要永远地留住它。它会让人因为身边的人的善良、真诚、美好，而不由自主地也想要做善良、真诚、美好的人。其实真、善、美就是要求人们要求真，求善和求美，就是要求人们要做对社会，对他人有益的人，能给人们带来幸福的人。

我们每一个人都拥有一个美丽的梦，在梦中我们过着快乐自由的生活，梦中充满了真、善、美，这个梦带给我们不变的召唤与步伐，它引领我们去追逐一个又一个目标，使我们的人生增添美丽的色彩。

主题二 感恩的心

【案例引入】

有两个很要好的朋友穿越沙漠旅行，在途中不知道什么原因，他们吵了一架，朋友打了他一巴掌。他在沙里写道："今天我朋友打了我一巴掌。"写完后，他们继续行走。他们走到一块沼泽地里，那个人不小心陷到了沼泽里面，朋友不惜一切救了他的命，他在石头上面刻下："今天我朋友救了我一命。"朋友一头雾水，奇怪地问他为什么？他笑了……

当别人对你有误会，或者做了什么对你不好的事，你是把它记在最容易遗忘、最容易消失不见的地方，由风负责把它抹掉，还是……

当别人有恩于你，或者对你很好的话，你是把它记在最不容易消失的地方，尽管风吹雨打也忘不了，还是……

同学们，当你受到伤害时，你会怎么做？当你受人之恩时，你又会怎么做？

【心理剧场】

爱的给予

一、活动目的

使学生明白互帮互助的好处，合作的快乐；体会相互给予的富足和成就感。

二、活动时间

30分钟。

三、活动道具

乒乓球、长筷子、袋子数个。

四、活动地点

室内。

五、活动程序

1．把全班同学分成两组。

2．教师先请出第一组同学，中间放着一篮乒乓球，并给每个同学发一双 2 尺长的筷子，让学生站着夹起乒乓球放到挂在自己胸前的袋子里。

3．让另一组同学同样用长筷子把夹到的乒乓球放到对面同学胸前的袋子里。

4．活动总结

（1）两种把乒乓球装进袋子的方式，哪种更好？

（2）请两组同学分别谈两种（同等条件下一个是给予自己，一个是给予别人）游戏的体会。

5．教师总结：从游戏中分析同学之间互助合作、相互给予即彼此分享的益处。

六、活动感悟

____

____

【知识视窗】

感恩，“乐于把得到好处的感激呈现出来且回馈他人”。广义来说，就是对别人所给予的帮助、恩惠表示感激，但是它的情感比感谢要深切、要厚重、要丰沛。人类需要表达感恩，是因为我们生活在这个世界上，一切的一切，包括一草一木都对我们有恩情！

一、感恩的意义

感恩是有意义的，世界因为爱而多了感动；世界因为感动而多了感恩。谁没有被爱过，没有被感动过？感恩是爱的流动和传承，爱让这个世界生生不息地发展下去。

感恩，是一条人生基本的准则，是一种人生质量的体现，是一切生命美好的基础。人有了感恩之心，人与人、人与自然、人与社会也会变得更加和谐，更加亲切。我们自身也会因为这种感恩心理的存在而变得愉快和健康起来，生命也得到了滋润。

二、拥有感恩之心

感恩的心态有利于健康。研究表明，5 分钟的感激心态，就能使神经系统趋向平静、使身心达到和谐状态。每天 15 分钟的感恩思考，能使人体对抗外来细菌的免疫抗体大幅度增加，使良性荷尔蒙分泌量显著提高，同时压力荷尔蒙明显降低。

善良的本质就是有一颗感恩的心，拥有感恩之心是通往幸福的捷径，一个人如果有了一颗感恩的心，他就是一个幸福的人。

1．拥有一颗感恩的心，我们才懂得去孝敬父母；拥有一颗感恩的心，我们才懂得去尊敬师长；拥有一颗感恩的心，我们才懂得去关心、帮助他人；拥有一颗感恩的心，我们就会勤奋学习，珍爱自己所拥有的。

2．拥有一颗感恩的心，我们才懂得包容，才能赢得真爱，赢得友谊；拥有一颗感恩的心，我们就会拥有快乐，拥有幸福；拥有一颗感恩的心，我们就会明白事理，健康地成长，我们就能够拥有一个美好未来。

3．拥有一颗感恩的心，感谢社会上所有为自己成长和发展付出的人，同时感谢自然，感谢国家，感谢时代。拥有一颗感恩的心，才会懂得付出，才会懂得回报。

常怀感恩之心，我们就会更加努力地去回报，而付出越多，我们的内心自然会收获更多的富足。这样我们就参与进了一个良性循环，学会感恩生命中所遇之人、所遇之事给予的点点滴滴的关心与帮助，学会用心去永记，铭刻那无私的人性之美和不图回报的惠助之恩。

三、学会感恩

学会感恩，是一种情操；学会感恩，是一种对恩惠心存感激的表示，擦亮我们的心灵而不致麻木。学会感恩，才会理解爱、给予爱，会发现生活中有很多感人之处。学会感恩，我们的心境才会坦荡，胸怀才会开阔，才能感受平凡中的真、善、美。

1．感恩父母

“羊有跪乳之情，鸦有反哺之义。”世上最大的恩情，莫过于父母的养育之恩。他们把我们带到这美丽的世界，将我们养育成人，不求回报，默默地为我们付出，值得我们用生命去珍爱，用至诚的心去感激，用实际行动去报恩。两千多年前，孔子就说：“今之孝者，是谓能养。至于犬马，皆能有养，不孝，何以别乎？”感恩父母，回报父母，并非一定是物质上的回报，更多的是慰藉精神和情感，这是古今对“孝道”的一致理解。有一首老歌叫《常回家看看》，教我们怎样用一颗真诚的心去与父母交流。愿我们都能：“以反哺之心奉敬父母，以感恩之心孝顺父母。”

2．感恩老师

老师是第一个为我们开启智慧大门的人，是第一个教我们识字和人生道理的人。他们言传身教，用自己的知识和独特的人格魅力培养并影响了一代又一代优秀的学生。师恩俨如父母的亲情，天下只有父母和老师不会嫉妒我们的成功，只有父母和老师对我们的付出，从不索取回报。离开温暖的家庭，只有老师是最关心我们的人，是我们最亲近的人，我们切莫把老师视作仇敌，如同老鼠见了猫。感恩老师，就是理解老师的苦心，配合老师的工作。

3．感恩同学

同学的友谊是世界上最诚挚、最永恒的友谊，在学习的道路上永远也缺少不了同学的陪伴。如果没有他们，我们就无法品味互相倾诉的快乐，学习道路将会多么枯燥乏味；在困难的时候就没有人及时地伸出援助之手；在失意的时候就没有人及时地开导，也就没有人和我们一起分享破解难题后的喜悦……感恩同学，说到底就是不必斤斤计较，能经常换位思考，多想想对方的好。

4．感恩生活带来的挫折与磨难

感恩生活让挫折磨炼我们的意志，让苦难锤炼我们的品质，使我们更深刻地理解生活：生活虽美，也需要我们的努力；生活虽甜，也有一点涩涩的苦味。只有受到生活的磨炼，我们才能勇于面对生活的种种考验。怀抱一颗感恩之心，不怨天尤人，不自暴自弃，努力克服困难，战胜挑战，不向生活低头，不向命运屈服，我们的生命之路才能行进得更扎实，更稳固。

5. 感恩社会、感恩自然

感恩我们所处的自然社会，感谢它们孕育了一个个相像而又不尽相同的个体，组成了一个丰富多彩的大千世界。如此，我们的思维才得以在这样一个多元化的精彩世界里激烈碰撞，闪烁出生命奋进的火花；才能体味生活的多姿多彩，让生命奋进的火花不断碰撞新的理念，闪烁出新的光芒。

感恩洒在我们身上的每一缕阳光，感恩于路人投来的每一个微笑或是一注眼神，感谢这一切的存在让我体验到了真实的美好。积极鼓励自己，及时感恩他人，感恩生活让我们得以享受生活的温馨。让这美好的一切滋润我们的心田，让生命之花得到护佑，健康成长，灿烂开放。

【爱心小天使】

“感恩”不一定要感谢大恩大德，“感恩”可以是一种生活态度，一种善于发现美并欣赏美的道德情操。

【心灵启迪】

感恩之心

曾有一个和尚，乘船渡江，不想风大浪高，把船打翻了。和尚像一片树叶般在江中沉浮了许久，才筋疲力尽地爬上岸来。到了岸上的第一件事，他不是责骂船家的无能让他丢失随身携带的一切，也不是诅咒恶风险浪差点要了他的命，而是跪在沙滩上遥拜师父：“谢谢师傅！”有人不解地问：“你为什么不谢谢菩萨？”和尚说：“原来我并不喜欢游泳的，都是师父每次强把我拉入水中，教我学会的。不是师父，我的命今天就保不住了！”遇了难，不是责备任何一个人，而是心存感激，人生达到了如此的超然境界，遇事如此的豁然通达，在这个世界上，还有什么事情能让你痛苦和愤恨的呢？

感恩也意味着宽容，容则大，大则多。感激伤害过你的人，因为他磨炼了你的意志；感激欺骗过你的人，因为他增长了你的见识；感激遗弃过你的人，因为他告诉你要自立；感激批评过你的人，因为他让你得以成长；感激你的竞争对手，因为他让你更加清醒；你越是感激，你拥有能让你感恩的就会越多。

【照镜子】

爱其实就在我们的身边，我们并不缺少爱，而是没有把它找出来给予别人。因为爱不是索求，而是给予。每天早晨睁开双眼，站在镜子前看到自己，我们都要庆幸，并记得对自己充满爱与感恩，感激自己的身体，它让我们有能力去体验美，体验爱，体验人生的多彩，心中有爱才能给予爱，心中有爱就要表达。我们要感恩生命中所遇之人、所遇之事给予的点点滴滴的关心与帮助，要知道用心去永记，铭刻那无私的人性之美和不图回报的惠助之恩。

生命中值得你感恩的人是谁呢？

你是怎样回报生命中给予你恩惠的人呢？

当你向他人索求爱的时候，请先问问自己，我的爱在哪里？

【精品赏析】

感　恩

没有阳光，就没有温暖；没有水源，就没有生命；没有父母，就没有我们自己；没有亲情、友情和爱情，世界就会是一片孤独和黑暗……

这些都是浅显的道理，没有人会不懂，但生活中的我们在理所当然地享受着这一切的同时，却常常缺少了一颗感恩的心。

“感恩”是个舶来品，“感恩”一词，“牛津字典”给出的定义是：“乐于把得到好处的感激呈现出来且回馈他人。”

“谁言寸草心，报得三春晖”，“谁知盘中餐，粒粒皆辛苦”，我们小时候背诵的这些诗句，讲的就是感恩。

“滴水之恩，涌泉相报”，“衔环结草，以恩报德”，中国绵延多年的古老成语，告诉我们的也是感恩。

“感恩”之心，就是对世间所有人、所有事物给予自己的帮助表示感激，铭记在心；“感恩”之心，就是我们每个人生活中不可或缺的阳光雨露，一刻也不能少。无论你是何等的尊贵，或是看似怎样的卑微；无论你生活在何地何处，或是你有着怎样特别的生活经历，只要你胸中常常怀着一颗感恩的心，随之而来的，就必然会不断地涌动着诸如温暖、自信、坚定、善良等这些美好的处世品格。

感恩是每个人都应有的基本道德准则，是做人的起码修养。不懂感恩，就失去了爱的感情基础。学会感恩，感谢父母的养育之恩，感谢老师的教诲之恩，感激同学的帮助之恩，感恩一切善待帮助自己的人，甚至仅仅是对自己没有敌意的人。

感恩，是人性善的反映；感恩，是一种生活态度，是一种品德，是一片肺腑之言。如果人与人之间缺乏感恩之心，必然会导致人际关系的冷漠，不懂得知恩图报、反而忘恩负义之人，必是遭人唾骂的无耻之人，所以每个人都应该学会感恩。

学会感恩，就是要学会懂得尊重他人，对他人的帮助时时怀有感激之心；学会感恩，就是让你知道每个人都在享受着别人通过付出给自己带来的快乐生活；学会感恩，首先要拥有一颗感恩的心，一个人只有懂得感恩，才会懂得付出，懂得付出后，才能获得感恩；学会感恩，要培养谦虚的品德，对待比自己弱小的人，要知道躬身弯腰伸出援助之手；学会感恩，要有奉献精神，无论做什么事，应以“公”为先，做一个大公无私、乐于奉献的人。

在我们身边，每天都有感恩的故事发生，如果用心去体会，时时都会有终生难忘的温馨。天天都有感恩之心，是多么幸福、清净的境界，让我们都做一个会感恩的人吧！

主题三 珍爱生命 热爱生活

【案例引入】

心理学家曾经做过这样一个实验：把小白鼠放到一个装满水的水池中心。这个水池尽管很大，但依然在小白鼠游泳能力可及的范围之内。

心理学家把一只小白鼠的鼠须剪掉后，放入水中。小白鼠发出"吱吱"的叫声。由于"探测器"不复存在了，它探测不到反射回来的声波。几分钟后，筋疲力尽的小白鼠沉至水底，淹死了。而第二只放进水池的小白鼠没有被剪掉鼠须，几经挣扎之后很快游上了岸。原来被剪掉鼠须的小白鼠无法准确测定方位，看不到其实很近的水池边沿，以为自己无论如何是游不出去的。因此，它停止了一切努力，自行结束了生命。

心理学家最后得出结论：在生命彻底无望时，动物往往强行结束自己的生命，这叫"意念自杀"。第一只小白鼠不是被剪掉鼠须致死的，而是被那"无论如何也游不出去"的意念杀死的。

让我们不能不警醒的是，这样的悲剧不仅发生在小白鼠和其他动物的身上，也不同程度地发生在人身上。

人生路上，每个人都可能遇到小白鼠所遇到的"水池"，那就是所谓的逆境、困境，或者说厄运。有些人在这个时候，就像被剪掉鼠须的小白鼠一样，无限夸大自己所遭遇的逆境，以为横亘在面前的是厄运的海洋，"无论如何也游不出去"。由于对处境感到无比绝望，而放弃了最后一搏的信念，轻易地放弃自己宝贵的生命，任满腔的理想、抱负、雄心壮志，全部淹没在很浅、很窄，根本就不足以伤害到自己的"水池"里。

同学们你对生命的理解是什么呢？

看了这个实验写出你不放弃生命的十个理由吧！

【心·理剧场】

人生五样

一、活动目的

1．思考自己"生命中最重要的五样"，通过对留与舍的决定，激发追求生命的真正价值和意义。

2．在交流分享中，同学之间彼此启发、相互学习，完成价值观的重组，学会珍惜生命中的拥有。

二、活动时间

约30分钟。

三、活动道具

纸、笔若干。

四、活动程序

1．以6人为一组，全班同学分为若干组。每人发一张纸和笔。

2．在白纸上端写上你的名字。

要求大家把自己“生命中最重要的五样东西”写下来。（这五样东西，可以是实在的物体，比如食物、水或钱；也可以是人，比如父母、孩子、妻子、朋友；也可以是动物，比如你的爱犬；也可以是精神的东西，比如宗教、学习；也可以是你的爱好，比如旅游、音乐或吃素；也可以是抽象的事物，比如祖国或哲学；也可以是具体的物品，比如一个瓷瓶或一组邮票；还可以是一些表述，比如健康、快乐、幸福、事业、金钱、名誉、地位。总之，只要把你内心最珍贵的五样东西写出来可以了。）

3．请你拿起笔，在你的人生五样中去掉一个，划去的理由是什么？就这样再依次划去另一样……直到最后还剩一样。

4．活动分享。

（1）分享自己作出留与舍决定时的心理感受

（2）你选择的五样真的是你的最爱吗？真的是你人生的依归和生命的理由吗？真的是你甚至不惜一切而追求和奋斗的吗？

（3）请再拿出一张纸，列出你在今后的人生岁月里，你应该为你的“珍贵无比的五样”做些什么？怎样做？——列出你的行动计划来，并且要对自己发誓：我决不食言，我一定要肩负起我对“生命中最重要的五样”的责任，我愿为此而努力！

五、活动感悟

____

____

【知识视窗】

一、诠释生命

地球上生物多种多样，千差万别，由此构成了大千世界和人类社会。

1．生命的基本特征（生命的统一性）

（1）细胞是生命的基本单位（病毒除外）。

（2）新陈代谢、生长和运动是生命的本能。

（3）生命通过繁殖而延续。

（4）生物具有个体发育和系统进化的历史。

（5）生物对外界可产生应激反应和自我调节，对环境具有适应性。
生命是具有以上共同特征的、开放有序的物质存在形式。

2. 生命的存在形式

根据生命存在的不同形式和层次，生命可分为生物性生命、精神性生命、社会性生命。

人的生命是由身体（这是物质）和思想（就是精神，也可以称作灵魂）组成的。生物性生命即人首先是作为自然生理性的肉体生命而存在的，这一点是自然界的广大生物必须具备的基本属性一样。其次是人的精神性生命，人之所以为人就在于人有高于动物的意识活动，有超越生物性生命的精神世界。再者是社会生命即人际生命，在生命的过程中履行好自己的各种生活角色，做好社会契约中的权利义务，就能体现自己的社会生命的意义。

二、珍爱生命

当一片绿叶悄然钻出地面，当呱呱落地的婴儿发出第一声啼哭，这就是生命！生命是世界上最宝贵的财富，世界因生命而精彩。

1. 生命的价值

（1）崇高信念是提升生命价值的精神源泉。正如木有本、水有源一样，作为世上最为弥足珍贵的人的生命，其价值的源泉在于精神，而生命价值的升华则源于人们虔诚信仰和执着追求的崇高信念。

（2）爱与奉献是构成生命价值的主题蕴含。生命需要爱的滋养，爱是我们互相交往、共同生活的纽带，爱需要表达，在语言、行动中都可以表露，哪怕一个眼神，一个微笑，一个抚摸，一个握手，一个点头，都是表达爱的一个途径，关键是要让他（她）感受到，爱并非只爱你身边的亲人、朋友，爱一切能爱的，无论一个人，一只动物，一个物体，爱一切的一切，我们的心有多大，我们的爱就有多大，生命中有了爱才有了希望。

（3）正确态度是实现生命价值的内在因素。我们每一个人活着就意味着有自己的责任，我们活着不仅仅为了自己，也要心存他人，让每个人都有良好的生命存在的空间，生命才能创造更大的社会价值。

2. 珍爱生命

（1）珍爱生命，要学会善待自己，学会放飞自己，让自己更贴近自然。生活中有许多有趣的事，生命中有许多美好的东西，我们完全可以去尝试着去做自己喜欢的事。踢踢球、上上网，与朋友去郊游，去大海里游泳，去小溪边钓鱼，去看看喜剧片，去爬喜欢的山，去看看飞瀑，去听听涛声……那么多的事等着我们去做，那么多可以开心、愉悦的活动需要我们参与。我们奔跑，我们欢庆，我们嬉笑，我们歌唱，这一份美好，皆因有了生命。

（2）珍爱生命，要让自己的生命有所价值。充实自己、提高自己，为了人生的充实，为了生命的完美，没有理由不努力，让生命因奋斗而精彩。

（3）珍爱生命，还要学会以一颗平常心对待生活，适时调整自己的心态，平静地面对生活中的一切。勇于面对失败和挫折，多角度考虑问题，积极面对困难，要相信，人生没有过不去的坎儿。

不同的人生有不同的色彩，有的绚丽，有的平凡，绚丽让我们品味绽放的热烈，平凡让我们品味朝阳与落日的从容。不管是绚丽还是平凡，人只有一次生命属于自己，让我们一起珍爱我们的生命，延伸生命的价值。

三、完善生命

生命的完善是一个持续的发展、永无止境的过程，人的未完成和不特定性，给人的发展带来了更多的优越性，为生命的完善提供了可能。齐白石 50 岁的时候还在做木工，他的所有伟大的作品都是在 80～90 岁的时候完成的。所以生命总有这样的现象，有的人在年轻时候有作为，有的人在中年，有的人在老年……那么，我们如何自我完善呢？

（1）提高自我控制能力。

（2）适当地展示自己的优点，发挥自己的长处。

（3）不断从别人身上汲取优点，补充自己的不足，完善自己。

（4）勇于接受挑战，在挑战中体现自己在集体中的价值。

（5）学会用发展的眼光看待自己。

（6）用知识武装自己，用文明礼仪修养自己，拓宽自己的生命。

【爱心小天使】

一粒貌不惊人的种子，往往隐藏着一个花季的灿烂；一条丑陋的毛虫，可能蜕变为一只五色斑斓的彩蝶。因为，生命本身就是一桩奇迹。

——杏林子

【心灵启迪】

史铁生的思考

当代著名作家史铁生在 20 岁时下肢瘫痪，年青好强的他觉得生命从此毫无意义，他说：“两条腿残废后的最初几年，我找不到工作，找不到去路，忽然间几乎什么都找不到了。”于是多次想到自杀，但在长时间的生与死的思考中，我一连几小时专心致志地想关于死的事，也以同样的耐心和方式想过我为什么要出生。”这样想了好几年，他最后终于想明白了：他说：“一个人，出生了，这就不再是一个可以辩论的问题，而只是上帝交给他的一个事实；上帝在交给我们这件事实的时候，已经顺便保证了它的结果，所以死是一件不必急于求成的事，死是一个必然会降临的节日。”于是他开始潜心于写作，多部小说获得国内外大奖。后来，他又患了肾萎缩，每周两到三次做肾脏透析，但是在治病间隙，仍坚持笔耕不辍。史铁生的著作《地坛》，感谢挫折让他拥有了一颗果敢的心。2002 年，史铁生荣获华语文学传播大奖年度杰出成就奖。2010 年 12 月 31 日，史铁生去世。根据其生前遗愿，他的脊椎、大脑捐给医院用于医学研究；他的肝脏捐给需要的患者。

史铁生经历长时间的生与死的思考与徘徊后，终于明白剩下的就是怎样活的问题了。但怎样活着，这却不是在某一个瞬间就能完全想通、想透的，不是一次性能够解决的事，怕是活多久就要想它多久了，就像是伴你终生的魔鬼或恋人。对生命的诠释，以及对人生是一种承受，作为一个人需要学会支撑。支撑学业或事业，支撑家庭，甚至支撑起整个社会，有支撑就一定会有承受，支撑起多少重量，就要承受多大压力。

【照镜子】

从一个个动人的事例中，我找到了我生命中的镜子，我读出了对生命的“不抛弃，不放弃”，“长的是人生，短的是年轻，所有面向死亡的修行，都是为了更好地活着”。只走一遭的人应该懂得从我做起，敬畏生命，尊重生命，珍爱生命，提升我们的精神认识，热爱我们丰富多彩的生活！最后，在你遇到难以做出决定的时候，再想想你的“人生五样”。心理健康的人不是没有问题，而是他能有效地解决问题。

你找到了你生命中的镜子了吗？什么是你生命的意义呢？

你真正探究过什么是你一生中最该关心的事吗？

你对死亡有最起码的了解和思考吗？清楚“死”的真正含义吗？

【精品赏析】

母亲，我好好活着，就是爱您

许多年前的 3 月 26 日凌晨，一个年轻男子躺在了山海关的铁轨上，一列呼啸而来的火车碾压过一个中国田园诗人的身体。那天，正好是他 25 岁的生日。

这个男子，就是写过《面朝大海，春暖花开》的海子（即查海生）。这个一生都匍匐在大地上，用饱含汁液的声音，呼唤粮食和蔬菜的诗人，用这种残酷的方式，了结了自己短暂的一生。

然而，这个叫查海生的孩子，他在另一个世界不会知道，在他生日的那天早晨，母亲已经在乡下的炊烟中熬好了一锅红米粥，以这样一种传统的方式在为北京的儿子默默祝福。

当冰冷的铁轨上躺着一具血腥的躯体，一个母亲的心，再也经不起碾压。在生日那天结束自己的生命，也许，这是世界上最让一个母亲心碎的事情。当一个生命从母亲的子宫奔出，这个生命，已经从母亲的子宫上升到母亲的心房里扎根了。

在那个雨水淅沥的乡村三月，海子的骨灰，被送到了母亲居住的查湾村，就在门前三百多米的树林下，垒起一座土坟。

从此，母亲的视线，一天都没有离开过儿子的土坟。陪同儿子入眠的，是母亲的灵魂。在 21 年乡下的风雨声里，母亲哭她的儿子“海生”，哭瞎了双眼。“海生”是母亲在经久的岁月里，一直在她唇间不停呼唤的乳名。

海子自杀后，很多人惊呼，这是一颗诗坛彗星的陨落。有人赞叹他的诗是惊雷。然而，在母亲的眼里，根本就没有彗星，只有连着她心房的一个生命。更没有惊雷的声音在母亲的耳畔响起，只有一个孩子在母亲梦呓里的啼哭。

一个国家，可以没有诗人。而一个母亲，根本不能失去孩子。海子，他把最疼痛的一首诗，没有写进他颂歌的土地里，却嵌进了一个母亲疼痛的血液里、心房中。

所以，我总觉得，在春天来怀念这样一个诗人，其实对母亲来说，更是一种剜肉剔骨的残酷。浩瀚无际的天空，它对于广袤无垠的大地，如何表达深沉的爱意与温柔的呢喃，我认为，那是密集的、轻盈的雨水和雨丝。那么，一个孩子对于母亲，如何表达最深的爱呢？

我想，答案只有一个，好好活着，就是对母亲的爱，再没有一个健康美好的生命，让孕育了生命的母亲更幸福的了。

第三节 我的信仰 我的理想

生命历程中一个人能够关注细节，做到“修己以敬”，对生活保持自律、恭敬的态度，内心有一种在理性制约下的自信与镇定，有着宽广的胸怀和高远的志趣，这也是一种信仰。信仰是一种力量，让人在纷繁的世界中不会迷失自己的信念。而理想是导航人生的一盏闪闪发亮的明灯，是完成自己人生价值的信念。生命历程中不是每一条路都是平坦的；我们要会缔造自己的未来，每天进步一点点，只要坚持到最后，你就是强者。

主题一 自律与他律

【案例引入】

1944 年冬，在盟军合围下的德国笼罩在一片末日的气氛里，百姓的生活陷入严重困境。没有燃料根本无法抵御寒冷，无奈，政府只得允许百姓上山砍树，先由政府部门的林业人员在林海雪原里搜索，找到老弱病残的劣质树木做上记号，再告诫民众：如果砍伐没有做记号的树，将要受到处罚。在有些人看来，这样的规定简直就是个笑话：国家都快要灭亡了，谁来执行处罚？

由于希特勒做垂死挣扎，几乎将所有的政府公务人员都抽调到前线去了，整个国家简直就是处于无政府状态。但令人不可思议的是，直到第二次世界大战彻底结束，全德国竟然没有发生过一起违法砍树事件；每一个德国人都忠实地执行了这个没有任何强制约束力的规定。

案例中是什么制止了违法砍树？

【心理剧场】

“红灯停，绿灯行”

一、活动目的

对他律和自律的认识、体会。

二、活动时间

20分钟左右。

三、活动道具

红、黄、绿三色纸牌，把活动过程3的画外音内容在课前打印好。

四、活动程序

1．活动规则：一名学生扮演红绿灯，六名同学扮演行人，其他同学扮演车流，一个同学读画外音。

2．下班高峰：在道路交叉口，一名学生拿着红、黄、绿牌指挥交通，红灯停，绿灯行，扮演车流的同学在路口都遵守交通规则一个接一个有序地行驶着。

3．这时一些行人在路口等绿灯，先是大家都在看着红灯耐心等待着，而此时眼前的车也过完了，后面的车还有一定距离，红灯还在闪烁着，这时（老师嘱咐站在前面的同学）往路口前靠一下，老师让他数五个数后过马路；老师立刻又问后面的五个人："此时你们想怎么行动呢？请跟随自己的心随意选择！"

4．老师倒数：50，49，48，47，46，…，3，2，1。

5．画外音：我们经常看到的是有一个人试着闯红灯过街，后面的两三个人就跟着一起闯了过去。

6．画外音：每个闯红灯的人似乎都在想：只要我们大家一起过马路，就没有车敢撞，是啊，别人都在走，自己就跟着走了嘛。难道还一个人在那里站着啊，别人还以为你是傻瓜呢！

7．无论这五名同学选择闯红灯与否，先让他们分享感受，是什么让你选择是否闯红灯与否，为什么？

8．让第一位同学分享闯红灯的感受。

9．剩下的同学5～8人一组随意组合，分享感受。

五、活动感悟

____

____

【知识视窗】

一、自律、他律

自律，是指自我约束；他律，是指接受他人约束。所谓"律"，即约束之意；约束，今人又常称"监督"。因此，自律，也可以说就是同体，即自我的检查监督，指在没有人现场监督的情况下，通过自己要求自己，变被动为主动，自觉地遵循法度，拿它来约束自己的一言一行。他律，就是异体，即接受他人的检查和监督，通过依靠外界事物来约束控制自己的行为，“国有国法，家有家规”，说的就是他律。

比如宿舍熄灯的时间，甲同学感觉 9 点比较好，乙同学的原则是 9 点半，丙同学以为 10 点熄灯也不算晚。三个人自我规定的时间点就是自我约束，即自律，但要实现宿舍的和谐，就必须达成一个共识，立下共同遵守的时间点，这就是他律。

二、自律与他律的关系

1．自律是内因，他律是外因，外因是通过内因起作用的

人生活在复杂的社会里，一定要具备一种自律能力，这样在某些情况下，才能“出淤泥而不染”。如在大街上捡到钱包，是应该放入自己的兜里还是交给警察？在商店被多找了零钱，是假装不知道还是还回去？衡量一个人品质的优劣，是在无人知道的情况下，他会做出什么样的选择，这就是自律。法律虽然规定着人们行为的限度，制约着你，监督着你，使你不做出犯罪的行为；但如果人缺乏自律能力，法律法规只能是一纸空文。所以说，自律是一个不断提高自己素质修养的一种自我约束力，在社会和日常生活中是非常重要的。

社会上仍然存在个别犯罪青年，自甘堕落，毫无追求。尽管他们有家长的管制，法律的管制，国家的管制，但他们却屡次犯罪不思悔改，这就是由于他们自身没有严格的律己精神导致的。现在，我们面临着残酷的就业压力，成功与否不取决于录用制度的压力，家长的压力，而是取决于你的自身压力，对学习的正确态度，以及自我的约束能力。学会自我管理，找出适合自己的学习方法，主动地去探索，不要仅依赖于老师与家长的监督，那成功将属于你。

2．他律是自律的保障，是社会秩序正常运行的后盾

每个人总有自己看不到的地方，必须依靠他人的帮助；就像自己的后背，如果不借助他人或者工具，是看不到的。人在生活中，就有很多类似“自己的后背”这样的盲点，无论你如何严格“自律”，总是有仅仅依靠自己，肯定做不好的地方。所以，对于我们来说，要探索，要尝试，免不了出界、踩线，他律就会帮助我们在安全范围内，在合理合法的前提下，获得更好的效果。

好比大家喜闻乐见的球赛，为什么要有裁判？不能说所有球员都很不自觉，都不懂得自律，但是一旦比赛激烈起来，自然看不清球是否出界了，看不到自己或者别人是不是越位了……因为球员的注意力，都在球上，这个时候，如果没有裁判的“他律”，比赛是肯定进行不下去的……只要适当的“他律”存在，就能确保大家都在规则之内进行比赛。人类的全部历史证明，仅仅依靠人的自觉性，是远远不够的，我们还必须有纪律和法律来约束规范人的行为。他律是来帮助我们的，而不是来限制我们的，一个懂得良好地运用他律的人，才更容易成功。

因此，无论自律和他律，目的都是为了促进个人文明习惯养成。“自律”是属于道德修养和思想教育范畴的东西，“他律”是属于法制范畴的东西。自律是德治，他律是法治，两者相辅相成，缺一不可。

三、如何培养自律

一个能自律的人，必定是严于律己，宽以待人，具有良好的心理素质、高尚的道德情操

以及正确的人生观，只有自律者才能收放自如，做自己的主人，也才能享有幸福快乐、自在的人生。对我们年轻人来说，下面的方法可以尝试一下。

1．订出你行事的优先顺序。想一想，试着举出生活中两三个对你最为重要的事情。以它们为标题，依次写下你能够以自律来培养、提升它的步骤。排出一套每天或每周执行的计划，使规律的行动带来预期的效果。

2．列出你的理由。花一些时间把前述行动所能带来的好处列出来。将这些好处张贴在你每天可以看见的地方，当你泄气或想放弃时，就把这张单子大声念给自己听。

3．把借口丢进垃圾桶。写下每一项你可能半途而废的理由，逐一把它们念出来，对自己宣布这些理由不能成为你的借口。如果有一两样看似合理，就找出解决的办法，使它不能困扰你。不要容许自己有任何理由放弃自律。务必牢记，唯有不断在自律中行动，才有能力逐步达成梦想。

【爱心小天使】

良心是守护个人为自我保存所启发的社会秩序的保护神。

——毛姆

【心灵启迪】

心中有“主”

《元史·许衡传》里有这样一段记载：许衡做官之前，一年夏天外出，天热感觉口渴难耐，刚好道旁有棵梨树，众人争相摘梨解渴，唯独许衡不为之所动。有人问他为何不摘？他回答说：“不是自己的梨，岂能乱摘！”那人劝解道：“乱世之时，这梨是没有主人的。”许衡正色道：“梨无主人，难道我心中也无主吗？”终不摘梨。

面对饥渴之诱惑，许衡因心中有“主”而无动于衷。许衡心目中的“主”无疑就是自律、自重、自爱，有了这种“主”，便会洁身自好，才能牢牢把握住自己。自律的意识就是人前人后都一样，有没有人认同和欣赏都一样，受不受到打击、压力都一样。自律的本质，就是自我雕塑，自我培养，自我教诲，正是这样的一个过程，才能够看到自己真正的成长与价值。

【照镜子】

生活中我们照镜子发现自己头发乱糟糟的时候，我们不可能把手伸到镜子里，去抚平镜中人的头发吧。我们会很自然地把手放到自己头上，来整理头发。这样一来，镜子里的那个人的头发也变得整齐了。然而，当我们从众“随大溜”时，却习惯为自己的过错从外界去寻找原因和借口，这是为什么呢？因为，我们照镜子的时候是渴望看清自我的，而我们在面对诱惑时，则折射出人性又要逃避自我，“小我”的一面，这时，需要自律提醒我们坚定地说“不”。因为，自律是我们不断取得进步的重要方法和途径。

“自由从何而来？从自信来，而自信则是从自律来！先学会克制自己，用严格的日程表控制生活，才能在这种自律中不断磨炼出自信。自信是对事情的控制能力，如果你连最基本的时间都控制不了，还谈什么自信？”乔布斯这段自律的名言作为我们的镜子，透过它使我们懂得自律就是战胜自我的一个过程。生活中只有自律的人才能收放自如，做自己的主人，才能享有快乐、自在的人生。

在你的镜子前：怎样做到遵守他律？怎样在自省中提高自律呢？

【精品赏析】

没有规矩不成方圆

“没有规矩不能成方圆。”没有规和矩，当然无法做成方形或圆形的东西，于是出现了那句俗语。不过，现在这个俗语已不再是木工专用，而变成了人们泛指任何事情若无一定规则，便会出错的告诫用语了。

规矩是人类生存与活动的前提与基础，人们总是要在规与矩所成形的范围内活动。社会的稳定离不开规矩，有了规矩社会才能正常运转，个人需要遵守法规和自我规范保持自律。

虽然，自由是每个人向往的东西，但自由并不意味不受约束、没有自律而撇弃他律，制度是约束行为、促进规范的最佳良药，他律永远是自律的先导。

有些人想要得到所谓的“自由”，就决定无视法律、规则等的束缚，那些人胡作非为甚至盗窃、杀人，其最终的结果，是受到法律的制裁。

没有规矩，不成方圆。在面对诱惑，追求自由的时候，不要忘记还有你必须要遵守的规则。

如果一间房子窗户破了，没有人去修补，过不久，其他的窗户也会莫名其妙地被人打破；如果一面墙上出现一些涂鸦没有清洗掉，很快墙上就布满了乱七八糟、不堪入目的东西。而在一个很干净的地方，人们会很不好意思扔垃圾，但是，一旦地上有垃圾出现，人们就会（产生从众心理）毫不犹豫地随地乱扔垃圾，丝毫不觉得羞愧。这就是“破窗效应”的表现。它告诉我们，环境秩序的好坏对人们的行为具有暗示性和诱导性。但是，良好的环境秩序，也会使人们得到积极的暗示。遵章守纪，保持自律的心态，避免随心所欲，把不正当的欲望、意念在萌芽状态克制住，才能有效预防“第一扇窗户玻璃被打碎”。

平时的我们，也许会觉得被许许多多的规矩约束着：法律，学校校规，甚至是家规，但是，我们要知道为享有自由，必须限制自己。

追求自由，也不要忘记规则的存在。正是因为有模型的约束，线段才不会偏离预想的轨道，才能走出美好的形象。这正是所谓的“没有规矩，不成方圆”的道理。只有人人遵守规则，我们的明天才会更美好！规矩就是圆，法律就是圆，有了这些，一切才有可能圆满解决！

主题二　细节是成功之源

【案例引入】

有家招聘高级管理人才的公司，对一群应聘者进行复试。尽管应聘者都很自信地回答了考官们的简单提问，可结果却都未被录用，只得怏怏离去。

这时，有一位应聘者，在走出房门时，看到了地毯上有一个纸团。地毯很干净，那个纸团显得很不协调。这位应聘者弯腰捡起了纸团，准备将它扔到纸篓里。这时考官发话了："您好，朋友，请看看您捡起的纸团吧！"这位应聘者迟疑地打开纸团，只见上面写着："热烈欢迎您到我们公司任职。"这位捡纸团的应聘者就是福特公司的创始人福特。

同学们，从案例中我们领悟到了什么？

【心·理剧场】

细节决定成败

一、活动目的

把握、珍惜自身和身边的每一个细节，注重过程；把握今天的每一分、每一秒。

二、活动时间

20 分钟左右。

三、活动道具

每人提前收集一个关于细节决定成败的例子，可以涉及生活中的方方面面，可以是自己的，也可以是身边人的故事。

四、活动程序

1. 根据具体人数分成若干组。
2. 以小组为单位同学互动（讲述收集到的或身边关于细节的小故事）。
3. 参与同学按组发表感想（先由各小组内部分享，再选出代表在班级中分享）。
4. 每组派代表发言，汇报本组讨论情况，谈谈都注重了哪些细节，如：一次值日、一次整理内务、一次迟到、一次随意出口伤人、一次随手乱扔垃圾，这些细节能折射出一个人的素质高低，能……

五、活动感悟

____

____

【知识视窗】

一、关注细节

细节就是那些看似普普通通的，并不十分重要的事情，一句话、一个手势、一个动作、一个笑容，还有吃饭睡觉等，都是微小的细节。在很多的时候，这些细节都不会直接造成什么后果，也不会引起人们的足够重视，但这些却是做成一件大事的基础。

我们很多人都想做大事，愿意把小事做细的人太少，而人与人之间在智力和体力上差异并不大，很多事一个人能做，另外的人也能做，只是一些细节上的差别使做出来的效果不一样，而细节决定着完成的质量。所以，细节决定成败，一个善于发现细节的人，才能成为生活的强者。

二、正确对待细节

中国道家创始人老子有句名言：“天下大事必作于细，天下难事必作于易。”意思是说，做大事必须从小事开始，天下的难事必定从容易的做起。海尔集团总裁张瑞敏说：“把每一件简单的事做好就是不简单，把每一件平凡的事做好就是不平凡。”既然生活细节与个人发展息息相关，那么该如何对待生活中的细节，使它促进个人发展，成为我们事业的助推器呢？

1．细节源于态度

一个人能不能做好细节，首先是他的态度是否端正，关键点在于他愿不愿意做，而不是他能不能做。很多事情不是我们做不到，而是我们不想做，所以细节首先是态度。“泰山不拒细壤，故能成其高；江海不择细流，故能就其深。”你如果仰慕泰山的高大，钦佩江海的宽广，就要学习它们不拒细壤、不择细流的态度，也就是对小事的态度。

2．细节体现素质

一个人的魅力不仅在于外表，更主要源于素质。素质与智商无关，与学历无关，是由无数细节体现出来的。“感动中国”人物打动我们的不正是一个个本能流露的细节吗？无臂钢琴师刘伟用双脚在琴键上写下：相信自己。坚守藏区 12 年支教的胡忠、谢晓君夫妇、绿了荒山、白了头发的杨善洲；托举生命的“最美妈妈”吴菊萍；8 年资助上百名贫困生的在烟火缭绕的街市上大声放歌的阿里木……他们做的每一件事看起来都没有轰轰烈烈，但正是这汇聚起来的平凡造就了伟大，从而感动了整个中国。把小事做细，把细事做透，个人素质的一小步，就是民族素质的一大步。

3．细节决定成败

有时候一件事的成败，是由微不足道的细节决定的，就好比一条铁链，有无数节铁环组成，每一节都很重要，其中的哪一部分断了，整条就都没用了。当一种东西小到不是你的对手时，你更应该格外小心，细节像沙砾一样微不足道，但它可能成就你一生的辉煌，也可能毁掉你一世的英明。

苹果从树上掉下来，牛顿因此发现了万有引力定律；水烧开了之后，水壶的盖子会跳起来，瓦特因此发明了蒸汽机……这些事情在我们眼里是再也正常不过的了，而那些科学家却能在众所周知的细节中有伟大的发明与发现。由于一个螺丝钉没有拧紧，导致美国“挑战者”号航天飞机损毁的惨剧；上海地铁二号线，因为中国设计人员忽视了上海雨水多，而把德国人设计的三个台阶去掉，导致了每次下雨就往地铁里面灌。这些都是忽视细节的惨痛教训。

三、关注细节，从我做起

成功源于细节。既然如此，关注细节，理应从我做起。面对地面丢弃的一张废纸，我们随手捡起；面对着哗哗流水的水龙头，我们伸手拧紧；面对着迎面而来的老师，我们大声问好；面对着一块绿色的草坪，我们绕道而行……

细节彰显魅力，反映的是一个人的习惯，也是一个人的责任意识，更是一个人良好的修养、高尚的品德。现实中人们总是想做大事，但实际上芸芸众生中的绝大多数人一辈子都没有机会做大事。很多人做的事情不一定是自己的所爱，社会有社会的分工，不可能完全按照你的爱好分工。所以我们应该静下心来，关注细节，从我做起。每个人把自己的工作、自己和别人合作的事做透了，我们的社会就会进步，我们的国家就会富强。

正如汪中求先生在他的《细节决定成败》一书中说："芸芸众生能做大事的实在太少，多数人的多数情况总还只能做一些具体的事、琐碎的事、单调的事，也许过于平淡，也许鸡毛蒜皮，但这就是工作、是生活，是成就大事的不可缺少的基础。"这无疑是一付清凉剂，让我们关注生活中的细微之处，力求把简单平常的生活经营得更好，化心浮气躁为安分进取。

【爱心小天使】

使人疲惫的不是远方的高山，而是鞋子里的一粒沙子。在人生的道路上，我们很有必要学会随时倒出鞋子里的那粒沙子。

——伏尔泰

【案例引入】

蝴蝶效应

一只南美洲亚马孙河流域热带雨林中的蝴蝶，偶尔扇动几下翅膀，可能在两周后引起美国得克萨斯一场龙卷风。其原因在于：蝴蝶翅膀的运动，导致其身边的空气系统发生变化，并引起微弱气流的产生，而微弱气流的产生又会引起它四周空气或其他系统产生相应的变化，由此引起连锁反应，最终导致其他系统的极大变化。这就是著名的"蝴蝶效应"，是由气象学家洛伦兹于1963年提出来的。

此效应形象地说明了事物发展的结果。初始条件具有极为敏感的依赖性，初始条件的极小偏差，将会引起结果的极大差异。它说明：一个微不足道的动作，也许会改变人的一生；一个坏的微小的机制，如果不加以及时地引导、调节，会给社会带来非常大的危害；一个好的微小的机制，只要正确指引，经过一段时间的努力，将会产生轰动效应。我们认识了"蝴蝶效应"后，就要学会关注细节。细节在我们的生活中表现的魅力是无与伦比的，生活中关注细节的人就有可能抓住很多的机会，从而取得不断的成功。

【照镜子】

我们知道，浩瀚的大海是由一滴滴水汇聚而成，生活一样也是从一点一滴开始的，但我们总是很难把握好这难以观察的点滴。当透过镜子纵观古今，细心的关注就是那些不起眼的小事时，我才体会到关注细节实际上是一种长期的准备，细节是一种习惯，是一种积累，也是一种眼光，一种智慧。只有保持这样的生活态度，才能注意到问题的细节；才能做到为使学习、工作达到预期的目标而思考细节。当困扰你的是一些鸡毛蒜皮的小事时，你可能就会束手无策，因为它们是生活的细枝末节，切不可为了细节而细节，做事心细，而心胸、气量不能细，做人做事需要注意大与小的结合，其贵在能取会舍。

提起做人与做事，许多人会说：我时时在做人，天天在做事，这是再简单不过的事情了。事实果真如此吗？

你可知道细节的实质是什么呢？

【精品赏析】

一把椅子的问候

一个阴云密布的午后，由于瞬间的倾盆大雨，行人们纷纷进入就近的店铺躲雨。一位老妇人也蹒跚地走进费城百货商店避雨。面对她略显狼狈的姿容和简朴的装束，所有的售货员都对她心不在焉，视而不见。

这时，一个年轻人诚恳地走过来对她说：“夫人，我能为您做点什么吗？”老妇人莞尔一笑：“不用了，我在这儿躲会儿雨，马上就走。”老妇人随即又心神不定了，不买人家的东西，却借用人家的屋檐躲雨，似乎不近情理，于是，她开始在百货店里转起来，哪怕买个头发上的小饰物呢，也算给自己的躲雨找个心安理得的理由。

正当她犹豫徘徊时，那个小伙子又走过来说：“夫人，您不必为难，我给您搬了一把椅子，放在门口，您坐着休息吧。”两个小时后，雨过天晴，老妇人向那个年轻人道谢，并向他要了张名片，就颤巍巍地走出了商店。

几个月后，费城百货公司的总经理詹姆斯收到一封信，信中要求将这位年轻人派往苏格兰收取一份装潢整个城堡的订单，并让他承包自己家族所属的几个大公司下一季度办公用品的采购订单。詹姆斯惊喜不已，匆匆一算，这一封信所带来的利益，相当于他们公司两年的利润总和!

他在迅速与写信人取得联系后，方才知道，这封信出自一位老妇人之手，而这位老妇人正是美国亿万富翁“钢铁大王”卡内基的母亲。

詹姆斯马上把这位叫菲利的年轻人推荐给公司董事会。毫无疑问，当菲利打起行装飞往苏格兰时，他已经成为这家百货公司的合伙人了。那年，菲利22岁。

随后的几年中，菲利以他一贯的忠实和诚恳，成为“钢铁大王”卡内基的左膀右臂，事业扶摇直上、飞黄腾达，成为美国钢铁行业仅次于卡内基的富可敌国的重量级人物。

菲利只因一把椅子，就轻易地与“钢铁大王”卡内基攀亲附缘、齐肩并举，从此走上了让人梦寐以求的成功之路。这正是：一滴水能折射出阳光，细微处显露您的品格。

主题三　兴趣可开启智慧之门

【案例引入】

科学家丁肇中获得诺贝尔奖时，记者问他：“你如此刻苦学习，不觉得很苦很累吗？”

他回答：“不，没有任何人强迫我这样做，正相反，我觉得很快活。因为有兴趣，我急于要探索物质世界的奥秘，因为有兴趣，我可以三天三夜待在实验室，守在仪器旁。”

只要有兴趣，就能使感知活跃，就能把心理活动指向和集中在学习的对象上。

同学们，你的兴趣点在哪儿呢？

【心·理剧场】

回忆幸福时光

一、活动目的

发现自己心中兴趣爱好的方向；通过对兴趣的研究，使学生更加热爱专业、积极主动地加强技能训练，增强学习决心和信心，使同学之间彼此加深了解。

二、活动时间

约 20 分钟。

三、活动道具

每人准备一张纸和一支笔。

四、活动程序

1．分享故事：达尔文从小喜欢玩虫子，一天他剥开一片树皮，发现两只稀有的甲虫，便用两只手各抓一只。之后他又发现一个新种类，他舍不得放走，便把右手抓住的一只放进嘴里，甲虫分泌的极端辛辣的液体，把达尔文的舌头辣得发热，正是这种对生物的痴迷，达尔文写出了著名的《物种起源》。

讨论：是什么力量使达尔文宁可忍着辛辣，也不放弃甲虫？

请放松并深呼吸，回忆两个自己感到特别愉快以至忘记时空和自己的事情。请仔细回想当时的场景细节以及自己的感受。

2．分组，每组 6～8 人，让学生写出自己最感兴趣的事。

每位同学分享一下自己的兴趣对自我的心情、学习、生活有什么影响（积极还是消极影响）。

3．你有不利于成长的兴趣吗？如果有，你打算如何改正？

4．每组派代表发言，汇报本组讨论情况。

五、活动感悟

____

____

【知识视窗】

一、探寻兴趣

兴趣是指个体以特定的事物、活动以及人为对象，所产生的一种带有倾向和选择性的态度和情绪。兴趣是智慧的火种，求知的源泉，成长的推动力，兴趣如同酵母可以催发人类的所有能量、理想，兴趣是通向成功之路的垫脚石。

按照不同标准，兴趣可分为：

1. 直接兴趣和间接兴趣

直接兴趣指向活动过程本身，是对事物或过程本身的兴趣。

对事物或活动本身没兴趣，但对它们所产生的结果感到需要，转而对事物或活动本身产生倾向性意识为间接兴趣。

兴趣是推动我们学习的一种最活跃、最有力的内部动因。兴趣既是学习的动力，又是学习的结果。

2. 物质兴趣和精神兴趣

物质兴趣：指的是对衣、食、住、行的兴趣。这种兴趣鼓舞着人们去追求、创造美好的生活。但是超越自己的条件许可，对物质追求过分，就会使人放弃远大目标，走上邪路。因此，对物质的兴趣应有所克制。

精神兴趣：是对客观事物的认识，主动学习科学文化知识，努力进取上进的兴趣。精神兴趣有健康的，也有不健康的。不健康的兴趣人们常常称为恶习，往往能导致人的堕落。

3. 短暂兴趣和稳定兴趣

不能持久而昙花一现的兴趣为短暂兴趣；能够持之以恒并成为个人心理特征的兴趣为稳定兴趣。短暂兴趣通过强化意志力可转化为稳定兴趣，稳定兴趣才是我们成才的动力和条件。

二、兴趣的形成阶段

我们在成长的过程中，随着年龄的增长，知识的不断积累，人生目标的不断调整，基本经历了兴趣的三个阶段。

有趣是兴趣的第一阶段，是兴趣的低级水平。其特点是随生随灭，为时短暂，属于一种直接兴趣和短暂兴趣。第二阶段是乐趣，是兴趣的中级水平。乐趣是在有趣的基础上形成的，其特点是基本定向，为时较长。第三阶段是志趣，是兴趣的高级水平。志趣在乐趣和理想结合的基础上形成的，其特点是积极自觉甚至终生不变。

当具有个性特征的学习兴趣，与高尚的理想和远大的奋斗目标相结合时，兴趣就发生了飞跃，而成为志趣。志趣是学习兴趣的归宿。它将会使我们感知活跃、观察敏锐、注意力集中、记忆持久而准确，能激发和强化学习的内在动力，从而调动学习的积极性。

兴趣与爱好可以决定一个人的进取方向，奠定事业的基础。因此，我们要对众多有兴趣的事物进行鉴别遴选，那些对自己、对他人、对社会和国家有益的兴趣爱好是我们培养的对象，我们只有志向于这类兴趣，才可能实现自身的价值。

三、培养兴趣

兴趣爱好不是天生就有的，它受环境影响，是人为客观世界所吸引而产生和后天培养的结果。如果我们找不到自己真正喜欢的事，会感到做什么事情都不顺利，会感到压抑、不安，觉得整个人生就好像要荒废了一样。青年时期，是培养良好兴趣爱好的重要时期，积极培养自己的兴趣与爱好，找到真正属于自己的理想乐园，向着理想或希望全力以赴，使自己的生活朝着一个目标前进。那么我们的心中就没有了矛盾，就能够踏实快乐地走好人生的每一步。下面，我们来谈谈怎样培养自己的兴趣爱好。

1．诱发兴趣

丰富的生活是兴趣产生的土壤，一个人只要深入现实生活、积极期望，从改善自己的心理状态入手，积极参与或创建学校的各种文体活动、兴趣课堂和社团建设等。也可适当参加一些有益的社会活动，加之想象中的“兴趣”——积极暗示会推动我们与火热的生活紧密联系一起，兴趣自然就会产生了。否则的话，一个对生活冷漠悲观的人，任何事物也难以诱发他的兴趣。

2．选择兴趣

兴趣爱好主要靠后天培养，但也离不开一定的客观条件。如有的同学天生色弱，却要去爱好美术，这种爱好就难以稳定和画出成果。所以，我们在选择兴趣爱好时，要根据自己的各方面条件，扬长避短，发挥自己的优势，从而使兴趣发挥最好效能。

3．发展兴趣

保持兴趣最容易的方法是不断地提问题，保持好奇心。居里夫人说过：“好奇心是学者的第一美德，而好奇心总是兴趣的导因。”好奇心是先天的心理特征，人人有之，我们会因为好奇想认识而去探究，这就成为兴趣。如美国的莱特兄弟，由于小时候对父亲的一架玩具飞机好奇而对发明制造飞机产生了强烈兴趣。

4．形成志趣

从兴趣发展过程三个阶段来看，当一种兴趣产生后，我们就要评价它的价值，并不断使它向更高一级水平发展。要选择具有积极意义的兴趣作为中心兴趣，争取把兴趣与自己向往的职业结合起来，与自己的志向结合起来，从而上升到志趣水平。

5．稳定兴趣

青年时期是立志的时期，从可以达到的小目标开始，一个个小目标的实现，是实现大目标的开始。这样，你的兴趣爱好就更具有社会性、方向性，也就能稳定和持久。

6．优化兴趣

青年人由于社会经验知识不足，辨别水平不高，会有一些无益甚至有害的兴趣爱好。我们要会正确辨别区分，什么是健康高雅、积极向上有益的兴趣爱好，什么是庸俗低级、无益有害的兴趣爱好，戒除不良兴趣爱好，主动培养那些对自己的健康成长有益的兴趣爱好。课外兴趣要尽可能结合课内的学习，课内知识是课外兴趣的基础。

7. 强化兴趣

积累知识是学习兴趣的源泉，广博的知识中包含着广泛的兴趣，同时在实践中汲取社会经验，展示操作技能，获得成就感，可以使人的需要得到满足，体会到成功的乐趣，从而增强兴趣。实践中，不断出现新的未知领域，加之知识积累越多，兴趣也就不断地增加，也会激发我们探求的欲望。

任何学科和技术真正学起来都有枯燥的一面，而培养自己的良好兴趣和爱好只要有耐心和意志力，就能打开智慧之门，就会开垦出一片属于自己的沃土。

【爱心小天使】

一个深广的心灵总是把兴趣的领域推广到无数事物上去。

——黑格尔

【心灵启迪】

一个看到泥土，一个却看到了星星

塞尔玛陪伴丈夫驻扎在一个沙漠的陆军基地里。她丈夫奉命到沙漠里去演习，她一个人留在陆军的小铁皮房子里，天气热得受不了，她没有人可聊天，只有墨西哥人和印第安人，而他们不会说英语。她非常难过，于是就写信给父母，说要丢开一切回家去。她父亲的回信只有两行：两个人从牢中的铁窗望出去，一个看到泥土，一个却看到了星星。

塞尔玛一再读这封信，觉得非常惭愧，她决定要在沙漠中找到星星。她开始和当地人交朋友，她对他们的纺织、陶器产生了兴趣，他们就把最喜欢但舍不得卖给观光客人的纺织品和陶器送给了她。塞尔玛研究那些引人入迷的仙人掌和各种沙漠植物，还学习有关土拨鼠的知识。她观看沙漠日落，又寻找几万年前，这沙漠还是海洋时留下来的海螺壳……以前难以忍受的环境变成了令人兴奋、流连忘返的奇景。

原来兴趣和爱好是可以培养的，沙漠没有改变，印第安人也没有改变，积极的兴趣使她把原先认为恶劣的情况变为一生中最有意义的冒险。她为发现新世界而兴奋不已，并为此写了轰动一时的《快乐的城堡》一书。她从自己造的牢房里看出去，终于看到了星星。

许多时候，我们的生活并不尽如人意，只要学会适应，学会用积极的心态培养兴趣和爱好，积极去面对那些认为枯燥乏味的学习和工作，我们只要耐心走下去，也会在沙漠里找到星星。

【照镜子】

我要做几面镜子，来映照出精彩的我。

我的一面镜子是音乐厅的五彩的穹顶，让悠扬的琴声在里面回荡。我的一面镜子是小花园的湖面，倒映着蓝天白云，鸟语花香，小溪潺潺。这不是我一个人的，我只是里面的花匠，用我的汗水给大家带来美丽和快乐，向朋友们传递分享着幸福与温馨，我的一面镜子是我的心镜，一次户外旅行、一次志愿者活动。有了这些多姿多彩的兴趣爱好，让我们的课余生活不再单调乏味，我们的视野不再狭隘，我们的人生阅历不再单薄。兴趣广泛可以使人善于应付多变的环境，即使变换工作性质，也能很快地熟悉和适应新的工作，兴趣的广博为事业成功奠定了基础。但是，不能因兴趣广泛而没有稳定、持久的兴趣，对事物兴趣的专注和持久才是成功的关键。

你知道你的兴趣所在吗？你是怎样培养你的兴趣的呢？

你知道丰富的兴趣爱好会给你带来哪些帮助吗？

【精品赏析】

知道自己的兴趣所在

兴趣是活动的重要动力之一，是成功的重要条件。兴趣在生存活动中起着重要的作用。

人善于应付多变的环境，即使变换工作性质，也能很快熟悉和适应新的工作。

在选择自己的生存途径时，我们需要知道自己对哪类工作感兴趣并能满足自己的意愿。只有将能力和兴趣结合起来考虑，才更有可能取得事业的成功。

有一个男孩，父母希望他能成为一位体面的医生。可是男孩读到高中便被计算机迷住了，整天鼓捣着一台现在看来十分落后的苹果机，他把计算机的主板拆下又装上。

父母很伤心，告诉他，他应该用功念书，否则根本无法在社会立足。可是，男孩说："我对电脑很感兴趣，有朝一日我会开一家公司。"父母根本不相信，还是千方百计按自己的意愿培养男孩，希望他能成为一位医生。

不久，男孩终于按照父母的意愿考入了一所大学的医科，可是他只喜欢电脑。在第一学期，他从当时零售商处买来降价处理的 IBM 个人电脑，在宿舍里改装升级后卖给同学。他组装的电脑性能优良，而且价格便宜。不久，他的电脑不但在学校里走俏，而且连附近的法律事务所和许多小企业也纷纷前来购买。

第一个学期快要结束的时候，他告诉父母，他要退学。父母坚决不同意，只允许他利用假期推销电脑，并且提出条件，如果一个夏季销售不好，那么他必须放弃电脑。可是，男孩的电脑生意就在这个夏季突飞猛进，仅用了一个月的时间，他就完成了 18 万美元的销售额。

他的计划成功了，父母很遗憾地同意他退学。退学后，他组建了自己的公司，打出了自己的品牌。在很短的时间内，他良好的业绩引起投资家的关注。第二年，公司顺利地发行了股票，他拥有了 1800 万美元的资金，那年他才 23 岁。

10 年后，他创下了类似于比尔·盖茨般的神话，拥有资产达 43 亿美元。他就是美国戴尔公司总裁迈克尔·戴尔。正是他对自己的兴趣理智地做出了选择，从而成就了后来的辉煌。所以，当你选择生存之路时，千万别让你的兴趣在遗憾中消磨殆尽而应该紧抓兴趣，创出一番不凡的事业。

第二章　探索自我　超越自我

第一节　真实的“我”

人类文明发展至今，空间探测器已经飞出了太阳系，奔向远在以光年计算的其他星系。可是，这些硕果累累的外在努力，并没有改变人类存在于内心的许多对生命的意义和价值理解的苦恼和困惑。这种窘迫，不是因为我们对外在世界的认识不足，而是因为我们看不明白自己的内心。当我们一页一页地回翻自己的历史，一枚一枚地拣数自己的脚印，认真地、仔细地审视着自己的一切一切时，我们才幡然醒悟：人生快乐的根本就是找回自我！

主题一　小小的“我”

【案例引入】

刚刚进入中职二年级，在进行班委评选时，连任两个学期班长的小丽落选了。从此，小丽处处与新班长针锋相对，与同学们格格不入。当别人的成绩比自己好时，她就心怀妒意；当别人受到老师的表扬时，她就愤愤不平；当别人被评为“三好学生”时，她就挖苦讽刺。久而久之，原班长在同学们心目中的地位越来越低，朋友越来越少，小丽自己也越来越苦恼。

同学们，小丽为什么苦恼？

【心·理剧场】

20个“我是谁”

一、活动目的

通过自我认识，发现自我的一些特点。

二、活动时间

20分钟。

三、活动道具

纸、笔。

四、活动程序

1．写出 20 句“我是怎样的人”，要求尽量写出反映自我意识的一些语句。避免出现“我是一个地球人”这样没有意义的句子。每句话编一个序号。

例：①我是一个＿＿＿勤劳＿＿＿的人。

2．将陈述的 20 项内容作如下归类：

A．身体状况（你的体貌特征，如年龄、身高、体形、是否健康等）。

编号：＿＿＿＿＿＿＿＿＿＿＿＿＿＿＿＿

B．情绪状况（你常持有的情绪情感，如乐观开朗、振奋人心、烦恼沮丧等）。

编号：＿＿＿＿＿＿＿＿＿＿＿＿＿＿＿＿

C．才智状况（你的智力、能力情况：聪明、灵活、迟钝、能干等）。

D．社会关系状况（与他人的关系，如何和别人相处，对他人常持有的态度、原则，如乐于助人、爱交朋友、坦诚、孤独等）。

编号：＿＿＿＿＿＿＿＿＿＿＿＿＿＿＿＿

E．其他

编号：＿＿＿＿＿＿＿＿＿＿＿＿＿＿＿＿

3．评估你对自己的陈述是积极的还是消极的。在你列出的每句话的后面写上“+”或“-”。看看你的正号与负号的数量各是多少。

4．团体内分享，自愿发表通过活动对自己的认识，以及对活动的感悟。

五、活动感悟

＿＿＿＿＿＿＿＿＿＿＿＿＿＿＿＿＿＿＿＿＿＿＿＿

＿＿＿＿＿＿＿＿＿＿＿＿＿＿＿＿＿＿＿＿＿＿＿＿

【知识视窗】

一、“小我”

自我意识是一个人对自己的认识和评价，包括对自己心理倾向、个性心理特征和心理过程的认识与评价。每个人在全面认识自我的过程中，都会发现自己是多面性的。有时自己很强大，如勇敢正义、勤俭节约、吃苦耐劳、毅力非凡等；有时自己很弱小，如不负责任、没有目标、自卑、自负、自私、嫉妒、失败、懒惰、吃亏、受害、笨蛋、弱者、受歧视、没礼貌等等。这些自我意识中弱小的部分就是人性中的弱点，也就是我们所说的“小我”。“小我”常常存在于人的潜意识中，对个体的思想观念影响很大。“小我”的存在不仅影响着我们的心理健康，而且可能阻碍我们的成长。

二、探索内在的“小我”

在学习和生活中，我们可以通过很多途径来探索自身的“小我”。最常用的方法有以下两种。

1．吾日三省

每个人在生活中都形成了相对稳定的价值观和独特的思维模式。有些观念是一辈子都会坚持的，有些观念却是在特定时空下形成的固有的思维模式，有些观念是我们零散的固有偏见，有些是心血来潮时的想法。凡此种种，如果套用在生活中，可能就成了现实版的“刻舟求剑”。用自己过去的经验来衡量这个变化万千的世界，最后找不到自己时，可能就会茫然地责怪他人和社会。

在生活实践中，要想使自己不断成长和渐趋完善，我们所要做的，就是永无止境地自我剖析和反思：生活实践中，觉察自我的思想，审视自我的言行，反省自我的错误，总结经验教训。“吾日三省吾身”，及时发现自己的“小我”，正视自己的“小我”，从而用积极强大的“我”去战胜它。

2．社会比较

社会比较是探索内在“小我”的一条有效途径，“医不自治”、“当局者迷”都诠释了自我认识模糊的问题。观察他人，与他人比较就会发现自我意识中的“小我”。

在进行社会比较时，我们可以从个性品质、观点、行为等方面与他人比较，并以他人为参照来进行自我了解。一般可以通过三种途径进行比较：第一是下行比较，和比自己各方面能力弱的人作比较，有利于提高自尊和自信；第二是平行比较，和自己各方面相当的人作对比，能客观冷静地认识自己；第三是上行比较，和各方面能力比自己强的人相比，有利于发现自我的“小我”，并找到目标榜样来提高自我。我们要根据自己的实际情况和心理状态，寻找适合自己的社会比较对象。

三、“小我”对自我发展的影响

既然“小我”是自我意识中消极的一面，那么它对我们的人生发展一定有消极影响。

1．丧失机会

机会总是为有准备的人而准备的。人性中的“小我”阻碍心理发展，使人不思进取，即使机会出现了，我们也看不清、抓不住，从而丧失机会。

2．希望破灭

“小我”使人产生消极的心态，使人没有目标，没有理想。它会摧毁我们的自信心，使希望破灭。人一旦看不到希望，就不能激发出生命的活力。

3．限制潜能的挖掘

“小我”容易使人产生自卑或自负两个极端：自卑时看不到自己的优点，自负时过高地估计自己的能力。对自己的能力和潜能不能客观地认识，就会限制潜能的开发，影响自身的发展。

4. 导致人际关系不和谐

“小我”的出现使人产生消极的情绪，容易使人性中众多的“小我”产生恶性循环。一个具有消极情绪的人在人际交往的过程中，常常会把消极情绪播散传染，导致人际交往气氛不和谐，不积极。

5. 不能充分享受人生

在人生的旅途中，“小我”会使人迷茫，无论目前境况如何，他们对未来总是感到模糊不清。那么，还何谈健康、快乐和成功呢？也就更谈不上充分享受人生旅程中的美好风光了。

总之，从生命存在的角度来说，我们需要从各个方面了解自己，这不仅仅是为了更好地把握人生，同时也是我们人生的基本作业之一。“小我”就像人生道路上的绊脚石，阻碍着我们的发展和成功。我们要有意识地培养积极的心态，逐步地战胜和消除内心的“小我”，进而走出我们辉煌的人生之路。

【爱心·小·天使】

知人者智，自知者明。胜人者有力，自胜者强。

——老子《道德经》

【心·灵启迪】

流浪汉的故事

从事个性分析的美国专家罗伯特·菲利浦，有一次在办公室接待了一个倒闭企业的流浪者。那人进门打招呼说：“我来这儿，是想见见这本书的作者。”他拿出一本名为《自信心》的书，那是罗伯特写的。流浪者继续说：“一定是命运之神在昨天下午把这本书放入我的口袋中的，因为我当时决定跳到密歇根湖，了此余生。我已经看破一切，对一切已经绝望，所有的人（包括上帝在内）已经抛弃了我。这本书使我产生了新的看法，为我带来了勇气及希望，并支持我度过了昨天晚上。我坚信只要我能见到这本书的作者，他一定能协助我再度站起来。”

在流浪者说话的时候，罗伯特从头到脚打量他，发现他有茫然的眼神、沮丧的皱纹、十来天未刮的胡须以及紧张的神情，给人的感觉已经无药可救了。

听完流浪者的故事，罗伯特想了想说：“虽然我没有办法帮助你，但我可以介绍你去见本大楼的一个人。只有他可以帮助你挽回损失并且东山再起。”

罗伯特拉着他的手，和他一起站在布幔之前。拉开布幔，露出一面高大的镜子。罗伯特指着镜子说：“就是这个人。世界上就只有这个人能够使你东山再起，除非你坐下来，彻底认识这个人，当作你以前并未认识他，否则，你只能跳密歇根湖了。因为在你对这个人作充分的认识之前，对于你自己或这个世界来说，你都将是个没有任何价值的废物。”流浪者朝着镜子走了几步，用手摸摸他长满胡须的脸孔，对着镜子里的人从头到脚打量了几分钟，然后后退了几步，低下头，开始哭泣起来。过了一会儿，罗伯特领他走出电梯，送他离去。

几天后，罗伯特在街上碰到了这个人。他不再是一个流浪者形象，而是西装革履，步伐轻快有力，头抬得高高的。他说，他感谢罗伯特先生，让他找回了自己，并很快找到了工作。

后来，那个人真的东山再起，成为芝加哥的富翁。

一个人只有真正认识自己，了解自己，才能够做自己的主人，才能够拥有成功的事业、快乐的人生。

【照镜子】

网上曾经发过一个帖子，描述了这样一个场景：公交车上，一名男子端坐在座位上，他身旁，站着一位怀抱小孩的妇女，由此引发了不少网友的热议。对于这种“不让座现象”，你有何看法？你认为该男子的“小我”是什么？以此为镜：试着发现一下自己和自己身边的“小我”有哪些表现？对自己的发展有何影响？

【精品赏析】

我很重要

毕淑敏

当我说出“我很重要”这句话的时候，颈项后面掠过一阵战栗。我知道这是把自己的额头裸露在弓箭之下了，心灵极容易被别人的批判洞伤。许多年来，没有人敢在光天化日之下表示自己“很重要”。我们从小受到的教育都是——“我不重要”。

作为一名普通士兵，与辉煌的胜利相比，我不重要。

作为一个单薄的个体，与浑厚的集体相比，我不重要。

作为一位奉献型的女性，与整个家庭相比，我不重要。

作为随处可见的人的一分子，与宝贵的物质相比，我们不重要。

我们——简明扼要地说，就是每一个单独的“我”——到底重要还是不重要？

我是由无数星辰、日月草木、山川的精华汇聚而成的。只要计算一下我们一生吃进去多少谷物，饮下了多少清水，才凝聚成一具美轮美奂的躯体，我们一定会为那数字的庞大而惊讶。平日里，我们尚要珍惜一粒米、一叶菜，难道可以对亿万粒菽粟、亿万滴甘露濡养出的万物之灵，掉以丝毫的轻心吗？

对于我们的父母，我们永远是不可重复的孤本。无论他们有多少儿女，我们都是独特的一个。

假如我不存在了，他们就空留一份慈爱，在风中蛛丝般飘荡。

假如我生了病，他们的心就会皱缩成石块，无数次向上苍祈祷我的康复，甚至愿灾痛以十倍的烈度降临于他们自身，以换取我的平安。

我的每一滴成功，都如同经过放大镜，进入他们的瞳孔，摄入他们心底。

假如我们先他们而去，他们的白发会从日出垂到日暮，他们的泪水会使太平洋为之涨潮。面对这无法承载的亲情，我们还敢说我不重要吗?

相交多年的密友，就如同沙漠中的古陶，摔碎一件就少一件，再也找不到一模一样的成品。面对这般友情，我们还好意思说我不重要吗?

我很重要。

重要并不是伟大的同义词，它是心灵对生命的允诺。

人们常常从成就事业的角度，断定我们是否重要。但我要说，只要我们在时刻努力着，为光明在奋斗着，我们就是无比重要地生活着。

让我们昂起头，对着我们这颗美丽的星球上无数的生灵，响亮地宣布——我很重要。

主题二 镜中的“我”

【案例引入】

唐太宗李世民曾经有过三面镜子：把铜镜作为镜子，可使穿戴之时，端庄齐整；把历史作为镜子，可以知道历朝历代，存亡兴替；把人作为镜子，可以明了本身得失。他经常照这三面镜子，来防止自己的过错。

同学们，我们的镜子在哪里?

【心·理剧场】

同学眼中的我

一、活动目的

1．协助学生认识自己眼中的我，及他人眼中的我。
2．增进学生彼此间的了解。

二、活动时间

30 分钟。

三、活动道具

纸、笔。

四、活动程序

1．自我认识。每个同学先在作业本上写下对自己的所有认识。8 分钟完成第一阶段的活动。

2．镜中的“我”。以 6 人为 1 组，其中 1 人站起来，其余 5 人说这 1 人的特点，小组内的成员依次轰炸一遍。

3．讨论与分享：你对自己的认识和同学对你的评价有哪些不同？对于同学的评价，有哪些是你没有意识到的？

五、活动感悟

____

____

【知识视窗】

一、“镜我”

一个人如果眼中只看到自己，看不到周围的人和事，即使他对自己的反思再深刻、透彻，他的自我评价都不可能是客观全面的。正所谓“不识庐山真面目，只缘身在此山中。”在生活中，我们还有另外一个了解自己的途径——他人眼中的“我”，在心理学中被称为“镜我”，也称投射自我。个人通过他人对自己的评价、态度和情感这面“镜子”，来认识和把握自己。还可以通过与他人的比较，尤其是和自己的年龄、状况相似的人相比，会使个人产生关于自己能力、性格等心理品质的相应认识，加强对自我的认识。

二、“镜我”的重要性

1．通过“镜我”，发现自身的盲点

认识自己有时候的确比较困难。一般来说，“当局者迷，旁观者清”。周围的人对我们的态度和评价能帮助我们了解自己、认识自己。

从我们来到这个世界上那一刻开始，我们就不再是单独的一个人，就开始在“关系”中生活。他人就是一面镜子，可以帮助我们真正地了解自己。通过这面镜子，我看到他人对我的欣赏，那是提醒我要肯定自己和谦虚谨慎；通过这面镜子，我看到他人对我的评判，那是提醒我不但要自省，而且还要对评判客观分析；通过这面镜子，我看到他人对我的期待，那是提醒我要不断地学习。通过“他人”这面镜子，我看到了自身的许多盲点，这正是我需要认识的自己。

2．利用“镜我”，促进人生发展

人往往看不清自己，很多缺点和优点都是通过别人的指点才有所了解。这就要求我们开放地对待他人的规劝和表扬。唐太宗李世民就有一面镜子——宰相魏征，唐太宗得益于这位

忠臣的进谏，更加认识了自我，明白了治国之道，迎来了国家的空前繁荣。在现实生活中，我们经常会遇见这样的情况：不少人认为谈缺点会“丢面子”，认为别人的夸奖会是浮夸。其实，缺点和优点都是自己的特点。如果回避缺点，就会留下隐患，妨碍自己的进步；如果回避欣赏，就会失去别人的肯定。所以，我们不能回避缺点，也不能否定自我。

自我意识的成熟，主要是主客观互动的结果。我们既要勤于自我反省，做到自知，同时也要正确对待他人对自己的评价。以他人为镜，得到的自我认知才是真实的。

三、对待“镜我”的心态

1. 谦虚开放的心态

生活中，我们对待他人的评价一般有这样几种态度：对于美言，我们会流露出会心的微笑；对于建议或意见，我们会感觉没有面子，同时内心的排斥溢于言表，甚至拒绝否定；对于不如自己的人的评价，我们会不屑一顾。这几种态度也是正常人的心态。为了加快自己成长的步伐，我们就应该抱着谦虚开放的心态来对待他人的评价。

首先，对我们进行评价或者建议的人，他们一定是对我们有风可捕，有影可捉，无非是将评价放大或缩小。其次，谦虚开放是个体的良好品质。作为年轻人，在与他人交流时，应该注意自己的态度。如果对方的想法好，我们应该虚心接受，表示肯定；如果觉得自己的想法好，也不要轻易否决别人的看法，可以换位思考，看看自己的想法是否真的更好。最后，谦虚开放，才能让他人开启贵口，倾其囊中智慧乐为人师，这样，我们才会收获颇丰。

孔子说“三人行，必有我师焉”。我们要认真领会其精髓，要养成谦虚开放的心态和谦逊超脱的精神境界。

2. 客观中肯的态度

周围的人都是我们认识自己的“镜子”，但是他们对我们的态度和评价也不一定完全正确，都带有自己的情感和自身的局限性。因此，在谦虚开放心态的基础上，对待别人的评价还要本着客观中肯的态度，冷静分析、正确面对。对于那些中肯的、客观的评价，我们积极接受，优点要发扬光大，缺点要尽量克服；对于那些带有个人情绪的褒贬评价，我们既不能为赞美之辞所蒙蔽，也不能被敌意的贬低摧毁了自信的堡垒。我们要学会分辨他人的评价，取其精华为己所用，去其糟粕增长自信。“以人为鉴，可以正己。”只有正确认识他人眼中的“我”，才能正确认识自己心中的“我”，进而更加正确地、全面地认识自己、审视自己，促进人生发展，走向美好未来。

总而言之，我们要以正确的态度来对待镜中的“我”。只有这样，我们才会看到不同的自己；只有这样，我们才能客观冷静、增强自信；也只有这样，我们才能顺利抵达成功的彼岸。

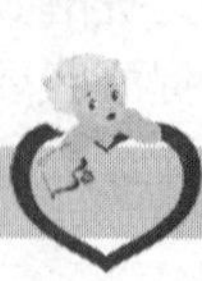

【爱心小天使】

人的眼睛，能看到周围的事物，唯独不能看到自己的真容，镜子就能帮助人克服眼睛的生理局限，如实地瞧见自己。正因为镜子能帮助我们认识自己，所以人们才把借他人、他事、他见以正己喻为“照镜子”。照镜子就是让人看到自己的盲点、差距和障碍，找到自己内心的答案或者发现新的可能性，并最终找到更好的解决之道。

【心灵启迪】

暗示的魔力

在一篇名为《名声差距》的文章中，科学家对一个班的163名学生进行了研究，让他们估计自己在班上的受欢迎程度。结果发现，只有25%的同学“别人喜欢他，他也自认为人气旺”，剩下的75%都错了！在另一个研究中，科学家找来一群大学生，将他们分成两组，上台唱一首冗长的流行歌曲。科学家让A组直接拿着歌词上台唱，却让B组唱两次：第一次是在台下拿着歌词练唱；第二次让他们上台唱，却不让他们拿歌词。结果，观众们都觉得“两个组唱歌的水平差不多”，但是，B组的人都觉得“自己唱得不好”。因为B组是与拿着歌词唱时作比较，即在自我比较。

这个调查告诉我们一个道理：往往我们心中的“我”与别人眼中的“我”是不一致的。所以，我们必须把别人当作一面镜子，通过别人对自己的评价和看法来客观地认识自己、了解自己。

【照镜子】

我们身边的每个人，都是我们认识自己的一面“镜子”。下面就让我们以父母、老师、同学和朋友为镜子，学着通过他们来分析、了解一下自己吧。

1. 选好你的四面镜子。
2. 记录下他们对你的评价。
3. 说说你的感受。

我 的 镜 子	对我言行的评价	对我性格的评价
1.		
2.		
3.		
4.		
我的感受：		

【精品赏析】

别人眼中的自己，才是真正的自己（节选）

李开复

在现代社会里，每个人都生存在他人的眼睛里，每个人都会在他人眼睛里留下或清晰或模糊的影像，这些影像的总和代表了社会对你个人行为和能力的判断——无论你自己是否认可这样的判断，它们都会影响你的工作和生活。从这个意义上说，“我”并不仅仅是我自己心中的那个“我”，相反，别人眼中的“我”，才是真正存在于芸芸众生之中的、具有现实意义的“我”。

一般来说，最成功的人都有这样的特点：他们在自己眼中的形象和他们在别人眼中的形象非常接近，不会出现自我肯定却不被他人认可的情况。这是因为，最成功的人善于理解和把握别人对自己的看法，通常不会否定别人眼中的自己，反而认为，他人眼中的自己更为客观，所以，他们总是善于虚心地理解和接受别人的想法，善于根据他人的反馈改进和提高自己。

无论是在公司还是学校，无论是上司、老师、同事还是同学，他们对你的认识和态度会真正影响着你的发展。能理解别人的先决条件是客观地认识自己。所以，不但要做自觉的人，还要主动要求周围的人给自己提供反馈意见。别人眼中的自己更为重要。要想办法尽可能多地了解别人（尤其是情商高的人）对自己的看法，听取别人对自己真诚、客观的意见。此外，人的直觉是很准确和微妙的，不要忽视别人对自己的第一印象，相反，应该相信别人的直觉，帮助自己增进自觉，改进自我。

主题三　正视自我

【案例引入】

小红是财会专业二年级学生，从小深得父母宠爱，所以她自视清高，认为自己漂亮又聪明，经常会穿得花枝招展地站在别人面前说：“你怎么就不知道换件衣服呢？”当有人夸别人好时，她就表现出不屑一顾的样子，说：“哼，有什么了不起的，还不是我……”同学们都觉得她身上有一种令人不爽的傲气，都不喜欢她。小红说：“我真是冤枉呀，我有什么不对呀，我就是比他们强，我吃的穿的都是一流的，再说了，没有我，联欢晚会能那么热闹吗？没有我，我们班能评上优秀班级吗？我怎么就惹他们讨厌了，我看他们纯粹是嫉妒我。”

同学们，你们认为小红有什么问题？

【心理剧场】

你行！我更行！

一、活动目的

通过活动中的自我暗示，使学生能够通过循序渐进的方法获得自信。

二、活动时间

20分钟。

三、活动道具

无。

四、活动程序

1．根据全班人数分为4～8人为一组。

2．全班同学做热身操，分组高呼本队的口号，一起拍“十全十美”掌声。

我行！我能行！我肯定行！

我棒！我很棒！我是最棒的！

我要成功！我一定要成功！

我不怕失败！失败没什么可怕！我要战胜失败！

我们要拿第一！我们肯定拿第一！

我不会拖大家后腿！

我信心十足！

我要好成绩！我肯定会取得好成绩！

我有魅力！我很有魅力！

我行！我能行！我肯定行！

3．组长组织好组员，按一定顺序像时装秀一样在别的组员面前走一圈。走路时要抬头挺胸，眼睛正视同学，然后大声介绍自己叫什么，告诉同学们你的心愿。

4．观众评分。评选出最佳团体和最佳模特。

5．作业。每天面带微笑照三次镜子，对镜子里的自己说：“我真的很不错！”

五、活动感悟

____

____

【知识视窗】

有人问苏格拉底：世界上什么事情最难？苏格拉底答道：认识你自己。认识自己首先就要正确认识自己的优点和缺点。

一、正视自己的优点

每个人身上都有许多优点，或相貌堂堂，或擅长交往，或成绩优秀，或能歌善舞……对待自己的优点，首先，要善于肯定，这样才能增强自信，才能善待自己，更要让优点成为你飞速成长的助力器。其次，对待优点也要保持冷静的头脑和谦逊的态度。对于先天优点，如娇好的容貌，我们要理性对待，它是父母给的；对于后天修养的优点，如：能歌善舞，我们更要保持谦逊的态度，而且还要继续努力，积极进取，精益求精，使这些优点成为自己人生发展的优势。如果把优点过度放大，它就会成为我们前进道路上的绊脚石。人们常说，“过度的谦虚，就等于骄傲；过度的自信，就是自负”，说的就是这个道理。只有正确对待自己的优点，才能使它成为我们人生道路上的亮丽风景。

二、客观辩证地正视自己的不足

“金无足赤，人无完人。”每个人身上都存在着不足，我们要客观理性地去看待自身的不足。

1. 客观不足，辩证悦纳

对于生理上的先天不足，我们要学会正视、学会接的，因为它是我们的一部分。如个子比较矮，我们改变不了，就要接受现实，邓小平、鲁迅、拿破仑等许多名人，都是小个子，却照样成为一代伟人。再比如身体残疾，这也是不可改变的现实，我们只能接受并积极寻找生存的出路。失去双臂的许庆不仅在 2012 年伦敦残奥会游泳项目上夺得四枚金牌，而且还能够用双脚熟练地操作电脑。他曾在 QQ 中写道：“人可以被毁灭，但不可以被击败！”在许庆 16 年的人生之中，他不仅将这句话作为自己的座右铭，而且用行动来践行着自己的积极信念。

2. 修养不足，积极改善

我们身上的许多不足和缺点都是由于生活和学习中形成的不良习惯而导致的。对于有些不足，我们不仅要正视它，而且还要努力克服它。如：成绩不好，我们首先要接受现实，然后采取各种措施努力赶上去。当你不断地克服缺点和不足，你就会不断地进步、不断地提高自己的素质和修养，你就会越来越自信，你的人生就会越来越精彩！

3. 客观地看待自己的一切

“木桶理论”告诉我们，一个木桶的容水量，不是取决于桶壁上那块最长的木板，而是取决于最短的那块木板。要想使木桶能装更多的水，就要设法改变这块短板的现状。这个理论应用到每个人身上，优点就是长板，缺点就是短板，短板不补，长板也会毫无用处。因此，对于自身的“长板”我们要发扬光大，对于“短板”我们一定要设法弥补，要在补短中完善自我，最终成就一番事业。

三、全新的自我

在没有正视自我之前，也许你是自卑的，或者是自负的，经过正视自己之后，你会发现一个全新的自我。

1. 学会自尊

自尊从心理学角度而言，主要是指个人对自我价值和自我能力的情感体验。青春期的少年往往有远大的目标，积极进取，不甘落后，自尊心很强。但过强的自尊心也容易导致自我中心化，骄傲自大，缺乏自我批评和自我反省，也不愿意接受别人的批评指正，往往陷入唯我独尊的状态中。与自尊对应的是自轻自贱，或者说是堕落。自轻自贱是对自己道德性、美好与善良的放弃，所以这种放弃也就是对自我的背叛。自尊不仅是对自身善与好的维护，而且是对理想自我的追求。库利指出，其实是对一个理想自我的渴望，它是人们渴望的更好的自我，不是现在状态下的我；是从生活中创造出来的最好的我。也就是说，自尊是在维护自己自身美好一面的同时追求更好，在这个意义上，自尊实际上也是自我教育，是人不断提升的内在动力。

2. 学会接纳

我们都有这样一种心理，提到自己的优点时喜形于色，因为优点很容易就上升到人的意识层面，更容易被自己接纳，有时候还成了自己炫耀的资本。而自身的缺点却往往被我们忽视，甚至有意隐藏。其实缺点是相对于优点来说的，哪怕即使是真正的缺点，我们也应该学会平静地接纳，因为它也是我们的一部分。只有认识、接纳了暂时的缺点，我们才能不断地改正缺点，提高自己。

3. 学会改变

"成功不是追求得来的，而是被改变后的自己主动吸引而来的"。不要将过去当成是寂寞、消沉、懒惰、颓废的理由，因为过去再也不会回来，应该把握当前，主宰自己，每天改变一点点，将来的自己就是一个全新的自我。

客观地正视自我，积极地改变自我，让我们共同期待一个全新的自我！

【爱心小天使】

自信就是"我能比别人做得更好"，也是迄今为止能够找到的最好的潜能"放大镜"。

——李开复

【心灵启迪】

自信是成功的前提

微软资深华人经理郭蓓菁 18 岁移民美国。到美国 6 个月后，为了上大学，她参加了 SAT 考试。那时虽然她的英语口语已经不错，但是文法、词汇和作文还不行。她的 SAT 数学考了 780 分（接近满分 800 分），但是英语却只考了 280 分。要知道英语就算交白卷也有 200 分。你可以想象 280 分是个多么糟糕的分数。但是她依然自信地申请了加州大学的电机工程系。

由于英语 SAT 分数太低，她的申请表很可能没被仔细阅读就直接被拒绝了。但是她不服输，她深信如果自己被录取，她将会成为一个成功的工程师。于是，她决定"上诉"。

她直接写了一封信给加州大学的校长。在信里，她做了自我介绍，自豪地描述了自己在理工方面的成绩，解释了英语成绩不理想的原因是因为刚到美国 6 个月，还特别强调了自己的学习能力和刻苦精神。最后，她说："校长女士，如果你录取我，我保证我会成为贵校的骄傲。"

两天后，校长约见了她。她和校长面谈时，校长意识到她的英语进步很快。她当面向校长保证她的英语会学得和美国同学一样好。一星期后，加州大学收回成命，决定录取她。

自信使郭蓓菁取得了成功。面对任何事情，自己都要有自己的想法，要在自身挖掘潜能，使自己充满自信。当我们没有自信时，就会被别人左右。生活中只有自信的人才能取得成功。

【照镜子】

有位青年时常对自己的贫穷发牢骚。

"你具有如此丰厚的财富，为什么还要发牢骚？"一位老人问。

"它到底在哪里？"青年人急切地问。

"你的一双眼睛。只要能给我一只眼睛，我就可以把你想得到的东西都给你。"

"不，我不能失去眼睛！"青年回答。

"好，那么，让我要你的一双手吧！为此，我用一袋黄金作补偿。"

"不，双手也不能失去！"

"既然有一双眼睛，你就可以学习。有一双手，你就可以劳动，你还发愁没有财富吗？"老人微笑着说。

以此为镜，我们照一下自己的内心：你发过类似的牢骚吗？现在看一看自己的优势是什么？不足有哪些？如何正视自己呢?

【精品赏析】

自卑·自负·自尊·自强

人生就像一盘永远下不完的棋，每走一步都会遇到一份艰辛，每前进一步都必须充满热情，而自卑、自负、自尊、自强便像人生路上的一个个音符，演奏着人生的乐章。

对于人生，人们总幻想着一帆风顺，然而大千世界里既有风和日丽、鸟语花香，也有震天动地、荆棘野兽。见到前者是幸运的，遇到后者是不幸的。于是，人生的大舞台上自卑者屡见不鲜，自负者也不乏其人。

自卑的人永远是怯懦的，他总想为自己找一个避风港；总是羡慕那些成功者，"眼红"他们有良好的机遇，并且得到了成功的喜悦。其实，你错了！成功者不是上帝的宠儿，他们最后的欢乐不代表往日的轻松；他们欣喜的表情不能掩饰往日的艰辛。他们之所以成功是因为他们自信，他们能够带着这份自信，巧妙地抓住难得的机遇，勇敢地去开创一个新的境地。

然而，这份与生俱来的勇气从何而来？绝不是自负，自负就是自以为是，永远带着"傲"。殊不知，自负者是盲目的乐观主义者。有人说："自负，像一个泥潭，陷进去了就难以自拔。"的确，自负者是很"恋旧"的，他经常沉湎于往日极少的胜利之中，故而不听他人的意见，最终因为自负成为自己人生的绊脚石。让我们翻开历史的书卷，让历史重现：项羽因自负而垓下惨败；关公因自负而痛失荆州；拿破仑因自负而被囚荒岛……

自负是自卑的对立面，但却有着共同的思想根源，即不能正确、客观地估量和评价自己。曾有一幅画：两只形状、大小相同的动物，分别到凸凹的哈哈镜前，凸镜前的动物看到自己变大了，便得意扬扬；凹境前的动物见自己如此渺小，便垂头丧气。这不正是自卑与自负的真实写照吗？

自卑与自负均是人的畸形心态。这种不正确的心态，阻止着今后的成功，成为失败的伴随者，那么怎么才能成功呢？你必须具备自尊和自强。人，皆有自尊，人，皆需自尊。毕达哥拉斯说过："无论是在别人眼前或者自己单独的时候，都不要做一点卑劣的事——最要紧的是自尊。"培根曾说过："人人都可以成为自己命运的建筑师。"我觉得这句话应该这样解释：当我们面对前进路上的荆棘，不要畏缩，因为通往云端的路只会亲吻攀登者的足迹；当我们面对人生路上的挫折，不要灰心，因为试飞的雏鹰也许会摔下一百次，但肯定会在第一百零一次试飞时冲入蓝天。做一个自强者吧，无论在什么困难面前都不要屈服；做一个自强者吧，正确地认识、估量自身的价值，不可以看轻自己；做一个自强者吧，自信而不自负，能用他人的长处不断充实自己；做一个自强者吧，始终以顽强的斗志生活着、奋斗着。

亲爱的朋友们，让我们用实际行动迎接来自自卑和自负的挑战，与颓废、懊恼作顽强的斗争，用满腔热情树立自尊和自强，笑对自己的学习和工作吧！

亲爱的朋友们，请相信，只要我们携着自尊和自强，在通往成功的人生路上，必定会印下一个个坚定而稳健的脚印，总有一天我们会相逢在理想的道路上。

亲爱的朋友们，我们正是早晨八九点钟的太阳，活力无限，激情无限，努力奋斗吧，目标就在不远的前方！

第二节　虚拟的"我"

鼠标手中握，天涯若比邻。坐在电脑前，凭借互联网的纤纤网线，我们足不出户就能浏览新闻、查阅资料、广交朋友，甚至网上购物。我们以好奇向往的目光，抱着求知学习的心态，来到网络的真实世界。同时，我们又以孤独寂寞的心投入到网络的虚拟世界里，寻找慰藉和快乐。真真假假，虚虚实实，让我们对网络有着难以割舍的情结。然而，毕竟我们生活在现实社会里，虚拟代替不了现实，回归现实，酸甜苦辣都是真实的体验，生命的历程会更丰富多彩。

主题一　虚拟与真实

【案例引入】

2012 年 4 月 27 日晚上 6 时 30 分许，18 岁男青年蒲某为在 QQ 群里争一时面子，出于恶搞、取乐的目的，通过网络电话拨打浦东机场热线电话，自称是基地组织恐怖分子，编造在即将起飞的某航班上安放了炸弹，索要人民币 100 万元，否则要遥控引爆炸弹。因为他的戏言，机场动用了大量警力并致该航班延误近 5 个小时。其行为严重扰乱机场正常运行。浦东新区检察院以涉嫌编造虚假恐怖信息罪对嫌疑人蒲某依法批捕。7 月 9 日浦东新区人民法院一审判处蒲某有期徒刑一年两个月。蒲某被捕后追悔莫及。

同学们，你对蒲某的行为有何感想？

【心理剧场】

抽 象 网

一、活动目的

队员们可以利用这种方式，在团队内传递最新消息；并且引导学生正确使用网络。

二、活动时间

30 分钟。

三、活动道具

一个大毛线球或者普通线球。

四、活动程序

1. 所有队员排成一个紧凑的圆圈站立，老师也应该站进去。

2. 老师一手拿着线团的自由端，另一只手拿着整个线团，说出自己的想法，然后把线团扔到对面同学的手中。

4. 接到线球的同学总结完毕后，将线球扔给对面一位同学，继续总结，继续扔球……直到每个人都有机会发表看法。最后，毛线会交叉起来，就好似一个蜘蛛网。

五、活动感悟

____

____

【知识视窗】

一、网络世界的虚拟性

网络，不也是真人在操作吗？为什么说是虚拟的呢？

1. 虚拟的价值体现

生活中，我们常常听到这样的声音：“偷钱去玩游戏”，“一天到晚玩游戏”，“越墙去网吧玩游戏”，等等。为什么这些人这么痴迷于网络游戏呢？原因很多，有的同学在现实生活中学习成绩较差，没有特长，就走到虚拟的网络游戏中去闯关，闯一关自我价值就上升一点，于是，在网络游戏中找到了乐趣，似乎也实现了自我价值。有的同学因为学业压力大或者缺乏家庭温暖，而逃避到网络游戏中去，去体验那种少有的快乐和温暖。

如果一味地在现实中逃避自己，在虚拟中寻找自己，把自己的社会角色转化成一个梦想中的网络角色，那又有什么意义呢？我们毕竟生活在现实社会里，虚拟始终无法代替现实。长期沉迷于虚拟世界，人性中的阳光、坦荡的成分就会被挤压，甚至失去面对现实的勇气和能力，最终只能是荒废青春，一事无成。

2. 虚拟的朋友关系

在与人交往的时候，我们在意更多的是对方的眼神，对方的表情，对方的态度，对方的情绪。而这些在和网络上的人交往的时候，我们都无法体会到。

在和网络上的人交流的时候，我们只能使用文字交流，最多听听对方的声音，而感受不到对方的喜、怒、哀、乐。本来很好的网友，因为一点小误会把你踢掉，让你说不清道不明。因为网络上最多的就是网友，不在乎一个、两个、十个、八个，即使认识时间再长，再有“感情”，一转身便成了陌生人，说不定还被列入了黑名单。所以，只有和身边的朋友、自己的同学、自己的亲人交往，才能够更多地感受到他们的喜、怒、哀、乐，体会生活中的点点滴滴。这才是你真实的生活。

3. 虚拟的情感寄托

现实生活中，有些人在感到孤独、寂寞、痛苦、失意时，就会上网寻找慰藉，寻找理解，寻找快乐，因而把网线那头遥远的人当成了情感寄托的对象。如果我们幸运地交上了一个“益友”，那是生活的善待和命运的垂青，使我们的生命充满温暖而富有意义。如果我们不幸交上了一个“损友”，轻者浪费时间和金钱，重者可能会带来事业和情感的损失而使人追悔莫及。所以，隔着空间的情感寄托是不可靠的。

4. 虚拟的网恋

这是一个真实的网恋故事：男女双方因为在网络里斗地主而产生爱慕之情，在网恋的两年里，男方给女方送礼物、交电话费等共计 3 万元，女方也为男方花去 1 万元。两年之后，男方提出要见面结婚，女方提出你只要能来到北京，我就同意。男方辞掉工作来到北京，女方不肯见面。于是，男方就来到电视台求助，要求见女方一面，并声称：现实恋爱太俗，我们这是精神层面的恋爱。结果，女方是为人妻的人。一场投入真情的恋爱就这样结束了。

网恋如昙花一现，来也匆匆，去也匆匆，真正能恋到最后相亲相爱、白头偕老的没有几个！特别是那种相见恨晚型的网恋，更是不靠谱。他们多是生活中家庭不幸福的人，或身在异乡孤独寂寞的人，他们多是来网络上寻找些刺激或慰藉。更可恨的是那些专门上网欺骗别人感情的人，看到别人伤痕累累，自己却扬扬得意。因此，网络上的情感大多是不可靠的。

二、网络世界里的真实

网络有虚拟的一面，也有真实的一面。

1．网上购物

在电子商务迅速发展的今天，网络购物也给我们带来了很多便利，鼠标一点就完成了订货、付款，物流快递送货上门。这就是网络真实的一面。

2．联系朋友

毕业多年之后，因忙于工作和家务，同学、朋友之间联系少了。利用网络便于同学之间相互沟通交流，增进友谊。

3．查找资料

网络是知识的海洋、信息的海洋。处在网络时代，通过网络查找资料，让我们工作、学习的效率大大提高。

4．网络授课

通过网络，我们可以听到名师讲课。特别是远程教育，还可以在网上交作业、考试，使我们的进修学习更加方便。

5．网络犯罪

网络上许多东西确实不可相信。男扮女装者有之，信口开河者有之，引诱欺骗者有之。我们也曾听到，有人凭借着一条中奖消息，就能成千上万地把钱汇去。因此，网上的信息可能是虚假的，但上当受骗却是真实的。

三、正确对待网络世界的虚拟与真实

网络有虚拟的一面，也有真实的一面，学会辨认网络的虚拟与真实。让它的虚拟成为我们适度娱乐的工具，同时也让它的真实成为我们学习和生活的便利工具和得力助手。

1．学会理性辨别网络信息

无限的网络资源纷繁复杂，海量的网络信息令人目不暇接。其中的虚假与欺诈也不在少数，我们要擦亮双眼，学会辨别。

2．积极利用网络的真实性

利用丰富的网络资源，我们可以通过网络课堂随时学习深造，通过查阅资料学习书本以外的知识，拓宽自己的知识视野。利用网络方便快捷的服务，节省我们的时间和精力，为我们的生活带来便利。

3．正确对待网络的虚拟性

面对网络虚拟的一面，我们要学会取舍，汲取网友正确积极的价值观，放弃一切缥缈的幻想，特别是那些不切实际的网恋。

网络给人虚虚实实的感觉，要让网络为我们服务，助我们成长。

【爱心小天使】

在上网时，我们应该做到“五不要”：不要轻易相信他人的资料；不要接受礼物；不要提供照片、电话、地址等私人信息；不要轻易约见网友，确实需要见面时，要选择公共场所，初次见面时需要有人陪伴，谨防上当；不要频繁访问聊天室、社交站点或随意访问未知的、不可信的网站。

【心灵启迪】

网友爱心传递

“我有件事请求各位。外公重病，医生说时日不多。他没有去过很多地方，现在也来不及了。我给他画了这张肖像，希望你能够把它打印出来，拿着它，在你所在的地方合影，然后发在我的微博上。让我给外公看看这个世界，就如同他到那里去了一趟。拜托大家了。”

2012 年 5 月 11 日晚，网友凌一凡发出的这条微博在网上引起巨大反响。短短 3 天内，这个温情的“拜托”得到数万网友的响应，截至 14 日中午，转发量已超过 8 万次。在英国泰晤士河边，在美国约翰 · 霍普金斯医院的耶稣像前，在川藏线海拔 5008 米的东达山垭口，在塞舌尔动植物园内……网友们带着女孩外公的画像在世界各地留影。

让凌一凡感到意外的是，本来寄希望于朋友的“家事”，引起了大批素不相识网友的热情回应。“更新的速度太快了，我每天花几个小时都看不过来，心里特别感动。”凌一凡说，有几岁的孩子拿着一幅外公的画像，在自家的阳台上留影，并留言说：“爷爷这不是什么名胜古迹，这是我最爱的地方。”还有汶川的网友发来映秀镇现在的照片说：“外公，一切痛苦都会过去，明天会更好！”

13 日下午，外公坐在病床上，对着笔记本电脑，一张一张地看。每一张照片上，都有不同地方的风景和老人带着微笑的画像。由于身体虚弱，老人没能把所有照片看完，但拜托外孙女一定要向大家道谢。

凌一凡说，自己的微博不仅帮助外公实现了夙愿，也帮助素不相识的网友找回了亲情。

利用虚拟的网络可以传递人间真情，可以帮助人们实现现实中的愿望，弥补现实中的缺憾。

【照镜子】

越来越多的人喜欢便捷的网络购物，省时省力，方便快捷。可同时，一些不法分子也利用买家的疏忽和网络管理上的漏洞打起了诈骗的主意，家住南京市雨花台区的孙女士曾经在网络购物时就被诈骗 5000 元。据警方介绍，此案一是作案人数众多；二是受害人众多；三是涉案金额高达 3000 万元。你有过网络购物的经历吗？在网络购物时，你有防范的意识和措施吗？

【精品赏析】

网络很浅　寂寞很深

现在好多人都已经越来越离不开网络生活了，这不只是因为网络能带给人更多的知识，还因为网络上有很多寂寞的人，大家茫然地寻找着生活中难以找到的知音！相互倾诉着生活中的烦恼和落寞，彼此似乎心灵相通，有千言万语说不完，道不尽，常常有相见恨晚之感。

很多人一上网便稀里糊涂地陷入网恋，还没等反应过来，这一段情感已经结束，另一段网恋又拉开了序幕！更有人能一网多恋，网上最富有的是网恋、最浪漫的是网恋、最廉价的也是网恋！网恋是心底的一道风景，永远有种蛊惑的美！网恋和爱情一样，所有的网恋开始时都是美丽的，彼此如此真心的付出和毫无保留地袒露心灵给对方，想着走上红地毯的那一刻。但是，多少网恋的事例告诉我们：网恋是寂寞的产物，因为寂寞，我们来到网络上，寻找心底那份曾经的感动，从一开始就注定了它的结局是轻松而散。

网络情感来如风，淡如水，开如昙花，去如闪电，来也匆匆，去也匆匆，真正能恋到最后相亲相爱、白头偕老的没有几个！特别是那种相见恨晚型的恋情，更是不可靠，那些人多是家庭不幸福的人，或身处异乡孤独寂寞的人。他们想来网络上寻找快乐和慰藉，有人只是想找一个聊天的人，有人是想找一个发泄情感的人，还有的人就是想上网欺骗别人的感情。

网络情感根本没有安全指数，多数人是爱一回伤一回，却还是一往情深，对网恋情有独钟，永不言弃！你越认真就越会受到伤害，网络上的情感也多是没有一点底气，不知道什么时候你就被涮了，甩了，骗了。

本来很好的网友，因为一点小误会悄然离去，把你踢掉，让你说不清道不明。因为网络上最多的是网友，即使认识了再长时间，再有所谓的感情，一个转身便成了陌生人，说不定还被列入了黑名单。没有什么感情比网络上的感情更淡薄，更脆弱，更难以把握。

网络不像我们真实的生活，大家彼此交往很透明，可以相互了解认识，没有太多缥缈的东西，可以相互信任。所以，网络感情，应该君子之交淡如水，不要太疯狂，太投入，太认真。

主题二　网络是把双刃剑

【案例引入】

武汉某大学的小李，入学成绩在班上排前两名。大一下半年，他迷恋上网络游戏《帝国时代》，开始通宵达旦地上网，吃住在网吧。他的父亲得知情况，千里迢迢来到学校，找到儿子，语重心长、掏心掏肺，甚至声泪俱下地诉说着贫寒的家境和跨出农门的不易，小李当面保证以后决不再玩网络游戏。但父亲前脚刚走，他后脚又进了网吧，最终导致多门成绩挂红灯。有一段时间，小李也曾想收回心来好好学习，可是由于他在网络游戏中确实占有霸主的地位，只要一有网络游戏比赛，以前的网友总是千方百计找到他，因为他不出征，他们所组的战队就无法获胜。无奈，小李躲不过就得继续出征，随后一发不可收拾。虽然在现实中小李找不到成功的感觉，但是在网络游戏中他绝对是“大哥大”，受人追随和受人尊敬。就这样，小李最终走向了沉迷网络的深渊。

【心理剧场】

网络是把双刃剑

网络已经成为我们生活中不可缺少的一部分。你知道网络在给你带来便利的同时，也可能带来危险吗？你知道怎样健康地使用网络吗？下面的活动可以帮助你正确地认识网络，合理地使用网络。

一、活动目的

1．正确认识网络的作用，意识到网络成瘾的危害。
2．辨别危险的网络行为，形成合理、健康的网络使用习惯。

二、活动时间

20 分钟。

三、活动道具

事先准备好辩论提纲。

四、活动程序

1．按照学生意愿确定正方和反方，并确立自己的观点。正方观点：网络对中职生的学习和生活有促进作用；反方观点：网络对中职生的学习和生活有不良影响。
2．正反两组进行辩论。
3．双方各用 3 分钟时间总结自己的观点。

五、活动感悟

____

____

【知识视窗】

一、互联网的发展

互联网就是我们平常所讲的 Internet，从某种意义上讲，Internet 可以说是美国和前苏联冷战时期的产物。它起源于 20 世纪 60 年代，当时主要用于美国国防部的军事指挥。90 年代初，一些企业开始逐步参与，并于 1991 年组成了“商业 Internet 协会”。商业机构的加入，很快发现它在通信、资料检索、客户服务等多方面的巨大潜力，继而有越来越多的单位和个人都加入到了这个行列之中。发展到现在，它已经是我们生活中不可缺少的组成部分了。

二、网络的积极影响

1．网络可以拓宽我们的视野

网络是一个各种信息融合在一起的资料库，包括古今中外的政治、经济、教育、社会生活等各个领域的信息。互联网上获取知识快捷、全面的特点，给我们学习知识创造了良好的外部条件，只要拥有一台电脑、一部手机，在任何时间、任何地点都可通过网络接受教育。我们要充分利用网络的优势为自己服务。

2．正确利用网络，促进个性化发展

丰富多彩的网络为我们的发展提供了多样的环境，青少年在网上可以找到自己发展的资源和动力。我们可以利用网络一些学习、研究乃至创新，这为人们进行大跨度的联想和想象提供了十分广阔的空间，同时适度地玩益智类游戏在一定程度上能增进我们的逻辑思维能力。

3．网络为我们提供了释放压力的空间

压力是生活、学习、人际关系、环境等因素给人们造成的紧张感。适当的压力可以使人进取，但是压力过大则会使人产生焦虑、抑郁等心理问题，甚至产生严重的心理疾病。随着社会的发展，社会对人才的需求越来越高，造成学生来自学习、家庭、社会等各方面压力空前增加。而网络的隐匿性、开放性、平等性，则为他们提供了缓解心理压力的平台。适当地在网络中参加一些娱乐活动，如看电影、电视、网络聊天、网络游戏，可以使学生转移注意力，有助于缓解压力。也可以在网络上寻求专业心理咨询人员的帮助。

三、网络的消极影响

1．对青少年“三观”的形成有潜在威胁

青少年时期正是人生观、世界观、价值观形成的时期。经常上网，又不择内容，很容易在网络上接触到西方资本主义不的不良文化思想，使青少年的思想处于极度矛盾、混乱中，其人生观、价值观极易发生倾斜，从而滋生全盘西化、享乐主义、拜金主义、崇洋媚外等不良思潮。

2．过度使用网络会危及青少年的身心健康

青少年学生正处在身心发育阶段，一些同学因网上游戏或聊天时间过长导致睡眠不足，不按时就餐等，对身体危害极大。

网络文化把世界联成一个纵横交错的整体，只要进入网络，就进入了“人—机—人”相对封闭的环境中，使得人们在很大程度上失去了与社会接触的机会。特别是内向的同学，心

中渴望交友但却不善于主动与同学交往，而虚拟和隐蔽的网络给他们提供了释放的空间，长久下去会令其更加自闭，更容易产生心理问题。

3. 垃圾信息弱化青少年的思想道德意识

有关专家调查，网上信息 47%与色情有关，六成左右的青少年在网上无意中接触过黄色信息。还有一些非法组织或个人，也在网上发布扰乱政治经济的黑色信息，蛊惑青少年。这些垃圾信息将弱化青少年的思想道德意识，污染青少年的心灵，误导青少年的行为。

4. 利用网络不当，易使学业不进则退

网络文化的极大丰富性，使得我们轻易就能完成某项学习任务。抄袭、拼凑、剽窃，使许多同学放弃了独立思考、刻苦钻研、探寻规律的思维方法，阻碍了学生创造力的发挥与发展。

虽然青少年成人感增强，但自控力和自律能力较弱，面对具有强大吸引力的网络聊天和网络游戏，多数同学爱不释手，自律能力差，经常旷课，荒废学业，走上一条让自己后悔一生的道路。

5. 网络的诱惑性，造成青少年“网络上瘾”、“网络孤独”等症状

网络到处都是新鲜的事物，而且在不断地增加着。因此对易于接受新鲜事物的青少年有着无限的吸引力，这种吸引往往会导致其对网络的极度迷恋。男生是网迷的主要人群，由于他们心理素质不强，自制能力相对较弱，所以成为网络性心理障碍的多发群体。患者因为将网络世界当作现实生活，脱离社会，与他人没有共同语言，从而表现为孤独不安、情绪低落、思维迟钝、自我评价降低等症状，严重的甚至有自杀意念和行为。医学上把这种症状叫作“互联网成瘾综合征”。

总而言之，网络本身没有好坏之分，但网络对人的影响是不同的。对于网络的利与弊的选择，每个人都掌握在自己的手中。作为青少年学生，学习是主要任务，要充分利用网络积极的一面，开阔视野，汲取知识，学好本领，抵制其不良影响，为将来踏入社会，做好本职工作奠定基础。只有这样，我们的生命才会因此而更加精彩。

【爱心小天使】

和自己的心进行斗争是很难堪的，但这种胜利则标志着这是深思熟虑的人。

——德谟克利特

【心灵启迪】

米缸与小老鼠

一只饥饿的小老鼠遇到了一只盛满大米的米缸，看着白花花的大米，小老鼠兴奋不已，每天跳进跳出，想吃就吃。但是米缸里的米一天天地减少，缸口与米的距离一天天地拉大。

当小老鼠能力所及的跳高高度低于缸口和米之间的距离时，小老鼠并没有摆脱米的诱惑，仍像往常一样跳入缸中享受米的滋味。终于有一天，当小老鼠又惯性地跳入米缸后却再也跳不到缸外了。当米缸中的米吃完后不久，小老鼠便困死于缸中了。

网络的诱惑也许就像大米对于小老鼠的诱惑一样，魅力无穷，但是你一旦沉迷其中到了无法自拔的地步，势必要为其所害。聪明的你，一定会在能够跳出“米缸”时，就用自己的意志力战胜网络的诱惑，回归正常的现实生活。

【照镜子】

网络已成我们生活中形影不离的朋友，它给我们带来了很多便利，提高了我们工作学习的效率，但它对我们的生活也有不利的一面。生活中我们经常看到：有的同学坐在电脑前津津有味地听名师讲课；有的同学通过网络与名师对话，排解困惑，指点迷津；也有一些同学沉迷游戏，浪费时间。请以此为镜，反思一下：你每天上网的时间有多少？多少是用于学习的？多少是用于闲聊消磨时光的？你认为怎样利用网络，才能使它成为生活、学习的好助手？

【精品赏析】

网络双刃剑

一听到“网络”这个词，大多数人都会首先想到电脑。确实，自从因特网诞生以来，网民就不断增加。以至于连小小年纪的我，也在网络中经历了大起大落。这还要从我家买了电脑以后说起。

我 9 岁那年，爸爸给我买了一台新电脑。我当时真是欣喜若狂，安装工作刚完成就迫不及待地打开电脑，把事先买好的一款大型单机游戏装了进去，如痴如醉地玩到后半夜。我从此开始了三年的电脑游戏历程。此后，班里谈论练级、打怪等游戏话题的队伍里有了我的身影。渐渐地，我发现单机游戏费用太高，耐玩度却很小，越来越不合我的口味。于是，在同学介绍下我开始玩大型网络游戏《凯旋》。一开始，我玩得挺没劲，因为我在游戏中的等级特别低，老被别人欺负，所以有了放弃的念头。但是有一天，一个陌生人在游戏中主动要求和我组队。刚开始，我还以为自己眼睛花了，仔细一看，真有这样的好事，就毫不犹豫地和他组了队。这个人等级比我高，装备也比我好，而且做任务、打怪都很有经验。组队玩了几天，他对我说：“你太弱了，这样咱们都玩不好，我给你点装备吧！”接着，他送了我一套平日里连想都不敢想的装备。玩的时间一长，我发现自己简直有点崇拜他了，对他也变得无比信任。不知不觉，他已经带我玩了三年。三年中，我的人物等级越来越高，装备越来越好，我们俩成了“黄金搭档”。同时，我的学习成绩也在一天天下滑，为此，爸爸几乎天天不给我好脸色，可我仍抑制不住想和他玩的冲动。

直到有一天，我们俩又一起打怪时，他对我说：“我最近找到一处好地方，借你号用一下，我给你买点好东西。”我当时想都没想，就把号给了他。没想到，当我再次要上时，系统提示：密码错误。我很纳闷，但也没太在意，心想可能是系统出故障了。可第二天，我的那位“搭档”给我 QQ 上留了句话：“谢谢你的号，拜拜！”我终于明白自己上当受骗了。“搭档”了这么长时间，我对他那么信任，他竟然骗我！我终于认识到网络虚拟、不真实的一面。

一时，我不再上网，不再玩电脑，把心思全用在了学习上。也就是这段时间，我的学习成绩迅速回升。看得出，爸爸很高兴，也很担心。终于在一天晚上，爸爸语重心长地对我说：“孩子，你虽然因为一些事讨厌网络，但你也应该记住，网络对我们有好处，它能让我们开阔眼界，也能帮我们增长知识。这三年里，你的电脑水平确实提高了，你应该利用提高了的水平干点有意义的事。”我听后，信服地点着头。

后来，我决定办一个网站，宣传网络的利与弊，让我的同龄人深入了解网络。于是，我开始利用课余时间制作网站，取名为“网络双刃剑”，并把我多年接触网络的真实感受和经验写了上去。不到一个星期，我的网站的访问量就超过 8 万人。随后，我还参加了“青少年网站制作大赛”，我的网站获得二等奖。看着自己的网站越来越红火，我终于彻底认识到：正确使用网络才能让自己增长知识和才干，如果只沉迷于网络游戏，它会把你带进无底深渊。

主题三　接种疫苗　健康上网

【案例引入】

某中专计算机专业学生小明，学习好，动手能力强，但性格怯懦，不善言辞，不敢在生人面前发表自己的意见。为此，他很苦恼，总想改变这一点。老师鼓励他利用网络技术为班级创建一个网页，在不需要面对面的虚拟社区里锻炼自己的人际交往能力和管理能力。由于他技术好，设计的页面精美漂亮，讨论的话题贴近同学生活，很快成为了同学们喜欢的版主。网上的交往带动了网下的交流，渐渐地，小明在课堂上发言的声音响亮了，在课间也敢和同学们交流了。他由衷地感受到：是网络给他提供了新的平台，帮他克服了现实生活中的弱点。

同学们，看到小明利用网络的行为，你准备怎么做？

【心理剧场】

测测你的“网瘾”

一、活动目的

测试自己的网络行为习惯。

二、活动时间

10 分钟。

三、活动道具

纸、笔。

四、活动程序

拿出纸和笔，请根据你的实际情况，很快回答下面的题目，“是”或“否”：

1．平均每天上网 4 小时以上。（　　）

2．头脑中一直浮现和网络有关的事。（　　）

3．无法抑制上网的冲动。（　　）

4．上网是为了逃避现实、解除焦虑。（　　）

5．不敢和亲人说明上网的时间。（　　）

6．因上网造成课业及人际关系问题。（　　）

7．上网时间往往比自己预期的时间长。（　　）

8．花许多钱更新网络设备或上网。（　　）

9．花更多时间在网上才能满足。（　　）

10．不上网时心情不好，上网时感觉很好。（　　）

以上只要有 5 项以上的回答为“是”，就说明你可能上网成瘾了。

五、活动感悟

____

____

【知识视窗】

人类创造了网络，网络改变了人们的生活，缩短了时空，让世界变成了一个地球村，打破了原来各自半封闭的生活空间，使人们的视野变得更加开阔。但是，上网之后做些什么呢？那些痴迷于虚拟网络世界的学生，不仅耗费了金钱、时间和精力，还影响了正常的学业和人际交往，致使许多青少年迷失了人生的方向。面对现代科技的产物，我们应该怎样正确对待呢？

一、健康的网络心理

健康的网络心理就是人们在使用网络时能够保持积极的心态，认清网络的虚与实、利与弊，明确上网目的，充分利用网络促进自己的学习，开阔视野，提升能力。能保持在线时和离线时人格的统一，保持离线时身体没有明显的不适。在虚拟与现实之间做到以现实为主。不因网络的使用而影响正常的学习和工作。现实中有正常的人际交往，与周围保持良好的互动。

二、健康上网的标准

1．遵守国家法律法规

这是最基本的一个条件，遵守法律是每个公民最基本的义务。虽然我们还是青少年，但如果违反国家的法律规定，同样会受到法律的追究。具体来说，我们应该做到：不浏览或散播有关色情、暴力、恐怖、分裂、颠覆国家、煽动民族分裂等负面信息，不制作或散布计算机病毒，不利用网络做出危害国家、群众和他人的行为。

2．要增强自我保护意识

安全上网是健康上网的最重要一环，具体来讲，应当慎重结交网友，不随便约网友会面，即使约会也要有他人的陪同。对于网友或网上的传言要加以分析，不要盲目相信。接到网络中奖信息时，要学会鉴别真假，不要轻易汇款。在受到网友的骚扰、威胁、恐吓时，要及时与其断交，必要时可以告诉监护人或通过法律途径解决。

3．诚实友好、尊重他人

诚实友好一向都是中华民族所鼓励的传统美德，在网上也不例外。我们在网上与他人交流时，应当使用友好的语言，不使用粗言秽语。但对于诚实这一方面则要有所区分，诚实不代表把自己所有的真实资料向他人透露，当不明身份的人询问时，应当拒绝回答。

4．合理分配时间、善用网络资源

这是健康上网最高层次的要求。网络上虽然资源丰富，但也不能泡在网络里，一定要合理分配好上网、学习和生活的时间。应当把上网作为一种学习和娱乐的方式，而不是用来消磨时间。同时也要明确上网的目的，正确处理好上网与学习、生活的关系，做到真正的健康上网。

三、健康上网的方式

健康上网的方式很多，以下内容供同学们参考。

1．利用业余时间上网，上网时间每天控制在两个小时以内，千万不能影响学业和打破正常的饮食和生活习惯。

2．上网要有明确的目的，有选择性地浏览自己所需要的内容，不要随意漫看，这样，时间就会随着你无意的浏览而流失。

3．上网过程中应保持平稳的心态，消除猎奇心理，不宜过分投入。

4．千万不要深更半夜上网，不要为了省几个钱而搅乱自己的生物钟。

5．不要迷信网络爱情，网恋是不可靠的，爱情是在现实生活中产生的。

6．不要为了打发时间而泡在网上，其实生活中打发时间的方式很多，比如和朋友聊天、打球、跳舞等都是很健康的娱乐方式。

7．如果当你觉察到自己只对网络有兴趣时，或者一上网便停不下来时，建议你去和心理医生聊聊。

如果你是网虫，请“戒网”吧，刚开始可能有些艰难，但是，随着社会活动量的增加，注意力的转移，你会发现，现实生活比网络世界更加千姿百态、多姿多彩。那么，“戒网”就再也不是件难事了。

总而言之，网络是高科技的产物，给我们带来了许多方便。如果我们对网络有正确的认识，用安全健康的方式上网，那么网络对我们的学习、生活、交友来说便如虎添翼。否则，过度沉迷网络，也能使我们玩物丧志，追悔莫及。

【爱心小天使】

每个人都有错，但只有愚者才会执迷不悟。

——西塞罗

【心灵启迪】

16岁网瘾少年的求助

我是一个16岁的普通男孩，不知不觉地染上了网瘾，沉迷于网络世界，无法自拔。以前的我活泼开朗，成绩虽算不上优秀，但还过得去。可自从染上了网瘾，我再也无心学习，脑海里想的都是游戏，天天在虚拟世界里游荡。为此，我付出了沉重的代价，初三还没毕业就辍学了。辍学以后，除了上网便没事可干，深感前途渺茫。看着劳累奔波的父亲，我内心十分愧疚。有时候我也想：为了自己的前途，我必须放弃网络游戏，回归现实社会。发表这个帖子，我希望能有人开导我，帮助我戒除网瘾，重新找回自我。在此也希望我的同龄人不要染上可怕网瘾！

请不要等到沉溺于虚拟世界，失去了正常生活而无法自拔时，才追悔莫及！

【照镜子】

马化腾创办腾讯并推出QQ，被称为“QQ之父”。腾讯公司经过数年努力，入选《财富》“全球最受尊敬50家公司”；《福布斯》2012年中国富豪榜单中，马化腾以403.2亿元位列第四。阿里巴巴集团的CEO马云在2003年5月10日投资创立的淘宝网，是亚太最大的网络零售商圈，在很短的时间里就迅速占领了国内个人交易市场的领先位置，创造了互联网企业的一个发展奇迹。面对这些镜子，你上网都在干什么？你利用网络做了些什么？你今后有什么打算？

【精品赏析】

网络文明口诀

文明上网有诀窍，以下建议要记牢。
人人张开绿色“网”，道德高尚品自高。

上网切勿“三班倒”，劳逸结合效率高。
眼离屏幕三尺距，一杯绿茶保养好。

游戏本为度闲暇，怎能时刻当“大侠”？
沉迷游戏不可取，损害身心真不假！

低俗话题莫倾听，网上聊天须留心。
银行密码身份证，切勿托付“害人精”。

色情网站君莫入，毒害身心毁前程。
更须防范裸聊网，高尚道德化为无。

网上算命不可信，取名页面君莫进。
若能预知未来事，何必上网传迷信？

暴力电影少浏览，遇事冷静是好汉。
翩翩君子有风度，心平气和真勇敢！

天涯海角有知己，网上交友勿随意。
诤友助君千里行，损友毁君道德堤！

网络也能搭“鹊桥”，喜结良缘毕竟少。
防范“婚托”莫大意，人财两空无处找。

网络资源多又妙，科学利用效果好。
以上建议请记牢，文明网络路不遥！

第三节　阳光的“我”

人无完人，金无足赤。看到自己的优点和长处，人人都乐于接纳，并为之自豪。但提到缺点和不足，我们常常不愿接受，想方设法地掩盖、逃避，甚至厌弃自己。其实优点和缺点同样都是构成真实自我的一部分，我们没有理由只接受自己的一部分，而厌弃自己的另一部分。我们要接纳自己的优点，感谢自己的不足，也许是这些不足让我们身上有了更多的优点。只有完全悦纳自己，才能真正了解自我，完善自我。

主题一　内外统一的“我”

【案例引入】

李明是计算机专业毕业班的学生，相貌堂堂，一表人才。三年来，他努力学习，成绩优异，还是校学生会的一名干部，与周围的人相处得也很好。在同学和老师眼中，他是一个自信、开朗、有幽默感、成熟稳重、坚强而又有头脑的人。但他说这不是他，在他心里藏着另一个胆小、懦弱、自卑的“我”，他认为这个自我才是真正的“我”，而那个外在的“我”不过是表面现象而已，从未真正在他身上存在过。

同学们，听了李明的心声，你有此同感吗？

【心·理剧场】

我就是我

一、活动目的

了解“现实自我”，找到“社会自我”和“理想自我”；找到三者的差距和缩小差距的方法。

二、活动时间

25 分钟。

三、活动道具

纸、笔。

四、活动程序

1. 请同学们认真填写下面的表格。“现实自我”是从外貌、气质、性格、智力等多方面对照自己作一个评价；“理想自我”，你可以选择一个你心目中的偶像或者想象中的人进行描绘；“如何改变”，需要你作出是否想改变的判断，以及改变的方法等。

项　目	现实自我	理想自我	社会自我	如何改变
身高				
体重				
性别				
皮肤				
发型				
文化程度				
性格特点				
性格				
爱好				
气质				
智商				
情商				
社会地位				

续表

项　目	现实自我	理想自我	社会自我	如何改变
职业技能				
其他				

2．对比表中的结论，看看现实的我、理想自我和社会自我之间的差距。

五、活动感悟

____

____

【知识视窗】

一、现实自我、理想自我和社会自我

现实自我，是个体从自己的立场出发，对自己当前总体实际状况的基本看法。

理想自我，是指个体想要达到的比较完美的形象。

社会自我，是指个体想象自己在他人心目中的形象，或他人对自己的基本看法。

现实自我是一种能被人感知到的客观存在，而社会自我和理想自我是在个体大脑中的一种客观存在，容易受到个体的主观因素影响，往往不稳定、易变化。

二、三者协调一致对人生发展的重要性

1．现实自我与社会自我协调一致，有利于产生自我认同感

心理健康的个体对自我的现实状况有较清晰的认识，对他人眼中的我能正确对待，并能和他人保持良好的接触。自己的思想、信念、目标和行为如果与大多数人的评价相去甚远，一旦觉察，自己就要立即做出调整的计划和行动，使自己的思想、看法、行动和大多数人协调一致，而不是苦恼、扭曲和逃避与他人接触，更不是与之背道而驰。同时，也更不能因为追随社会大溜而丧失自我。在现实自我与社会自我协调一致的前提下，可以充分地展示个性；在不违背社会和谐的前提下，可以适当地满足个人想法。当现实自我与社会自我相一致时，个体就会产生社会认同感，否则，会降低自我价值感。

2．现实自我与理想自我协调一致，有利于心理健康

个体的理想超前于自己的现实状况，于是就产生了理想自我与现实自我的矛盾。理想自我是在客观地认识自我的基础上建立起来的。德国著名作家约翰·保罗曾说过："一个人真正伟大之处，就在于他能够认识自己。"如果一个人对自己的智力、能力、个性以及在社会上的角色有一个较全面、客观的认识和评价，就会设计出经过努力能实现的理想自我。如果二者协调一致，个体就能扬长避短、取长补短、完善和发展自我。理想自我就会指导现实自

我积极适应环境，从而使自我意识得到快速发展，有利于身心健康。

3. 理想自我与社会自我协调一致，有利于自我概念的形成

生活中会有这样的人，他把理想自我想象成聪明能干、风度翩翩、品格高尚、受人尊敬等。可实际上自己智商一般、能力平平、品格和威望也不尽如人意。自我的认识与别人对自己的评价不一致，甚至相去甚远。这时，理想自我与社会自我之间就存在着矛盾，导致对自我的怀疑，自我形象就大打折扣，给个体的内心带来冲突、不安和焦虑。个体就会产生自己是谁，是怎样一个人的自我困惑，为什么总是处处不能实现我自己？从而变得不认识自己，也不了解自己了，自我概念就难以形成。

如果理想自我、现实自我和社会自我三者之间有矛盾，就会引起个体不能正确认识自我，不能设计恰当的理想自我，更不能正确对待他人的评价，甚至会引起严重的心理疾病。只有当理想自我与社会自我协调一致时，个体才能正确地认识现实自我和社会自我，才有利于个体自我概念的形成。

三、现实自我、理想自我和社会自我，三者之间的有机统一

1. 客观地认识自己

我们应该从目前的现实状况，全面地分析自己的真实情况，即目前的心理、生理、社会等方面的最真实的状况，客观地看待自己的一切，做到不卑不亢。

2. 客观看待别人的评价

在现实社会中，对别人的评价是多种多样的，如阿谀奉承、中肯建议、恶意诽谤等。我们既不能忽视他人对自己的评价，也不能轻信他人的评价。我们要用智慧的头脑去分析各种评价，对那些客观、合理的评价要听取，恶意中伤的要舍去。

3. 恰当的理想自我

理想自我就是我希望、期待成为什么样的人，是自我定位的标准和目标。理想自我应该与现实自我具有恰当的距离，同时要尽可能地清晰鲜活。它会帮助我们实现目标，还会给我们积极的暗示，告诉自己我们可以创造新的自我形象。理想自我的定位要在全面认识自我，客观对待他人评价的基础上树立，比如自己从小就没练过舞蹈，长大了突然想当舞蹈家，这目标实现起来就比较困难了。所以，了解自己、听取建议、树立恰当的理想，才能稳步前进，才能快乐成长。

健全的自我意识应该是积极统一的自我意识，是现实自我、理想自我和社会自我三者的协调统一。

【爱心小天使】

孩子们，不要害怕现实，不要向现实低头，你们来到这个世界，不是为了要服从老朽的东西，而是要创造新的，有理智的、光辉的东西。

——高尔基

【心灵启迪】

最优秀的人就是你自己

古希腊的大哲学家苏格拉底，在临终前有一个不小的遗憾——他多年的得力助手，居然在半年多的时间里没能给他寻找到一个最优秀的闭门弟子。

事情是这样的：苏格拉底在风烛残年之际，知道自己时日不多了，就想考验和点化一下他的那位平时看来很不错的助手。他把助手叫到床前说：“我的蜡所剩不多了，得找另一根蜡接着点下去，你明白我的意思吗？”“明白”，那位助手赶忙说，“您的光辉思想是得很好地传承下去……”“可是”，苏格拉底慢悠悠地说，“我需要一位最优秀的传承者，他不但要有相当的智慧，还必须有充分的信心和非凡的勇气……这样的人选直到目前我还未见到，你帮我寻找和挖掘一位好吗？”“好的，好的。”助手很温顺很尊重地说，“我一定竭尽全力地去寻找，以不辜负您的栽培和信任。”苏格拉底笑了笑，没再说什么。

那位忠诚而勤奋的助手，不辞辛劳地通过各种渠道开始四处寻找了。可他领来一位又一位，总被苏格拉底一一婉言谢绝。病入膏肓的苏格拉底硬撑着坐起来，抚着助手的肩膀说：“真是辛苦你了，不过，你找来的那些人，其实都不如你……”“我一定加倍努力，”助手言辞恳切地说：“即便找遍城乡各地、五湖四海，我也要把最优秀的人选挖掘出来，举荐给您。”

半年之后，苏格拉底眼看就要告别人世，最优秀的人选还是没有眉目。助手非常惭愧，泪流满面地坐在病床边，语气沉重地说：“我真对不起您，令您失望了！”“失望的是我，对不起的却是你自己。”苏格拉底说到这里，很失意地闭上眼睛，停顿了许久，才又不无哀怨地说：“本来，最优秀的就是你自己，只是你不敢相信自己，才把自己给忽略、给耽误、给丢失了……其实，每个人都是最优秀的，差别就在于如何认识自己、发掘和重用自己……”话没说完，一代哲人就永远离开了他曾经深切关注着的这个世界。

那位助手非常后悔，甚至后悔、自责了整个后半生。

这个故事告诉我们，在很多时候自我认识、理想自我、他人评价是不协调统一的，这就给自己的成长道路设置了障碍，阻碍了自己的发展。

【照镜子】

每个人都有很多面镜子可以观看自己，现实自我、理想自我和别人这三面镜子是最重要的。面对自己这面镜子，我自问：我的现实状况是什么样子呢？镇定之后，心里一切都明白了。面对他人这面镜子，我似乎看到老师对我说 “你很懂事”，看到家长对别人自豪地说 “我儿子非常孝顺”。看到同学们对我说 “你真讲义气。”面对理想自我这面镜子，我想到了小学时长大当警察的理想，初中时当老师的理想，随着时间的推移和自己的成长，中职的理想是当一个技术能手，这个理想比较切合我的实际，经过努力我完全可以实现。这节课也是我的一面镜子，它使我明白了：客观认识自我，综合别人的中肯建议，树立恰当的理想，人生的路才能走得踏实稳当。

【精品赏析】

欣赏你自己

大千世界，芸芸众生，人们总是习惯于欣赏赞叹别的人和事，而且在望洋兴叹式的感慨之中，有些人消极地自惭形秽，有些人盲目地东施效颦，却很少有人去欣赏自己。

不论自己长得美还是丑，也不论自己活得伟大还是渺小，都要欣赏自己。

当然，欣赏自己绝非是孤芳自赏。一个人不应该因为自己的默默无闻而烦恼自卑，看那春寒料峭中的冰凌花，它从来不被人像牡丹那样地宠爱，而它仍旧义无反顾地迎着寒风倔强地开着。天底下的至香至色，只愿与清寒相伴。“人不知而不愠，不亦君子乎!”不卑不亢，落落大方，才是一个人有血有肉的风格。平凡是一种美，是一种永恒的美，只要活得有滋味，就不必太在意活着的方式。

只有学会欣赏自己，才会发现属于自己的美：

性格内向的人，拥有的是凝重和深刻；

宁折不弯的人，拥有的是豪迈和坚强；

饱经风霜的人，拥有的是忍耐和坦然；

历尽失败的人，拥有的是柔韧和毅力。

只要做了自己该做的事，走了自己该走的路，就会拥有别人所有的东西，就会活出自己的模样。不会欣赏自己，岂非虐待了自己，误了自己的前程？

生命在不停地走着，从少年走到青年，从青年走到中年、老年……当有一天，蓦然回首的时候，我们会惊喜地发现，自己走过的地方也是一片怡人的风景。只有欣赏你自己，才会寻找自己的方向，才会发现自己的特长；只有欣赏你自己，生活也才会变得丰富多彩。

主题二　我爱“我”

【案例引入】

这是一个真实的故事。黄美廉，一位从小就患上了脑性麻痹症的女生。这种病的症状十分惊人，因为肢体失去平衡，手足会时常乱动，口里也会经常念叨着模糊不清的词语，模样十分怪异，从小她就活在肢体不便及众人异样的眼光中。医生根据她的情况，判定她活不过 6 岁。但她却坚强地活了下来，而且靠顽强的意志力考上了美国著名的加州大学，并获得了艺术博士学位。她靠手中的画笔，以色彩告诉人“环宇之力与美”，并且灿烂地“活出生命的色彩”。

一位学生贸然地提问：“黄博士，你从小就长成这个样子，请问你怎么看你自己？你有过怨恨吗？”黄博士十分坦然地在黑板上写下了这么几个字：我怎么看自己？然后又在黑板上继续写道：一、我好可爱；二、我的腿很长很美；三、爸爸妈妈那么爱我；四、上帝这么爱我；五、我会画画，我会写稿；六、我有一只可爱的猫；七、……最后，她以一句话作结：我只看我所有的，不看我所没有的!掌声在整个会场响起，在她脸上我们看到了一种永远也击不败的傲然。

同学们，听了黄美廉的总结之后，你一定对自己也有看法吧？

【心理剧场】

接纳自我练习

一、活动目的

通过接纳自我练习，让每个人都学会接纳自己。

二、活动时间

20 分钟。

三、活动道具

轻音乐。

四、活动程序

现在，请大家找一个舒服的姿势坐好，然后闭上眼睛随着我的指导语做深呼吸，吸气，呼气（重复做 6 次）。感觉到吸进了新鲜的氧气，让你神清气爽，呼出所有的烦恼、疲惫。

下面开始全身放松：

放松你的额头，放松你的眉毛，放松你的眼睛，放松你的鼻子，放松你的嘴巴，放松你的脸颊，放松你的脖子，放松你的肩膀，放松你的上臂，放松你的下臂，放松你的双手，放松你的胸部，放松你的腹部，放松你的大腿，放松你的小腿，放松你的双脚。

现在你全身得到了充分的放松，现在想象：在你的脑海中，浮现出一面镜子，走进它，你发现你的脸庞映照在镜子里，看着他，其实就是你自己，看着你的眼睛、眉毛、鼻子、嘴唇，在内心伸手抚摸抚摸这熟悉的脸庞，看着你的眼睛，看着看着，眼神似乎有些陌生，从那眼神里你看到了什么？你多久没有关注过他了？从内心里对他说：谢谢你！这么多年的辛苦努力，辛苦啦！有时我还会责备你，有时让你伤心、愤怒，对此我深表歉意！从此刻开始，我要聆听你最真实的每一点，每一滴，绝不再自责，我会给你更多的关爱，更多的温暖。

对于整个宇宙来说，我可能是微不足道的，但对于我来说，我是一切，我对于我自己就是一份最好、最棒的礼物。对自己深情地说：是！对生命中存在、发生的一切全然接纳，对自己的容貌、性格、经历、感受、情绪、思想，对这一切全然接纳。此时，你可能会触碰到自己内心深处柔软的地方，会有一些感动、温暖、爱，慢慢地涌出来，深深地体验，深深地体验，体验被全然接纳的感受，体验被爱、被包容的感受。

好，最后请记得这些感受、体验，并带着这份体验回来。我开始数 5 个数，数到 1 时，大家再慢慢地把眼睛睁开。

五、活动感悟

____

____

【知识视窗】

一、悦纳自我

悦纳自我就是要无条件地接受自己的一切，无论是优点还是不足。并在此基础上，培养自信、自立、自强、自主的心理品质，从而发展自我、更新自我。悦纳自我是自我意识健康发展的关键所在。

二、接纳自我的理由

1．我有很多的缺点和失败，怎么接纳自我

一个人并非一定要有突出的优点或成就，才能被接纳。接纳自我是我们天生就拥有的权利，因为金无足赤，人无完人，每个人都有优点和缺点，有成功也有失败。

人生本身有着互为对立的两面，如果你人生的一面是失败和沮丧，你完全不必苦恼，因为你还有人生的另一面，就是成功和希望。这就是我们每个人都该接纳自我的一个最充分的理由。

2．我身上没有另一面，都是缺点，怎么接纳自我

有句话说，所谓废物不过是放错地方的好东西。生活的真谛正是这样。我们每个人身上很少有绝对的缺点。所谓缺点，换一个角度就可能会变成优点。这是我们每个人都该接纳自我的第二个重要理由。

3．我这个人太渺小了，凭什么接纳自我

无论是大树还是小草，无论是贫穷还是富有，生命对于个体来说只有一次，我们的生命也一样有意义。这是我们每个人都该接纳自我的充足的理由。

4．我这个人一无所有，一无是处，身患残疾，怎么接纳自我

有句话是这样说的："我只看我所有的，不看我所没有的。"自我接纳是一个人健康成长并不断发展的前提。一个人如果不接纳自己，连自己的问题都不敢正视，那他怎么能引导自己向上呢？更何况，在生活中，不接纳自己的人常会把很多能量用在自我否认和排斥上，带着那么多对自己的不满和失望，甚至否认和拒绝，又怎么可能成长？有了自我接纳，有了不断自我完善的动机和行为，总有一天，自我会得到发展，得到完善。所以，接纳自我是成功的起点。

三、悦纳自我的方法

1．欣赏自己的形象

人的身体是自然选择的结果。到了青春期，青少年特别关注自己的身体，有的同学对脸上的青春痘苦恼万分。其实美丑本无定论，关键是看别人能否接纳你，而别人接纳你的前提是自己必须接纳自己。长相固然重要，但它并不是一个人存在的最重要的因素。要相信健康才是美，知识才是美，善良才是美。

2．肯定自己

接受了自己的一切，勇于正视自己，我们才有可能更宽容地面对自己，更积极地评价自己。停止对自己的不满和批判：不论自认为做了多少不合适的事，有多少不足，从现在起，都停止对自己的挑剔和责备，要学习站在自己这一边，维护自己生命的尊严和价值。停止苛求自己：允许自己犯错误，但在犯错后要从中吸取教训并做出补偿，以弥补自己的错误造成的损失，而不是不断地责备自己。

3．换个角度看不足

也许你很执着，对自己的某些缺点还是难以接受，而在目前的条件下又难以克服它。我们知道万事万物都是相对的，福祸皆相依。换个角度看一看，也许你就会释然开怀，甚至有海阔天空的感觉。

4．让自己体验成功

每天想一次自己的优点，并要有意识地发扬这些优点。当取得成功的时候，尽情体验自己的喜悦，并与他人分享。要善于发现自己的长处，让自己体验到成功的喜悦，从而增强自信。

5．进行积极的自我暗示

心理学中有一个著名的实验：一个女孩子长得很丑，因此对自己缺乏信心，不爱打扮，每天邋邋遢遢的，做事也不求上进。心理学家为了改变她的心理状态，让大家每天对丑女孩说你真漂亮、你真能干、今天表现不错等赞语。经过一段时间的努力，人们惊奇地发现，女孩子真的变漂亮了。其实，她的长相并没有变，而是精神状态发生了变化。她不再邋遢了，而是变得爱打扮，做事积极，爱表现自己了。怎么会发生这么大的变化？其根源在于大家给她的心理暗示发挥了作用。因为女孩得到了积极的心理暗示，进而增强了自信心，并在行为上产生了积极的变化，所以大家觉得她比以前漂亮了许多。

行动起来吧，每天早晨醒来先深呼吸三次，然后闭上眼睛，对自己说："我很美丽，我很聪明；我有能力，我很重要；我会越来越好，我是我生命的主人。"带着这样的心境去面对一天中的大大小小的事情，你会发现，你变得有信心了，在努力之后，你会发现自己的确很重要，很能干！

【爱心小天使】

天生我材必有用。

——李白

【心灵启迪】

用准地方的缺点就是优点

有一个小女孩，与父母一起坐长途车，一路上车没有停，她也憋着不能上厕所。终于她忍不住，高声大叫："停车，我要上厕所！"一停车，她发现一车人全都跟着她往野地里跑，找地方"方便"。当时，父母批评她："女孩子，应该学会含蓄，这个毛病不改，以后会惹人家笑话的。"

然而她认为这不是毛病，相反却是别人不具备的优点。她认为自己当时所提的要求是大多数人想提的，只是大多数人没有自己勇敢罢了。这个小女孩叫刘克丽，熟悉 IT 的读者肯定听说过她的名字。这位被业界公认的中国第一 IT 女记者的女强人，其事业的成功恰恰是将"毛病"用对了地方。

20 世纪 80 年代中期，刘克丽调入中国电子报社，成为第一代 IT 记者。那个时候计算机还属尖端科技，记者都不敢提问，生怕被记者招待会上的行家们笑话。而她，总是第一个提问，提问完，又马上离席，去赶写稿件，在最短时间内发稿。这个在 IT 界记者招待会上很出风头的提问专家，很快被伯乐相中，成为国内第一张全彩页 IT 媒体、有 29 项创新办刊举动的《每周电脑报》的总编。如今，她已经是由包括《每周电脑报》在内的 8 家 IT 媒体组成的 ZD 媒体联合体的总编。

刘克丽的故事告诉我们：没有绝对的优点和缺点，把别人眼里的缺点用对地方，没准就是特长，是别人无法比拟的优点。刘克丽的故事，对于我们的教育工作者、望子成龙的父母和渴望成才的年轻人来说，都是颇具启发性的：看人不妨换个角度，千万不要用一个模式去苛求。

许多时候，优点和缺点是相对的，即使是真正的缺点，我们也要学会接纳，因为它是你的一部分。只有认识、接纳了暂时的缺点，你才能不断地改正缺点，提高自己。

【照镜子】

站在镜子前面，仔细观察自己的面孔。你可能发现自己某些部位不那么耐看，好像鼻梁不够挺直，眼睛不够大，嘴巴又大了点……可能有些沮丧。请你再坚持看镜子里的自己，平静地对自己说：无论我是什么样的，我都无条件地接纳自己。即使我不欣赏镜子里的我，但我仍然说：看，那就是我，我接受我，这叫尊重现实。"接受"不一定是喜欢，"接受"就是不否认、不回避，事实就是事实。这样就会觉得自己更真实、更舒服一些。

【精品赏析】

悦纳自己　心有阳光

生命轻柔地走着，从孩提到少年，从少年到青年，从青年到中年……每每蓦然回首，你是不是会惊喜地发现自己的成长，那曾经走过的地方竟然留下了一道道回味无穷的风景线。当然，也许你会沮丧，一切都似乎不尽如人意。这就要看你的心态，这就可以衡量自我接纳的程度。

接纳自我是从珍爱自己，欣赏自我开始的。曾经有位朋友写信说：“我既没有如花似玉的相貌，也没有智慧超人的天赋；既没有薪酬很高的工作和职位，也没有祖传富贵的家业；动荡的年代让我失去了读书深造的机会，拜金的今朝更令我举步维艰。我不知道自己还有什么，我根本无法在这世界上生存……”我看了她的文字很是悲伤，这位朋友把自己看得一无是处，而这也许就是她不幸命运的根源。

实际上，每个人都是一道风景，或平凡或美丽；每个人都编撰着自己的故事，或委婉转折，或平平淡淡。珍爱、欣赏，使风景更优美；珍爱、欣赏，使故事更动听。用珍爱、欣赏的眼光品评自己，你只需要转换一个角度，普通的相貌中自有亮点，平凡的人生中也不乏快乐之处。一帆风顺当然很好，可是经历苦难而不倒的人更令人赞叹。成功的喜悦，屡败屡战的斗志，更是弥足珍贵。人生自古多磨难。但是，只要你学会欣赏自己，你就会觉得幸福其实是那么的平易近人。

也许我们不能遨游宇宙，那就做一个不知名的星球，一样是在宇宙中翱翔；也许我们不是常青的松柏，那就做一棵小草，同样以自己的绿色装点四季；也许我们做不了伟人，那就做实在的自我，平凡但拥有幸福的人。关键是必须珍惜自我，认同自我，做好自己。不要总是欣赏别人，更不要因这种欣赏而否定自我。也来欣赏一下自己吧！你会发现，你的天空一样广阔，自己可以有非同凡响的活法。最简单的让自己幸福的方法就是学会自我欣赏，自我鼓励，才能自我完善，从点点滴滴的自我完善中获得快乐。

悦纳自己吧，再不要怨声载道，也不要灰心丧气。无人为我们鼓掌的时候，自己给自己一个鼓励；无人为我们拭泪的时候，自己给自己一些安慰。抖落昨日的疲惫与无奈，抚去经历的伤痛和泪水，心有阳光，每一天的生活都灿烂。

主题三　完善自我

【案例引入】

众所周知，邓亚萍从小就酷爱打乒乓球，她梦想着有朝一日能够在世界大赛上大显身手。但她却因为身材矮小，手腿粗短而被拒之于国家队的大门之外。她并没有气馁，而是把挫折转化为动力，苦练球技。持之以恒的努力终于催开了梦想的花蕾——她如愿以偿地站在了世界冠军的领奖台上。在她的运动生涯中，总共夺得了 18 枚世界冠军奖牌。邓亚萍的出色成就，不仅为她自己带来了巨大的荣耀，也改变了世界乒坛只在高个子中选拔运动员的传统观念。

【心理剧场】

梦想之旅

一、活动目的

通过自己设计梦想，达到完善自我的目的。

二、活动时间

20分钟。

三、活动道具

纸、笔。

四、活动程序

1．展望前景：每个人都有“梦”，尤其年轻人爱做梦。设想现在的你乘坐着自己的“梦想”列车，向着未来驶去，在你人生的各个停靠站，你会看到一幅幅生动的景象，你在哪儿？做些什么？和谁在一起？你的心情又如何？将你看到的情景写下来。

	时　间	地　点	和谁在一起	所做和所想
第一站				
第二站				
第三站				
第四站				
……				

2．讨论：“梦想”列车随着时间的脚步快速朝人生的终点驶去，当它到达生命终点时，你最希望听到的评价是什么？你满意这次旅行吗？为什么？

我希望听到的评价是______________________________

我满意/不满意这次旅行，因为______________________________

五、活动感悟

____

____

【知识视窗】

一、完善自我

健康自我意识的养成是一个不断自我完善和自我超越的发展过程，是个体在认识自我、认可自我的基础上，自觉规划行为目标，主动调节自身行为，积极改造自己个性，使个性全面发展的过程。我们不仅要正视现实，树立符合自己的奋斗目标，而且要正视自己的不足，在坚持自我的基础上，明智地借鉴他人的优势，弥补自我能力的不足，完善积极的性格特点。只有这样，才能不断地完善自我、超越自我。完善自我和超越自我是一个长期的过程，我们必须坚持不懈，持之以恒，这样才能最终实现自己的人生目标。

二、完善自我的重要性

1. 完善自我赢得尊重

由于北京奥运会和残奥会成功举办，国际奥委会首次在奥运会闭幕式上设立向志愿者代表献花仪式，瑞典轮椅篮球队赛后打出“谢谢中国”的横幅……北京在筹备和举办奥运会的过程中承受指责、开拓进取、精心准备，最终赢得了世界的尊重。这是一个国家的完善行为，缩小到个体，如果我们在学习、生活中积极进取、谦虚谨慎、宽容大度，也能赢得大多数人的尊重。有一句话说得好：有作为才能有地位。只有扎扎实实办好自己的事情，不断完善自我、超越自我，才会赢得更多人的尊重。

2. 完善自我就是关爱他人

有这样一个典型事例：青海农民陈邦顺有三个儿子，只有大儿子小良考上了大学。为了供小良完成学业，陈邦顺和病弱的老伴连续六年卖血换钱。然而，小良却整日沉迷于网吧，荒废了学业，最终自动退学。当央视《聊天》节目播出陈邦顺的泣血呼唤时，小良竟然对央视记者说：“我爸在电视台这么说我，他有病，他是一个残酷无情的人……”

小良品德的缺陷和学业的荒废让父母泣血呼唤，把父亲折磨到“残酷无情”的地步。相反，如果小良积极进取、努力学习、孝顺父母、回报社会，我们可以想象出小良的父母一定会幸福溢于言表，也会为他感到骄傲自豪。我们每个人都应该把完善自我、关爱他人、快乐自己设为自己的人生信条。

三、完善自我的途径

完善自我的根本途径——积极有效地控制自我，青少年要从以下几方面有效地控制自我。

1. 有明确的行动目标

明确的目标是成功的基础，没有行动的目标只会是纸上谈兵和虚无缥缈的海市蜃楼。正确的行动目标能够诱发人的动机，强化人的行为，并促使其走向预定的方向。对于青少年而言，由于心智尚未完全成熟，有时缺乏足够的自制力和意志，因此就要有明确的行动目标，制订完善的行动计划和程序，并做到不断地进行自我检查，及时调整行动，这样就可以避免自己行为的盲目性。

2．提高自我效能感

提高自我效能感是个体在一定情境下对自我完成某项工作的期望与预期。当人们期望自己成功时，他必然会尽自己最大的努力，并且当面临挑战性任务时，会表现出更强的毅力，从而增加了成功的可能性。

3．提高自我控制的能力

从某种程度上说，青少年正处在实现人生目标旅途的起点，在这一旅途中会遇到来自本能和外部的各种诱惑。青少年要实现自己的人生目标就必须能够抵制住这些诱惑，能够主宰自己的思想和行动，因此就需要顽强的意志力。而人的意志力往往与自我控制能力密切相关，所以就需要很强的自我控制能力来约束自己的行为，把握自己的情感，克服消极的欲望和动机。

4．欣赏他人

在认识自我、接纳自我之后，我们会意外地发现自己有很多优点，同时也会觉察到自己有许多缺点。为了完善自我，我们不能仅仅局限于认识自我、肯定自我，更要学会超越自己，欣赏他人。欣赏他人意味着自己的修养提高，意味着胸怀宽广，也是成熟的象征。坚定自我，欣赏他人，才能做到“我好，你好，他也好”的和谐状态。

总之，人生就是一个不断完善和超越自己的过程，虽然我们不可能做到尽善尽美，但也要努力去追求完美，只有你努力了，生活才会给予你同等价值的回报。尺有所短，寸有所长，只有真正了解自己的长处和短处，才能扬长避短。当你认识到自己的不足，不断完善自我的同时，也就是进步的开始。不断地学习他人的长处，弥补自己的不足，才能完善自我。

【爱心小天使】

青年人首先要树雄心，立大志；其次要度衡量力，决心为国家、为人民做一个有用的人才，为此就要选择一个奋斗的目标来努力学习和实践。

——吴玉章

【心灵启迪】

驴子和马的故事

唐太宗贞观年间，长安城西的一家磨坊里，有一匹马和一头驴。它们是好朋友，马在外面拉载货物，驴子在屋里拉磨。贞观三年，这匹马被玄奘大师选中，出发经西域前往印度取经。17 年后，这匹马驮着经书回到长安，它重新见到了驴子朋友。老马谈起这次旅途的经历：浩瀚无边的沙漠、高耸入云的山岭、波澜壮阔的大海。那些神话般的境界，使驴子听了大为惊异。驴子惊叹道："你真是博闻强识呀！那么远的路程，我都不敢想象。""其实，"老马说，"我们跨过的距离是大体相等的，当我向西域前进的时候，你也一步没停过。不同的是，我有一个遥远的目标，按照始终如一的方向前进，所以看到了一个广阔的世界。而你被蒙住了眼睛，只是围着磨盘打转，所以永远也走不出这个狭隘的天地。"

这个故事告诉我们，一个人只要有明确目标，并且朝着目标前进，就一定能实现自己的理想。

【照镜子】

任何成功的背后都有艰辛的付出，任何成功人士身上也不全是优点，甚至他们身上有着明显的不可弥补的缺点，正是他们利用各种方法完善了自我，才有了超越自我的那一天。以这些优秀的人们为镜子，看一看自己内心阳光的一面有哪些？阴雨的一面有哪些？坚强的一面有哪些？脆弱的一面有哪些？你是怎样正视自己，完善自己，超越自己的？

【精品赏析】

不要被人看不起

人生，因为你的成就不够多，所以别人才会看不起你。因为你的成就不够高，别人才会忽视你。因为你的道德不够高，别人才会欺负你。因为你的情感不够完美，别人才会嘲笑你。人生，没有人是完美的。人生正是一个走向完美的过程。外界的评价与你所做的成就成正比。

你所做的事业，会影响别人的判断。如果你是个记者，你是个明星，别人很快会认识你，大多数人会知道你。如果你是一个作家，你工作一年两年没有成就，甚至一生都不为人所知。那就需要你的坚持。这和曝光率有关，也和社会主流有关。所以不要灰心，别人对你的轻视，正是鞭策你前进的动力。别人对你有坏的印象，不妨从工作中找自己的缺点。

其次，你的工作会影响别人对你的态度。所以用你的工作业绩证明自己的实力，改变别人的观点。

每个人在成功之初都会遇到各种困难。但失败是成功之母，只有经历失败的洗礼，才能有丰富的成功。要珍惜每个人的态度，再平凡的人也有自己的主见，也会决定你的质量。

与浩瀚的世界比起来，我们多么渺小。

别人看不起你，可能是经济问题、道德问题、性格问题。每个年轻人都会被人鄙视。有人性格外向，有人性格内向，外向的人比内向的人更容易得到肯定，受到欢迎。当然，我们年轻，有很多不足。人生就是一个取长补短的过程，珍惜别人的轻视，因为别人的轻视，激励了今天的你，造就了明天的你。

如果不想被别人看不起，那么，你就从在作中取得成就，从道德上完善自我，从情感上洗尽铅华。没有人是完美的，最完美的生活方式就是不要被人看不起。

第三章　美好花季　用心呵护

第一节　解读青春期

青春是人生旅途中最美的风景，青春是生命乐章中最悠扬的音符，青春是追求理想、披荆斩棘的勇气，青春是目标如一、永不言败的信念，青春是热情洋溢、激情四射的力量。我们在青春的河岸，在梦的世界中寻寻觅觅。青春是我们一路走来的勇气、信念和力量。我们的花季就要无悔地绽放下去，没有犹豫，没有迟疑。行者无疆，因为路在脚下；勇者无畏，因为梦在心中。

主题一　认识青春期

【案例引入】

王林是某职校的学生，他走进了心理咨询室，对老师说："我感到很苦恼，看谁都不顺眼，不想参加任何活动，也不想听老师的安排，在学校没心思学习，干什么都觉得没意思。回到家里妈妈啰唆得不得了，爸爸不是讲大道理就是训斥。如今我已经长成大人了，父母还管我，我都快烦死了……"

同学们，王林同学为什么烦恼？你是否有王林的苦恼？我们该怎么办呢？

【心理剧场】

时光隧道

一、活动目的

学生借助对昔日的回忆和对未来的憧憬，体会成长过程中的快乐、烦恼，了解生命的意义。

二、活动时间

20分钟。

三、活动道具

音乐，不同时期的年龄字条。

四、活动程序

1．大家一起唱歌，当老师说停时，歌声也停止，老师翻开字条看这一站的时间，然后由学生回忆过去或憧憬未来，可以找代表发言。

2．大家发言完后，歌声继续响起，直到走完全部的人生旅程（如到100岁）。

3．讨论刚才的经验与感受。

五、活动感悟

____

____

【知识视窗】

青春期是由儿童逐渐发育为成年人的过渡时期。一般来说，女孩子的青春期比男孩子要早，从10～12岁开始，而男孩子的青春期则从12～14岁才开始。不过由于个体差异很大，所以通常把10～20岁这段时间统称为青春期。

一、青春期的生理特点

青春期来临，少男少女们的身体开始发生剧烈变化。

1．身高体重迅速增加。神经系统调节内分泌，分泌大量的生长激素，促使骨骼尤其是下肢骨细胞分裂，生长速度加快，同时骨骼、肌肉、内脏器官的重量增加，故身高、体重迅速增加。

2．心脏、肺、脑的发育。青春期少年的心脏发育、肺的发育非常迅速，脑功能进一步加强，肌肉纤维富于弹性。所以，在这个时期青少年应加强体育锻炼，使身体更加强壮。

3．性器官迅速发育。女孩子一般在9～13岁来月经，男孩子一般在13～15岁出现遗精。这些生理现象的出现，标志着他们的性器官已发育成熟。

4．第二性征出现。男孩子体格高大，肌肉发达，喉结突起，嗓音变粗，发音低沉，长胡须，阴毛、腋毛相继出现。女孩子嗓音高而尖，声带比男孩长，乳腺发育，骨盆宽大，臀部增宽变圆。

青春期是生理发育突飞猛进的阶段，是性成熟期，是决定一生的体质、心理和智力发育的关键时期。青春期少年对于身体上的变化，不必大惊小怪，思想上要有充分准备，顺利度过人生这个重要阶段。

二、青春期心理特点

青少年随着生理的发育和成熟，心理状态也发生明显变化，开始从不成熟逐渐走向成熟。具体表现在以下几方面：

1. 成人感与幼稚感并存

青春期的心理特点最突出的表现是成人感，即认为自己长成大人了。因而在一些行为活动、思维认识、社交等方面，表现出“成人”的模样。在心理上，渴望别人把他们看作大人，尊重他们、理解他们。但由于年龄小、经验少及知识的局限性，在思想和行为上往往盲目性较大，表现了他们的幼稚性，做事容易失败，在成长路上易走弯路。

2. 独立性与依赖性

成人感的出现，增强了青少年的独立意识。他们不愿受父母过多的照顾或干预，对一些事物的判断和安排，不愿意听从父母的意见，有强烈独立的愿望。但由于其社会经验和生活经验不足，常常碰壁，又显得无奈和无助，心里又渴望从父母或者其他长辈那里寻找方法或帮助。再加上经济上不能独立，父母的权威作用也迫使他们去依赖父母。

3. 开放与自闭

青少年需要与同龄人（特别是异性）及父母平等交往，他们渴望他人与自己彼此敞开心扉，坦诚相待。但由于每个人的性格不同、想法不一，对于许多事情想说又不敢说，也不知道该怎么说。于是，他们只好把内心的想法诉说在“日记”里。这样就形成了既想开放地与他人交往，又怕被别人洞悉自己内心秘密的矛盾心理。

4. 渴望与异性交往

青春期的少年由于性的发育和成熟，出现了与异性交往的渴求。如喜欢接近异性，想了解性知识，喜欢在异性面前表现自己，甚至出现朦胧的爱情念头等。但由于学校、家长和社会舆论的约束、限制，他们只好压抑自己的这些想法。这样就使青春期的少年陷入了既渴求与异性交往又被压抑的矛盾状态。

5. 做事带有冲动性

青春期的少年在心理独立性、成人感出现的同时，自觉性和自制性也得到了加强。在与他人的交往中，他们主观上希望自己能自觉地遵守规则，力尽义务，但客观上又往往难以较好地控制自己的情感，有时会鲁莽行事。

6. 逆反心理

青春期少年的成人感与成人教养方式不民主的矛盾，使得他们产生对抗、不服从、有意违抗的心理，要求成人与他们平等相处。

三、拥有青春的活力

青春期是人一生中身体发育和智力发展的黄金时期。

1．身体优势

青春期少年的身高体重已达到成人标准，身体的机能正处于旺盛阶段。因此，青春期在身体状况和体力方面都是人生最佳时期。

2．智力优势

进入青春期，大脑皮层的内部结构和功能不断分化和完善，脑的沟回增多、加深，脑神经纤维变粗、增长，使大脑对人体的调节功能大大增强，兴奋过程和抑制过程逐步平衡。青春期抽象思维开始发展，他们对一般问题能够透过现象进行概括和总结。逻辑思维、创造性思维逐步发展。他们能够多维立体思考问题，并且能够综合、分析、推理找出本质和规律。科学研究证明，成人的短时记忆一般是5±2个模块，青春期的短时记忆一般是9±2个模块。可见，青春期是人的一生中记忆力最好的阶段。这一时期，青少年有强烈的好奇心、求知欲，容易接受新事物，是学习知识、发展智力的“黄金时期”。

3．情感优势

青春期少年热情活泼、富有生机，乐于参加各种活动，如唱歌、跳舞、体育运动、辩论等，对未来有着美好的憧憬和幻想。青少年的情感由单一的亲情，拓展到对同学、老师、明星、科学家和领袖人物的崇拜和追随。青少年应该保持和发展这种热情的特点和积极意识，提高自己的情商，拓宽人际交往的圈子，为自己的心理健康和人生发展奠定坚实的基础。

在人生的旅途上，青少年已经挥手告别了童年，正在向成人世界迈进。但是，通向成人世界的道路上既有风和日丽，也有阴雨连绵。让我们认真踏实地做好每件事，为成长路上的风和日丽奠定基础吧！

【爱心小天使】

在青春的世界里，沙粒要变成珍珠，石头要化作黄金；……青春的魅力，应当让枯枝长出鲜果，沙漠布满森林；……这才是青春的美，青春的快乐，青春的本分。

——郭小川

【心灵启迪】

每天前进30公里

在1911年12月之前，没有哪个地球人到达过南极点，所以这是一百年前所有最伟大的探险者、所有最有探险精神及有此梦想的人最想做到的事情。

当时有两个团队在竞争，一个是来自挪威的阿蒙森队，另一个是英国的斯科特队，他们都想率先完成这个壮举——到达南极点。阿蒙森队有5个人，斯科特队有17个人。这两个团队差不多都是1911年10月在南极圈的外围做好了冲刺南极的准备。结果，阿蒙森队率先到达南极点之后，又顺利地返回了原来的基地。而斯科特队虽然也到达了南极点，但是因为到达时间较晚，回去的路上天气非常恶劣，不断有人掉队，最后没有一个人生还。

阿蒙森队的成功经验是：物资准备充足，不管天气好坏，坚持每天前进大概 30 公里。斯科特队失败的教训是：物资准备不够充足，而且是一个比较随心所欲的团队。天气好时，他们就快速前进，天气不好时，就躲在帐篷中，抱怨运气不好，诅咒天气恶劣。

人生的道路上也是这样：要做好充足准备，不管外界环境好坏，不管运气好坏，不怨天尤人，坚持自己的计划，每天前进一点点。如果能做到这一点，你的青春将会无怨无悔，你的人生将会精彩纷呈。

【照镜子】

青春的我是怎样的呢？认真审视自己，看到了一个亭亭玉立、充满青春活力的“成熟的我”。我真的成熟了吗？不错，今天的我身体已发育成熟，认为自己已经长大了，渴望从父母呵护的翅膀下飞出去，渴望着能自由翱翔蓝天。但现在的我真的能完全脱离父母的呵护吗？不，我的心理还不成熟，还缺乏一定的社会经验，我现在要做的就是正确认识自己，热爱生活，努力学习知识和技能。我坚信别人能成功我也能成功，舞动青春的曼妙身姿，一定会让自己的青春大放异彩。

【精品赏析】

青春如梦

青春是我们每个人的梦，当我们的青春一点一滴地流逝，这个梦也就变得越来越清晰，直到有一天青春不再，梦也就醒了。

我们八九岁的时候，总是充满好奇，在那个年纪我们可以随便地幻想，那时我们的梦——就是幻想的青春。

渐渐地，我们开始了自己的求学之路，在充实知识的过程中我们也摒弃了属于童年的美梦，而现在看来的天方夜谭，但我们仍然相信只要努力就可以完成我们的梦。

十五六岁的我们依旧在不知疲惫地学习着，因为我们被告知的就是只有好好学习将来才有出路，但是否每个人都适合在学校里学习呢？闯荡的十五六岁又何尝不是一种快乐呢？这时我们的梦有一个名字——叫作倔强的青春。

我们都会经历青春期——一段充满懵懂和冲动的生活。与学校和家庭的矛盾让青春在我们的梦里留下了深深的印记，渐渐地，梦会更加清晰一些，我们会给自己订下一些符合实际的目标，而不是曾经那些不可能实现的幻想，我们的梦好像越来越多了一些真实，似乎也越来越离我们远去。

十八九岁的我们渐渐地长大，对这个未知的世界也认识得更加清楚。会发现许多的事情是不会朝我们所希望的方向去发展的，我们慢慢地学会了接受和适应，在接受中去改变世界，在适应中去发展世界。偶尔我们还会任性和冲动，坐着青春的末班车去瞥一眼窗外的风景。这时的梦只是——渐行渐远的青春。

随着时间的流逝，我们都将会有自己的工作和家庭，为了生活而不停地奔忙。

或许这样的生活是单调的，但这就是简单的、纯粹的生活。所以，当我们还可以做梦的时候，就要懂得珍惜，去珍惜身边的人和事，让自己的梦可以更加的绚丽多彩，让自己的青春可以真真正正做到无悔——青春无悔、美梦常在。

主题二　青春期大揭秘

【案例引入】

丽丽是某职校二年级学生，她开朗活泼，好学上进，获得了老师们的一致好评。由于长得胖，大家都喊她“胖妞”。一次，她看到学校一位男生在足球赛上球踢得好，丽丽大声鼓励道：“好帅啊！”正好几个女生在旁边，她们嘲笑她：“啊？她胖妞看上帅哥了。哼，也不照照镜子看看自己啥模样？”丽丽窘迫得很，心里难过极了。她找到班主任，伤心地叙述后，说：“从今天起，我要减肥，可是怎样才能减下来啊？”

同学们，丽丽的烦恼你们是否有过？你给丽丽出出主意，她该怎么做才好呢？

【心理剧场】

说说你的烦恼

一、活动目的

了解并正确认识青春期的烦恼。

二、活动时间

20分钟。

三、活动道具

纸、笔。

四、活动程序

1. 全班按性别分成男女若干组。
2. 每组讨论并列出自己在青春期所遇到的问题和想了解的问题。
3. 由组长来确定一个有代表性的问题进行讨论，并写下同学们的观点。
4. 最后，在班内分享男生的烦恼和女生的烦恼以及解决办法。

五、活动感悟

____

____

【知识视窗】

小时候，我们天天盼着长大，总以为长大后就可以独立了，就再也没有烦恼了。现在才知道一切不像我们想象的那么简单，人生的每个时期都有相应的烦恼。

一、青春期的烦恼

1. 相貌的烦恼

通过对职校生的调查，发现很多女生对自己的相貌很重视，常常因为个子较矮、体形偏胖、皮肤不白、脸上长痘而苦恼。其实，美貌只是上天赋予的一个优势，它会随着岁月的流逝而消失，而美丽的心灵在岁月的风霜中更能显现出它动人的风采。

男生也很在乎自己的长相是否英俊，个子是否高大，发型是否时尚，衣着是否得体，而且特别注重自己在别人心目中的形象是否完美。实际上，对于男人来说外表并不重要，丰富的阅历、博大的胸怀和坚韧不拔的意志才是最重要的。

2. 对前途感到迷茫

问卷调查显示，部分职校生不知道所学专业将来是否有用，担心毕业后找不到好工作。对职业未曾规划，也不知应如何规划，所以，常常感到前途无望，对未来非常迷茫。

3. 学习生活无计划

根据调查得知，大部分职校生感到自由时间很多，无所事事，感到无聊，又不会合理安排课余时间，有时还埋怨老师管理不严。有些学生感觉学习压力大，想学习但不知道怎么学，或者学不会，对学习也没有系统的计划。还有的学生因为心事多，经常胡思乱想，不能集中精力学习……种种原因导致学习生活杂乱无章。

4. 与父母的矛盾

大部分学生经常与父母产生矛盾。学生认为父母给的钱不够花，但父母认为孩子花钱已经超支；有的父母不支持孩子交朋友，更不欢迎孩子的朋友到家里做客；学生对一些问题的看法，得不到父母的认可和支持；等等，都能引起亲子矛盾。

二、青春期的性心理特征

青少年的生理发育已接近成人，性激素分泌活跃，性意识逐渐产生。对异性产生好感，有了性欲望、性幻想并渴望了解异性，这种由性现象引起的心理活动就是性心理。概括起来青春期性心理的特征有以下几个方面。

1. 渴望获得性知识

由于性意识的产生，青少年渴望获得性知识是很正常的心理。了解和掌握科学的性知识，有助于青少年消除性的神秘感，促进生理和心理健康发育。青少年应通过正常的渠道了解性知识，如生理卫生课、医学书刊或者向老师、家长请教。

2．对异性感兴趣

调查显示，他们普遍对异性产生好感，希望接近异性，部分学生甚至有希望获得爱情的心理倾向。

3．产生性梦、性幻想、性冲动

性梦是在睡眠过程中出现的与性有关的梦境，它可起到排解性欲的作用。性幻想也叫性的白日梦，是指以虚构的异性有关的遐想，来满足自己对性的心理欲求。青少年出现这些现象都是正常的，但不能为了满足自己的心理欲望经常有意地去编织这种梦，否则会神经失调，产生疾病。

4．产生自慰行为

进入青春期后，由于性机能逐渐成熟，青少年产生性欲望是正常的生理和心理现象。青少年性欲望的缓解，通常表现为各种自慰性的行为，如手淫。偶尔出现自慰行为是正常的，但频繁的手淫会影响身体健康，产生的心理压力和负罪感也影响正常的学习生活。

三、呵护青春

随着青春期生理和心理发展，特别是性心理的发展，青少年男女生要有自我保护意识，尤其在性的问题上要自尊、自爱、自律和自护，这是每个人走过青春期的必修课。

1．男生要做到以下几点

（1）正确认识青春期。通过正规渠道，了解青春期出现的各种生理变化和心理特征，减少对性的好奇心，培养健康的性意识和性道德，自觉抵制淫秽、低级、下流的不良刺激。

（2）关心爱护女生。在与女生交往中，要了解女生心理的一般特点，要尊重、爱护女生，主动关心帮助女生。

（3）规范自己的言行。在与女生交往中，要检点自己的言行，不随意在女生面前谈论使女生难为情的事情，尽量避免发生与女生拉扯、嬉笑打闹的行为。

（4）加强意志锻炼。性欲产生时，要采用合适的办法提醒自己缓解性冲动，如树立远大的理想，参加有益的社交活动和文娱活动，避免不良刺激，分散对性的注意力。

2．女生要做到以下几点

（1）树立正确的审美观。分辨美与丑、是与非，接纳自己的外貌，注重内在美的修养。

（2）举止端庄、自尊自爱。在与男生交往中，言行举止要稳重，不卑不亢。穿着打扮要朴素、大方、得体，符合学生的身份，不穿透视或暴露的服饰。

（3）要识别抵制异性的挑逗，拒绝任何金钱物质的引诱。在交朋友时，要认真选择，不与那些轻浮、不自重自爱的人交往。

（4）如遇性骚扰或性侵犯，要勇敢机智地摆脱、及时告诉父母并报警。

青春期的少年都有许多秘密，不管是生活中的，还是学习中的，或者关于性心理的，只要认真对待，正确认识，树立积极向上的人生观，学会对自己负责，就能把青春期的雨季变成花季。

【爱心小天使】

生活赋予我们一种巨大的和无限高贵的礼品，这就是青春：充满着力量，充满着期待、志愿，充满着求知和斗争的志向，充满着希望、信心和青春。

——奥斯特洛夫斯基

【心灵启迪】

一杯水

麦克毕业后找不到合适的工作，心情糟透了，他找到了镇上的牧师。牧师听完了麦克的诉说，把他带进一间古旧的小屋，屋子里一张桌上放着一杯水。牧师微笑着说："你看这只杯子，它已经放在这儿很久了，几乎每天都有灰尘落在里面，但它依然澄清透明。你知道是为什么吗？"

麦克认真思索后，说："灰尘都沉淀到杯子底下了。"牧师赞同地点点头："年轻人，生活中烦心的事很多，就如掉在水中的灰尘，但是我们可以让它沉淀到水底，让水保持清澈透明，使自己心情好些。如果你不断地振荡，不多的灰尘就会使整杯水都浑浊一片，更令人烦心，影响人们的判断和情绪。"

同学们，之所以有的人感觉生活痛苦，而有的人感觉幸福，主要是人们对待痛苦的态度不同。尤其是处在青春期浮躁的年华，更容易疯狂地振荡自己，摇起满瓶的浑浊，使所有的幸福都掺杂了痛苦的成分。于是，我们时时感到痛苦、烦恼、焦虑，这不是因为痛苦多于幸福，而是我们用不恰当的方式，让痛苦像脱缰的野马，随意奔跑在我们生活的每一个角落。

为此，我们不妨学会——沉淀生命，沉淀经验，沉淀心情，沉淀自己！

让生命在运动中得以沉静，让心灵在浮躁中得以片刻宁静。把那些烦心的事当作每天必落的灰尘，慢慢地、静静地让它们沉淀下来，用宽广的胸怀容纳它们，我们的灵魂兴许会变得更加纯净，我们的心胸会变得更加豁达，我们的世界会更加充满爱的光辉。

把水中的灰尘沉淀到水底，水就能保持清澈透明。处在青春期浮躁的年华，为了让心灵在浮躁中得以片刻宁静，我们不妨学会沉淀生命，沉淀经验，沉淀心情，沉淀自己！

【照镜子】

这突如其来的一切，令我措手不及。青春的我竟生活在这样的环境中：好似梦中仙境，又像是一个假面舞会，人们尽情地舞蹈，却又希望不被对方看见自己的真容。突然跑来一个窈窕淑女，大家叫的是我的名字，好奇怪啊！那是我吗？仔细看看，哦！果然是我，那个已经挥手告别了童年，正准备走向成人世界的我；已经悄然走入人生最美好季节的我，在这懵懂的青春花园里，我看到了一张张熟悉的脸，我的爸爸、妈妈、老师正用诧异的眼神看着我呢……

青春期的你怎么样呢？你认识自己吗？

【精品赏析】

食色性也

刘墉

“食色性也”，这是谁也无法否认的事实，因为不“食”无法维持生命，不“色”就无法延续生命，这是世界上绝大多数生物具有的本能。问题是，人类固然是这些生物之一，却毕竟是万物之灵，我们既然不茹毛饮血、生吞活剥，而要讲究“食”的品质，当然对“色”也就有所讲究。最懂得“食”的人，往往要等果子在枝上熟透了才摘；最懂得“色”的人，是不是也应该有些耐性，像等果子熟一样，等自己发育到最成熟的阶段呢？

记得前几天，我带你到后院看刚萌发的芍药吗？我曾指着那些暗红色、叶子紧紧卷着，仿佛铅笔头的嫩芽说：“这些棵都会开花！”又转身，指着那才露头就展开小叶片，好像向春风招手地讲：“至于这些，看来萌发的早，却保证不会绽放！”你先不了解。直到我翻开两者的叶片，才惊讶地发现，早早展开的叶间，完全没有花苞的痕迹。至于紧包着的叶片间，则都有小小的花苞。它们未打开叶片，并非发育不良，而是为了保护珍贵的花朵啊！如此来说，你是否也应该忍耐着，不必早早伸展臂膀，向春情招手呢？

西方有句谚语：“爱就像火炉，关得愈紧，烧得愈旺。”医学界又发现，那些总是想着色的人，由于一天到晚，有潜在的冲动，所以性的表现上，反倒弱而短暂。如果你在四处挂上裸女画报，书包里摆上花花公子杂志，甚至皮夹里放些异色图片，是不是非但无益，反而可能让你容易胡思乱想，影响学习，甚至减弱你的性能呢？你的母亲叫你不要“火上加火”，我则为她的话增添了许多注解。

我不主张禁制，不主张放任，而主张疏导。疏导的第一步，是希望你能自珍、自制，如同那含蓄蕴藏的芍药，在未来开出丰美的花朵！当别人的五层楼完工时，你的地基可能还没有打好，如果因为羡慕别人五层楼的成绩，或被人落成的鞭炮声扰得心慌意乱……只怕你就没有资格去盖五十层的大楼了！

主题三 树立正确的爱情观

【案例引入】

刚进入职业学校学习，小刚就被一个女孩吸引。女孩美丽清纯而又充满活力。女孩的微笑和身影时常出现在小刚的脑海中，他时常对着黑板发呆，想着有关那个女孩的事情……他悄悄写了一张纸条：“我想和你做朋友，行吗？”

同学们，如果你是那个女孩你会怎么回答？

【心理剧场】

学会拒绝玫瑰

一、活动目的

1．使学生认识到拒绝他人，是表达尊重他人与尊重自己的合理方式。
2．使学生掌握拒绝的技巧，学会拒绝。

二、活动时间

20 分钟。

三、活动道具

几个写好情境故事的纸条。

四、活动程序

1．将全班同学分组，分别抽取一张写着事先拟好的拒绝他人求爱的情境纸条。
2．分组表演。
3．组织学生讨论：哪些拒绝方法恰当？哪些拒绝方法不恰当？
4．教师进行点评和总结。

五、活动感悟

____

____

【知识视窗】

人的感情大致可以分为三种：亲情、友情和爱情。我们每个人从降生的那一天起，在漫长的生命中毫无例外地都会经历这三种情感，但唯独爱情最让人困惑。爱情是人类特有的一种情感体验，它总会不期而至，谁也不知道丘比特之箭什么时候会射中自己的心。爱情没有早晚和对错之分，错的是只追求精神与肉体享受，只在乎缘分感觉和爱的过程。美好的、健康的爱情是志同道合的，双方都懂得爱情是一种相互理解、相互信任，同时也是一份责任和奉献，更要明白爱情是生活锦缎的花朵，是人生的一部分。树立健康的爱情观念，对职校生的生理、心理以及未来的发展都有重要的推动作用。

一、发展健康的恋爱行为

1. 恋爱言谈要文雅

双方在交谈中要诚恳、坦率、自然，不要出言不逊，污言秽语，举止粗鲁。男生不要为了显示自己而装腔作势；女生不要为了取宠而矫揉造作。在相互了解的过程中，不要无休止地盘问对方，使对方有窒息的感觉，应该尊重对方的隐私，给对方留出自由空间。

2. 恋爱行为要大方、理智

相互交往时，不要到隐蔽的地方去，接触行为要注意分寸，要给女孩子安全感。恋爱中引起的性冲动，一方面要注意克制和调节，另一方面要注意转移和升华，比如打球、逛书店、爬山等各种娱乐活动。把恋爱行为限制在社会规范内，就会使爱情沿着健康的道路发展。

3. 相互接触要高雅，避免粗俗化

高雅的接触动作能产生爱情的愉悦感，以及能在双方心里树立高大、庄重和可贵的形象。而粗俗的接触动作，往往使对方产生不尊重、不珍惜的心理，有损于爱情的纯洁与尊严，有损于学生的形象，从而引起情感分离，同时也削弱了别人对自己的良好印象。

4. 交往过程要平等相待、互相尊重

双方在交往过程中不要拿自身的优点和对方的不足相比，这样会让对方有厌恶的感觉。也不要想方设法考验对方或摆架子，这些都可能挫伤对方的自尊心，影响双方的正常交往。

二、培养爱的能力与责任

爱是一门艺术，更是一种能力，需要我们终身学习。

1. 培养爱的能力

爱的能力是指爱别人和接受别人的爱的能力。如果一个人心中萌发了爱，能够在理智分析之后，敢于表达，这是爱的能力。如果一个人面对别人的爱，能及时准确地做出判断，并做出接受、谢绝或再观察的选择，这也是爱的能力。即使当一个错误发生以后，需要的不是冲动、抱怨、自责或者惩罚，而是理性的处理或者弥补。我们无法改变已经发生的事情，抱怨、自责只会让错误扩大化，而惩罚更是要不得，否则，就会给我们今后的人生留下终身的遗憾。培养自己爱的能力，就要了解自己需要什么，适合什么，懂得爱是什么，健康的恋爱观是什么，对万事万物保持敏感和热情。

2. 学会拒绝爱的能力

面对不愿接受的爱情，要有勇气拒绝。拒绝爱要注意两个方面：一是面对自己不愿接受的爱情，要果断地说“不”，如果优柔寡断或屈服于对方的穷追不舍，对双方都是不利的；二是要掌握恰当的拒绝方式，面对别人的爱时，慎重考虑之后，态度明确、语气和缓地拒绝，既是对他人的尊重，也是自珍，同时也是对一个人道德情操的检验。简单轻率，恶语相加的做法是很不妥当的。

3．培养选择恋爱时机的能力

选择恋爱时机是指何时谈恋爱为宜。对于工作后经济独立的青年来说，恋爱是生活中首要解决的事情。而正在成长中，还依靠家庭经济支持的在校生，恋爱对于自己的身份和任务是完全不相符的事情，无论从年龄、知识和经济基础等方面来说，都尚未达到爱情所能够承担的能力，成熟的爱需要成熟的时机。所以，对于职校生而言，请不要跟着感觉走，静下心来，学会等待爱情的瓜熟蒂落。

4．发展爱的能力，培养爱的责任

广泛意义上的爱，是我们对亲人、朋友、同学、祖国、人民以及万事万物的关心和爱护。发展爱的能力，就是要培养无私的品格和奉献精神，以及培养处理问题的能力。如果心中有大爱，才能恋爱，才能有效地化解恋爱和家庭生活中的矛盾纠纷，才能创造出幸福美满的爱情。

三、提高失恋承受能力

职校生不但要有爱的能力，而且也要有承受失恋的能力。

1．理智看待问题

对待失恋要有正确的态度，如果失恋后能做到失恋不失志，失恋不失德，采取理智的、道德的行为，这就是承受失恋的能力。当爱情受挫后，我们用理智来驾驭感情，通过分析原因，总结经验教训，寻找解决问题的方法和途径，并认识到恋爱不是生活的全部，在人品优良、自身条件优越的情况下，恋爱才能顺利发展，爱情才会美满幸福。

2．学会处理不良情绪

失恋后，有人也许会产生一些不良情绪，可以通过一些方法适当地情绪调节、宣泄和转移来减轻痛苦，使自己的思想得到升华，如合理化效应、“酸葡萄效应”、换位思考效应等方法。我们可以把失恋看作自己成长中的一种经历，这种经历可以使自己更快地成熟起来。

总之，爱情是人生的一个重要内容，作为青少年一定要理智思考、慎重对待，才能使恋爱的花朵绽放，才能将爱情的硕果收仓。

【爱心小天使】

爱情的意义就在于帮助对方提高，同时也提高自己。唯有那因为爱而变得思想明澈，双手矫健的人才算爱着。

——车尔尼雪夫斯基

【心灵启迪】

抉　择

一位 16 岁的很优秀的职高一年级男生，认真地与同班的一位女孩相恋了，男孩的父亲与儿子进行了一次属于两个男人间的朋友式的谈话。

父："儿子，你是不是觉得她是最好的女孩？"

子："我觉得我认识的女孩里她最可爱。"

父："爸爸相信你的眼光。但是你才上高一，你认识的女孩有多少？"

子：……

父："你16岁就有了女朋友，这女孩是到目前为止你认识的最好的朋友，可是，你今后会有更多的机会，到那时你该怎么办？你会不会后悔？"

子："可是，现在让我离开她，我会很痛苦。"

父："你初三时买的随身听呢？"

子："后来你给我买了MP4，我就把那个送人了。"

父："这就叫作一山更比一山高。你知道把握好每一个属于你的机会，你的成就只会比今天大，你的世界只会比今天更宽阔，到时候你的选择只会比今天更好、更适合你。如果你现在与这个女孩真有那份情缘，到时候再让它开花结果多好。儿子，一个人一生不可能不做些让自己后悔的事，但是，人生大事只有几件，后悔了，就遗憾终生。"

子："爸爸，我懂了……"

与其匆匆步入爱河，不如静静地等待它的成长。无论干什么，起点都要高，爱情也要有个较高的起点。人生最关键的只有几步，"人生大事只有几件，后悔了，就遗憾终生"。

【照镜子】

从叛逆走向成熟，从懵懂走向睿智，那一年的极速青春，我懂了太多、太多……

人生最关键的只有几步：学业、事业、爱情。人生大事只有几件，后悔了，就遗憾终生。对照"心灵启迪"里的"抉择"，我懂了爱的承担：我还是个幼稚的职校生，还没有掌握从事某种职业活动的能力；还不真正了解自己喜欢的异性；还不具备成熟的责任感等。总之，现在我还不具备爱的能力。如果我现在恋爱了，它给我带来快乐的同时，也会带来更多的烦恼，那么，我该怎么办呢？我想只有一个办法：培养爱的能力，学会等待。

【精品赏析】

爱情似油灯

一位悲伤的少女求见爱神。

"爱神，你掌管着人世间的爱情，现在，我有件事想请教您，希望您能帮助我。"

"喔，可怜的孩子，请说吧。"爱神说。

少女停顿了一下，忧伤的声调令人心碎："我爱他，可是，我马上就要失去他了。"少女流泪了。

"孩子，请慢慢从头说吧，怎么回事？"爱神慈祥地说。

"我与他深深相爱着。他以他的热情，日复一日地用鲜花表达着他对我的爱。每天早上，他都会送我一束迷人的鲜花，每天晚上，他都要为我唱一首动听的情歌。"

"这不是很好吗？"爱神说。

“可是，最近一个月来，他有时几天才送一束花，有时，根本就不为我唱歌了，放下花束就匆匆离去了。”

“唔？问题出在哪儿呢？你对他的爱有变化吗？”

“没有，我一直从心里深深爱着他，但是，我从来没有表露过我对他的爱，我只能以冰冷掩饰内心的热情。现在他对我的热情也在慢慢逝去，我真怕，真怕有一天我失去他。爱神，请指教我，我该怎么办？”

爱神听完少女的诉说，从屋里取出一盏油灯，添了一点儿油，点燃了它。

“这是什么？”少女问。

“油灯。”

“点它做什么？”

“别说话，让我们看着它燃烧吧。”爱神示意少女安静。

灯芯嘶嘶地燃烧着，冒出的火苗欢快而明亮，它的光亮几乎映亮了整个屋子。

然而灯油越来越少，灯芯火焰也越来越小，光线变弱了。

“呀！该添油了！”少女道。

可是爱神示意少女不要动，任凭灯芯把灯油烧干。最后，连灯芯也烧焦了，火焰终于熄灭了，只留下一缕青烟在屋中飘绕。

少女沉思了一会儿，恍然大悟，拜谢爱神而去。

爱情就像一棵幼苗，它需要两个人精心的呵护。没有付出只有享受的爱情迟早都会枯萎。

第二节　坚定自我　抵御诱惑

同学们，世界是丰富多彩的，生活是复杂多变的，欲望是多种多样的，每个人的人生之路都会有许许多多的十字路口，都会遇到多种选择、各种诱惑，你会识别和判断吗？你能把握好你自己吗？你懂得怎样拒绝不良诱惑吗？

主题一　大千世界　无奇不有

【案例引入】

普罗米修斯从天上盗火种送给人类，使宙斯非常恼火，为了惩罚人类，让灾难也降临人间，宙斯命令诸神用泥土制作了一个绝美的女人，名叫潘多拉。宙斯给了潘多拉一个密封的盒子，让她送给娶她的男人。之后，宙斯命令使神把潘多拉带给普罗米修斯的弟弟耶比米修斯，做他的妻子。普罗米修斯深信宙斯对人类不怀好意，告诫他的弟弟不要接受宙斯的赠礼。但耶比米修斯为美色所诱惑，没有听从哥哥的劝告，娶了美丽的潘多拉。后来，潘多拉打开了魔盒，一股裹挟着疾病、疯癫、灾难、罪恶、嫉妒、奸淫、偷窃、贪婪等各种各样祸害的黑色烟雾从盒子里飞出，散落在人间大地。从此，人类的生活充满了灾难和痛苦，饱受着折磨。你了解生活中的不良诱惑吗？

【心理剧场】

说说身边的不良诱惑

一、活动目的

1．了解身边的不良诱惑有哪些。
2．明白不良诱惑的危害是什么。

二、活动时间

20 分钟。

三、活动道具

纸和笔。

四、活动程序

1．分组讨论以下问题：
（1）你知道现实生活中有哪些不良诱惑吗？
（2）这些不良诱惑的危害是什么？
2．每组把讨论的结果进行整理。
3．每组派代表发言。
4．教师进行总结。

五、活动感悟

____

____

【知识视窗】

大千世界五光十色，无奇不有，在我们的周围存在着太多的诱惑，既有积极诱惑，又有消极诱惑。职校生正处在人生的花季，充满好奇，渴望去了解，去体验。那么，你了解不良诱惑及其危害吗？

一、认识不良诱惑及其危害

1．名牌产品的危害

随着人们生活水平的不断提高，青少年对穿戴、用品的要求越来越高，有的同学一味地追求时尚、追求名牌，全然不顾家庭经济状况而盲目从众，甚至用不法手段来满足自己的欲望，注意力从学习转移到了名牌产品上，也给家庭带来了沉重的经济负担。

2．香烟的危害

一部分职校生看到成年人和同伴手拿香烟装酷的姿势和吐烟圈的潇洒，经不起香烟的诱惑沾上了抽烟的习惯，经常在校外、校内隐蔽的地方，甚至躲到厕所里满足烟瘾。香烟中含有尼古丁和焦油，青少年长期吸烟对正在发育的身体百害而无一利。

3．酒的危害

现代的职校生交友、庆祝生日时也会借酒助兴。他们年龄尚轻，喝起酒来不加节制，往往喝得“烂醉”；还有学生有了生活或者学习的烦恼就借酒浇愁，这样不仅有害身体健康，而且容易凭着酒胆惹是生非，造成不良后果。

4．赌博的危害

社会上的赌博违法行为影响着青少年，如游戏厅的赌博机、地下赌博“六合彩”等。有的学生拿着生活费去赌博，更有甚者为了筹集赌款去借钱、偷钱、骗钱，这些学生浪费了大量的学习和休息时间，严重影响了学习及心理健康，有的甚至走上了犯罪的道路。

5．黄毒的危害

处于性萌动时期的青少年渴望了解性知识，就通过黄色书刊、黄色电子产品、黄色网站来满足自己的想法。但由于他们分不清爱情与色情、高尚与庸俗、合法与非法的界限，自控能力薄弱。所以，看了黄色产品后就精神萎靡，无心学习，严重者会想法发泄性欲，导致青春少女怀孕、感染性病，包括艾滋病，更严重的甚至走上犯罪的道路。

6．毒品的危害

现实中，青少年吸毒已成为一个触目惊心的严重问题。来自国家禁毒委员会办公室的数字表明，我国最近几年青少年吸毒的比例始终在吸毒人口中占 80%左右。一项调查表明，在青少年吸毒者中，80%以上的人是在不知道毒品危害的情况下吸毒成瘾的。吸毒成瘾后很难戒掉，对人的毒害也更大。它不但损害身体，而且还会使本人自残、自杀，甚至倾家荡产、家破人亡、危害社会，诱发刑事犯罪。毒品猛于虎，毒品是魔鬼！

7．传销的危害

传销有两种形式，现实传销和网络传销。传销分子会利用 QQ 聊天工具，以“谈恋爱”、“找工作”、“出来旅游”和“高额收入”等借口，引诱一些人来到传销组织。刚出校门、涉世未深的青少年，极易受骗上当。传销不仅给我们造成了经济损失，而且还有害身心健康，甚至引发犯罪行为。

8．玩乐的诱惑

随着经济的发展，旅游业和娱乐业发展迅速，如 KTV、洗浴中心、足疗馆等遍布城市的各个角落。这些场馆以高额的薪金诱惑着青少年，有的学生经受不住金钱的诱惑而掉进陷阱。虽然他们获得了金钱，却荒废了学业，并且染上了很多不良习气。

二、正确看待各种诱惑

1．学会辨别诱惑

世界万物，五彩缤纷。根据人的需求，人、事、物都可能是诱惑。有对人产生消极影响的不良诱惑，如黄、毒、赌等；有对人产生积极向上的诱惑，如荣誉、利益等。如果我们能正确地辨别诱惑，就能利用积极性的诱惑（但也必须适度才称其为积极性的诱惑）促使自己上进。

2．正确看待诱惑的两面性

经济在发展，世界在变化，诱惑也越来越多。在诱惑面前，我们必须正确看待。

诱惑，其实就是一把“双刃剑”。从积极向上的角度看，它是我们想要达到的目标，对我们实现目标起到一种激励、鼓舞的作用，同时它也是人生道路上的鞭策者，有利于调动和发挥人的主观能动性，发挥出自己的卓越才能。当然，从消极颓废的角度看，如果向往不良诱惑和过度向往正面的、高层次的诱惑，个体很快就会被异化，丧失自我，从而拜倒在诱惑的脚下。只有正确看待诱惑，才能有效地利用这把“双刃剑”助己成长。

三、珍爱生命，远离诱惑

嫩绿的小草点缀着大地，翠鸟在树丛中婉转啼鸣，花儿在阳光下绽放，鱼儿在水中自由漫游……生命是如此的美丽！我们生活在欣欣向荣、生机勃勃的时代，感受着充满朝气和希望的世界。生命是如此的精彩，我们怎能不珍爱生命呢？

在我们呱呱坠地的一刹那，父母赐予了我们最宝贵的生命；在我们成长的花季里，在我们睁大好奇和求知的眼睛看着世界的时候，进入我们视野的有阳光和蓝天碧水，有亲人关爱的身影。可是，阳光下也有阴影，走进少年管教所，叩问那一颗颗年轻而扭曲的心灵；查访黑网吧，目击那一张张如醉如痴的稚嫩面孔；走访学生、家长，聆听他们的真实倾诉……可以发现，是种种不良诱惑在吞噬年轻的心灵！

青春是什么？青春是早晨八九点钟的太阳，是长出翅膀翱翔蓝天的纯真的心灵，是志在天下的抱负，是绚丽多彩的理想。但是，青春一旦和不良诱惑结缘，立刻就枯萎。

总之，我们的生命只有一次，是宝贵的，也是脆弱的。我们是祖国的未来，民族的希望。为了自己的身心健康、学业成功、美好的前程，让我们从现在做起，从我做起：珍爱生命，远离诱惑！多读一本好书，和高尚对话；积极参加健康有益的活动，感受快乐，增长知识；多倾听来自父母、教师和同学的声音，提高自身明辨是非、抵制不良诱惑的能力。愿我们呼吸着书香校园的清新空气，让生命之花开放得更加绚丽多彩！

【爱心小天使】

我 16 岁时，爸爸教我三件事一定不可以做：一是绝对不能吸毒，二是绝对不能加入黑社会，三是绝对不能赌博，我一直牢记心头。假如你想有我一样的体魄，记住远离毒品。

——成龙

【心·灵启迪】

谁能帮我抹去戒毒所的经历

王培是兰州市公安局强制戒毒所六大队未满 18 周岁的戒毒学员。她黑红的脸上还带着年少的稚气，却已经有了五六次服食摇头丸的经历。

王培来自单亲家庭。“我和继母的感情不好，所以经常感觉到特别烦。烦的受不了的时候，就喊上社会上的朋友一起去迪厅玩。”在迪厅里，她自愿吃下摇头丸，当初的想法仅仅是“可以彻底放松一下”。

“我戒毒以前经常和那些社会上的人在一起，平时想蹦迪的时候就打电话联系。他们都知道我的情况，对于他们的情况，我只知道名字、年龄，其他的都没问。”王培说，乱交社会上的朋友是造成她连续吃摇头丸的主要原因。

“对于回家面对父亲，我感觉压力应该不大，因为他那么爱我。虽然我犯错了，可我想父亲终究会宽容自己。可社会上的人就不一定了。别人不会管你说什么，反正你是进过戒毒所的了，那肯定就是吸过毒的。”

王培对从戒毒所出去后的境遇并不乐观。“肯定会影响找工作的，因为戒毒所里的这段经历，是隐藏不了，也抹不掉的。”

说到这里，王培咬住了嘴唇，微微低下了头。

为摆脱家庭亲情缺失带来的烦恼而吸毒，最终给自己带来的是无尽的后悔。

【照镜子】

我是一个阳光、积极上进、没有不良行为的职校生。我感谢父母，感谢老师，是他们的谆谆教诲和无微不至的关怀，使我成长为一个身心健康的人。我能否始终使自己远离各种不良诱惑？我的意志能否抵御诱惑？面对自己内心的镜子，我大声地说：“我能做得到。”我知道，今后的路还很长，可能还会面临新的诱惑。面对诱惑，我要守住自己的精神家园，洁己身，正己行，提高警惕，加强免疫能力的修养，始终洁身自好。

【精品赏析】

淡泊人生

当今社会，市场经济繁荣，思想文化多元。人们崇尚时尚，寻找刺激，追求享乐，处处充满了机会，同时也处处布满了陷阱。面对繁华浮躁，面对纷扰诱惑，能够做一个真实的自我，无须虚伪，无须奉承，无须圆滑，认认真真做事，踏踏实实做人，实在难能可贵。这样的人会被世俗认为不通世故，不合事宜。但是，在我心灵深处，还是崇尚做一个真实的自我。尽管一路走来磕磕碰碰，但却无悔于自己的选择。

在人生舞台上，还原真我，尽量剔除演戏的成分。需要人生的智慧，更需要一种淡泊宁静的心态。与淡泊相反的是人类的欲望。要扼制住人的过度欲望，不使其成为脱缰的野马，既要靠一个人的思想修养，又要靠勇气和信心。人只要具有了淡泊之心，才不会为尘俗所迷，为物欲所困，为诱惑所动。也才会心境明净，不容尘埃。

当然，淡泊不是安贫乐道，更不是甘于平庸，不思进取。淡泊是为人处世的人生情怀，更是一种令人向往的人生境界。古人云，不以物喜，不以己悲。先贤的智慧，穿过悠久的时光隧道，至今仍然在指导着我们生活的方向，温暖着被尘俗蒙蔽的人心。

人生苦短，岁月易老。一个人如果欲望太多，金钱、权力、美色，什么都想得到，什么都不肯释怀的话，那么生命该如何承受重负，人生又怎能获得快乐呢？因此，在人生的旅途，追求一种淡泊，坦然面对生活赐予你的一切，包括所有的磨难和不公。用平和淡定的心态去看待社会现实中的一切。不惊荣辱，不计较得失，也许我们就会活得轻松，活得自在，活得精彩，活得有滋有味。“万绿丛中一点红，动人春色不需多。”生活中，懂得了一个“淡”字，人生的无限风光就尽在其中了！

淡泊，也是人生的一种潇洒。面对红尘喧嚣，面对繁华诱惑，保持一种神定气闲，留一份淡泊给自己，生命自然就会月白风清，天高云淡。

主题二 内心世界的欲望

【案例引入】

17 岁的小郑是高中一年级的学生，看到有的同学用着时髦的苹果手机，他也很想买一部，但由于家庭经济条件所限，无法购买。恰巧，他在网上认识了一个网友，自称可以通过卖肾赚到一大笔钱。经双方商定，以 2 万元的价格成交，那人带他到医院摘除了他的一个肾。他用卖肾的钱如愿以偿地买到了苹果手机。父母很快发现了他身上的伤疤，在父母的逼问下，小郑才说出了实情。于是，父母带他报了案，然而他提供给警方的三个卖肾中介的电话再也没有开过机。现在小郑的身体每况愈下，这令他追悔莫及。

同学们，你有欲望吗？怎么满足内心的欲望？

【心理剧场】

学生名牌消费心理论坛

一、活动目的

1．使学生了解过度的物质消费带来的危害。
2．树立正确的消费观。

二、活动时间

30 分钟。

三、活动道具

三个讨论题。

四、活动程序

1．全班同学分成若干组。

2．每组同学都要讨论以下几个问题，每个同学都要把自己思考的答案写下来。

讨论一：小丽的同学买了新款苹果牌手机，玩着很酷。小丽很羡慕，打算回家跟妈妈商量也去买一台。你怎么看待小丽的行为？

讨论二：在同学们的消费中存在很多喜新厌旧的现象，如频繁更换手机。你是如何看待这一现象的？

讨论三：部分职校生已吸烟成瘾，如果你是其中一个，请分析吸烟成瘾的心理因素是什么。

3．每组派一名代表上台发言，阐述本组的观点。

4．老师进行总结发言。

五、活动感悟

____

____

【知识视窗】

在诱惑繁多、物质丰富的现代社会里，每个人心中都会有强烈的欲望。青少年处于心理状态较为脆弱、价值观不稳定的时期，极易对物质享受和不良诱惑产生强烈的欲望。我们该怎样正确对待各种欲望，在大千世界中不迷失方向，不失去自我呢？

一、正确理解欲望

对于欲望，古人早就有深刻的认识。《老子》云："五色令人目盲；五音令人耳聋；五味令人口爽；驰骋畋猎，令人心发狂；难得之货令人行妨。"

欲望，通常指驱使人向往、追求某种东西的内在动力。欲望的性质可分为三种：正面、负面、中性。正面的欲望需要发扬，如想取得名次的欲望；负面的欲望需要压抑，如接近黄毒的欲望；中性的欲望也要适度，如对钱财、地位、饮食、睡眠等的向往。这些欲望本身没什么好坏之分，但它们一旦和人们的贪、嗔、痴相连，就会起到消极影响。

二、促使欲望产生的心理因素

1．爱慕虚荣，相互攀比

虚荣心理是一种自我膨胀的心理，是追求表面荣誉的自我意识，是被扭曲、被夸张的自尊心和荣誉感。日常生活中，有些人一味地追求名牌、追求时尚，否则，便觉得在同学朋友面前"没面子"，即使家境贫寒，也要打肿脸充胖子。一旦家庭满足不了他们追求高档生活的要求，他们就苦恼无比，产生自卑，甚至以牺牲人品为代价进行坑蒙拐骗，这些行为都是受虚荣心的支配而产生的。

2. 玩乐享受的心理

社会的飞速发展给人们带来了丰富的物质享受和多元文化的冲击，再加上年青一代又很少受到艰苦生活的磨难，所以一些学生经不起物质享受的诱惑，就滋生了贪图享乐的欲望。他们希望不用辛苦劳动就能谋取利益，就能满足自己的欲望，持着这样的心理，娱乐场所就成了他们光顾的地方。

3. 好奇心的驱使

正处于青春期的学生，求知欲旺盛，好奇心强，又易冲动，对各种事物特别是感兴趣的事物，都有一种想要得到或尝试的欲望，从而不择手段地去接近诱惑。由于他们社会阅历浅，经验少，再加上诱惑往往给人展现的都是美丽的外衣，让青少年难以分辨，更加向往。

4. 摆脱烦恼

一些职校生在学习和生活中受到挫折，如学习成绩差、人际关系紧张、缺少父母的关爱等。这些学生承受着来自父母和社会的巨大精神压力，虽然几经努力，但学习成绩仍不尽如人意，他们就会将注意力转移到其他可能让自己成功或可以麻醉自己的领域里，比如借饮酒、吸烟、上网等方法消愁解忧，逃避现实，寻求解脱。

三、把握好欲望

1. 欲望是动力

因为人类有欲望，文明才得以产生和发展，世界才得以飞速进步。如果没有人想跑得更快，汽车就不会诞生，可能连自行车都不会出现；如果没有人想要飞上天空，现在能飞翔的依然只有鸟类。

因为我们有欲望，想生活得更好，想让父母和家人更加幸福，所以我们才会努力学习、不断进步，取得更好的成绩。从古到今，凡是事业有成的人，都是有欲望、有追求的人。

欲望的动力作用，同样也适用于消极堕落。如果我们产生了接近不良诱惑的欲望，这个动力就加速了我们堕落的脚步，使我们步步走向深渊，自毁一生。

2. 贪婪是魔鬼

欲望是面包，贪婪是魔鬼。人要有欲望，但不能贪婪。饥饿的时候应该满足自己，让自己吃饱；但是每顿饭都想吃鱼翅就属于贪婪，即使你有能力这么吃也不应该这样做。

有些东西虽然你可以得到，也不能毫无克制，比如我们面前有取之不尽的黄金，一次能拿走多少就全归你，也许自己的体力只能拿 80 斤、100 斤，想得到 1000 斤是不可能的。贪婪是对欲望的无限放纵。

欲望让人努力、使人进步，但贪婪却只能使人犯错甚至犯罪。贪婪最大的魔力在于能让人放纵自己、迷失自己，甚至毁灭自己。抢劫银行 1000 万的犯罪分子，生活中真的需要 1000 万元吗？也许他努力工作，每个月挣到几千元就能幸福地生活，但是，他的贪欲使他头脑发热，走向犯罪。

3. 把握好欲望

现今社会中有一种生活原则是能挣会花，就是拼命地挣钱，奢侈地花钱，看起来是工作、享乐两不误。但是，大家想过没有，在享乐中花掉的是什么？花掉的是生命！因为钱是用时间和精力换来的，而时间和精力就是生命。其实，一个人的基本生活用简单条件就能解决，为什么要去奢侈呢？是因为我们要满足攀比之心和照顾虚荣之心。最后，以至于在物欲横流的社会中迷失了方向，失去了自我。

总之，欲望可以让我们的努力走向成功；贪婪只会让我们的努力处在危险之中。因为贪婪会让我们失去理智、孤注一掷，最后前功尽弃、一败涂地。我们必须把欲望看管好，一是不要有接近不良诱惑的欲望，二是不要让它越界变成贪婪，从而害己害人。所以，我们要对欲望有正确的看法，明辨欲望的利弊，让欲望成为自己成长的动力。

【爱心小天使】

金钱的贪求（这个毛病，目前我们大家都犯得很凶）和享乐的贪求，促使我们成为它们的奴隶，也可以说，把我们整个身心投入深渊。唯利是图，是一种痼疾，但贪求享乐，更是一种极端无耻、不可救药的毛病。

——郎加纳斯

【心灵启迪】

虚荣心的代价

法国著名作家莫泊桑撰写的《项链》讲述的是路瓦德尔夫人虚荣心十足，她为了在一次宴会上出风头，特意从女友那里借来一条钻石项链。当她戴着项链在宴会上出现的时候，引起了全场人的赞叹与奉承，她的虚荣心得到了极大的满足。不幸的是，在回家的路上，这条项链丢失了。为了赔偿这条价值 36000 法郎的项链，她负了重债。之后，她经过整整十年的节衣缩食才还清了债务。而颇具讽刺意味的是这时对方告诉她丢失的项链是假的。路瓦德尔夫人通过“打肿脸充胖子”的方式来显示自我，面子观念的驱动，使她吃尽了苦头。

可怜的路瓦德尔夫人，命运太会捉弄人了！这是我看完文章后的第一感想。当再次回味起那篇文章时，我不禁回想：如果她不为了虚荣，会付出如此大的代价吗？虚荣心，一个可怕但无形的恶魔。虚荣会使坦诚的人走向虚伪。虚荣心强的人，常常有嫉妒冲动，看到别人的能力比自己强，地位比自己高，命运比自己好，外表比自己美，就感到不舒服、不痛快。甚至排斥、挖苦、打击、疏远、为难比自己强的人，有意或无意地做出损害这些人的事情来。

其实，仔细想一想，虚荣心每个人都会有。但是，有的人会把虚荣心转变为一种自尊心，使自己更加向上拼搏。这种人比那些虚荣心强的人活得更快乐。

法国哲学家柏格森说过：“虚荣心很难说是一种恶行，然而一切恶行都围绕虚荣心而生，都不过是满足虚荣心的手段。”虚假的荣誉是一个转瞬即破的肥皂泡，追求这种并不属于自己的虚假的东西一点用都没有；脚踏实地，通过奋斗，创造出属于自己的荣誉，才真正能领略出生活的价值。

虚荣心人人都有，但过度的虚荣心是最害人的。你要想让自己活得快乐、轻松，就必须从心里认清它的实质，并把虚荣心转变为一种自尊心，使自己更加向上拼搏。

【照镜子】

教室里，身穿阿迪达斯运动服的张强正跟同学们炫耀，说这身衣服如何贵，穿着是如何的舒适。同学们都投来了羡慕的眼神，他非常得意。同一个教室里，还有一位穿着朴素、成绩优秀、热心助人的李伟。面对这两位同学，我有没有追求名牌、贪图享受，不顾家庭经济条件的虚荣心呢？我有没有李伟同学的优秀品质呢？

【精品赏析】

凉白开与纯净水

每逢体育课的时候，就有很多同学带着纯净水，以备在激烈的运动之后，可以酣畅地解渴。

她也有。她的纯净水是乐百氏的。每到周二和周五中午，吃过午饭，母亲就把纯净水拿出来，递给她。接过这瓶水的时候，她总是有些不安。家里的经济情况不怎么好，母亲早就下岗了，在街头卖零布，父亲的工资又不高。不过她更多的感觉却是高兴和满足，因为母亲毕竟在这件事上给了她面子，这大约是她唯一能和班里那些时髦同学相比的时髦之处了。

终于，一次体育课后，一位同学发现她的水只是普通的凉白开。在同学们的讥笑声中，她感觉委屈和酸楚。她当即扔掉了那瓶水。“你给我的纯净水，是不是凉白开？”一进家门，她就问母亲。“是。”母亲说，“外面的假纯净水太多，我怕你喝坏肚子，就给你灌进了凉白开。”她看了她一眼，“有人说你什么了？”

她不做声。母亲真虚伪，她想，明明是为了省钱，还说是为了我好。“当然，这么做也能省钱。”母亲仿佛看透了她的心思，又说：“你知道吗？家里一个月用七吨水，一吨水八毛五，差不多六块钱。要是给你买纯净水，一星期两次体育课，就得六块钱，够我们家一个月的水费了。这么省下去，一年能省一百多块钱，能买好几只鸡呢。”

“有同学笑话你吗？”母亲又问。她点点头。“那你听听我的想法。”母亲说，“我们是穷，这是真的。不过，你要明白这几个道理：第一，穷不是错，富也不是对，穷富都是日子的一种过法。第二，穷人不可怜。那些笑话穷人的人才真可怜。凭他怎么有钱，从根儿上查去，哪一家没有几代穷人？第三，再穷，人也得看得起自己，要是看不起自己，心就穷了。心要是穷了，就真穷了。”她点点头。那天晚上，她想了很多。天亮的时候，她真的想明白了母亲的话：穷真的没什么。它不是一种光荣，但也绝不是一种耻辱；它只是一种相比较而言的生活状态，是她需要认识和改变的一种现状。如果她把它看作一件丑陋的衣衫，那么它就真的遮住了她心灵的光芒。如果她把它看作一款宽大的布料，那么她就可以把它做成一件温暖的新衣——甚至，她还可以把它做成魔术师手中的那种幕布，用它变幻出绚丽多姿的未来和梦想。

主题三　抵御诱惑　健康生活

【案例引入】

在非洲夏夜的草地上，一头强壮的驴子正在安详地吃草。一只小小的吸血蝙蝠悄悄地落在驴子的后蹄处，用它细小的舌尖轻轻地舔着驴子的脚踝处。起初驴子不断抬蹄或用尾巴来回扫动，渐渐地，觉得被舔得很舒服，不再烦躁，仍继续安静地吃草。就这样，驴子被麻醉了，蝙蝠一会儿就咬开了一个小口，与同伴轮流喝干了驴子的血。吸血蝙蝠仅仅施以舒适的诱惑，却将驴子在陶醉沉迷之中杀死。

同学们，你有过温水煮青蛙的经历吗？

【心理剧场】

辨别是非练习

一、活动目的

1. 认识生活中的一些现象。
2. 学会辨别是非善恶。

二、活动时间

20分钟。

三、活动道具

准备几个情境纸条（如“等价交换”、“打抱不平”、“为朋友两肋插刀”、“大方”）。

四、活动程序

1. 全班同学分成几组。
2. 每组组长抽取情景纸条进行角色游戏练习。
3. 讨论并判断这个游戏的是非。
4. 代表发言。

五、活动感悟

____

____

【知识视窗】

几句甜蜜的话语、网络游戏、烟酒、电视等在成人看来微不足道的东西，对于初涉人世的青少年来说，都有诱惑的可能，甚至造成伤害。我们应该把握好在校学习的大好时机，严于律己，加强自身修养，树立正确的人生观、价值观，确立崇高的人生理想，建立积极向上的生活方式，拒绝一切不劳而获的东西就能抵制诱惑。

一、铸造心中的是非标尺

1. 正确的是非观

学生中常常有这样的现象：你帮我写作业，我帮你游戏升级的等价交换；某些同学过生日大摆宴席，在同学们面前摆阔气；还有的同学为了义气帮朋友打架，致使朋友违法犯罪；等等。这些现象都是因为没有辨别是非，结果苦了自己害了别人。“是”指正确的，“非”指错误的。分辨是非是做人做事的首要条件，如果对人或事判断正确，就会良性发展；否则，就会陷入恶性循环。

2. 如何铸造是非标尺

（1）修道德，学法律

平时，我们要注重自己的道德修养，要不断加强对文化、科学和法律知识的学习，提高整体素质，逐步认识社会的复杂性，懂得什么是正确的，什么是错误的；什么事可以做，什么事不可以做，以免自己误入歧途。

（2）选择好的榜样

如果对生活中的事物确实判断不清，我们可以参照身边那些优秀的人，以他们为参照标准，比较自己的判断是否有误。

（3）学会理性分析

当我们遇到事情时，根据趋利避害的心理效应，首先要权衡这件事情对我们有多少利，有多少弊，再进行理性分析，最后做出抉择。

（4）树立美好理想

美好的理想是人生发展的动力，我们会为了这个理想而努力学习，也会为了这个理想而提高自己的修养，更会为了美好理想而慎重选择。

通过道德的陶冶，法律的知悉，榜样的选择，分析能力的提高，理想的确立等途径，一个人的是非善恶观会逐步清晰和坚定起来。

3. 用正确的价值观明辨是非

社会中的人是复杂多样的，从而产生了多层次的价值观：高尚的价值观是为社会服务；中庸的价值观是个人成功；低俗的价值观是追求清闲享受；邪恶的价值观是为达到目的不择手段。我们要理性分析、思考不同价值观产生的后果，在尊重别人价值观的同时，也要树立自己正确的价值观，从而用正确的价值观明辨是非。

二、正确对待社会影响

1. 抵制他人的不良影响

现实生活中，我们很容易受到他人不良行为的影响，包括自己的父母和亲朋好友。如果我们身边有痴迷赌博、沾染毒品等不良行为的人，对此我们要有正确的认识。我们要用自己正确的是非观、价值观，树立崇高的理想，去抵制他人的不良影响。

2. 正确对待媒体的信息

现代社会是信息快捷、多发的时代，有网络、电视、报刊、街头小报等传媒手段。这些大量的信息有正面的信息，也有负面的、诱惑人的信息。面对这些信息，首先我们要学会辨别。其次，要学会理性分析那些负面的信息。为什么会有负面的、诱惑性的信息呢？归根到底，都是物质利益的驱使。只要我们相信“天下没有免费的午餐”，任何诱惑对我们都是徒劳的。

3. 正确对待社会流行现象

社会在飞速地前进，物资交流方便发达，导致人们在马不停蹄地赶流行。有些流行只是娱乐一下，对人生并无大碍；有些流行一旦染上则毒害一生。青少年的个性正在形成中，对事物的分析比较感性，价值观也没完全形成，所以，流行对青少年影响较大。作为青少年时期的职校生，应该学会理性分析和正确对待社会中飞速流行的一些东西。

三、跨越障碍，正确选择

1. 为跨越障碍做好准备

（1）学会延迟满足

延迟满足是指一种为了更有价值的长远结果而主动放弃即时满足，反映了一个人自我控制能力的强弱，是心理成熟的表现。要增强抵抗诱惑的能力，就要学会延迟满足，从提高自己的自控能力做起。

（2）打破情面

如果我们的亲戚朋友为我们提供的信息，或者给予的物质对我们的成长是有利的，我们就接受并感谢。如果他们邀请我们玩电子游戏，给予我们有害健康的黄色信息或毒品等，我们一定打破情面，坚决拒绝。

（3）战胜自己

有人曾说：“最大的敌人就是自己。”面对诱惑，最大的困难就是战胜自己。如果我们有自制能力，那么诱惑只能是提供者的。

2. 培养广泛的兴趣爱好，树立美好的理想

一个人如果有了健康向上的兴趣爱好，也就有了较强的抵御诱惑的能力。所以，我们应该努力培养自己对学习的兴趣，对科学的探究，对新生事物的好奇心，积极参加有益身心健康的文化娱乐活动，丰富自己的精神生活，彻底摒弃“享乐至上”、“金钱至上”、“今朝有酒

今朝醉，只图潇洒走一回”的消极生活方式。

总而言之，做个有心人，坚持正确的人生观、价值观，做自己该做的事情，外界的诱惑只能望而却步。

【爱心小天使】

年轻人要过一段“潜水艇”似的生活；先短暂隐形，找寻目标，耐得住寂寞，经得起诱惑，积蓄能量；日后方能毫无所惧，成功地浮出水面。

——刘墉

【心灵启迪】

成功的广告

一位教授对一个商人说：“上个星期，我的伞在伦敦一所教堂里被人拿走了。因为伞是朋友作为礼物送给我的，我十分珍惜。所以，我花了几把伞的价钱登报寻找，可还是没有找回来。”

商人说：“我时常做广告的。登广告大有学问。我给您再写一个广告。如果再找不到伞，我买一把新的赔您。”

商人写的广告见报了。次日一早，教授打开屋门便大吃一惊。原来院子里已横七竖八地躺着六七把雨伞。这些伞都是从外面扔进来的。

教授自己的那把黑色绸伞也夹在中间。好几把伞还拴着字条，说是没留心拿错了，恳请失主勿将此事声张出去。教授把这个情况告诉了商人，商人说：“这些人还是老实的。”

你知道商人的广告是怎么写的吗？

商人的广告是这样写的：

“上星期日傍晚，有人曾见某君从教堂取走雨伞一把，取伞者如不愿招惹麻烦，还是将伞速速送回布罗德街10号。此君为谁，尽人皆知。”

在诱惑面前人人都有动摇的潜意识，但是每个人必须有自己的原则，必须在诱惑面前用勇气去克服它。如果有人真的拜在诱惑的脚下，那么你就应该用有效的手段将他唤醒。

【照镜子】

站在镜子前，我看到了一个偷偷在黑暗的角落里学着吞云吐雾的我，黑暗中的那个我是那么的孤寂，那么的迷茫。噢！一颗缺乏约束的心灵是空虚的、游离的，就如同断线的风筝，失去了根的大树。难道只能任由那个我走向堕落？走向黑暗吗？这时理性的我站出来说：“不！人的一生，总是要经历许多不可预测的事情，但是守住最后的防线，心存高洁，不做灵魂上的背叛者，这是我应该学会并坚守的。”是啊，如果我没有自制力，任由冲动和激情支配，我可能会放弃道德，随波逐流，最终成为追逐欲望的奴隶。用定力抵制诱惑，让自己有时间思索人生、规划人生，获得一份心灵的宁静！

【精品赏析】

有道德，是因为受的诱惑少

曾经有位哲人做过一个实验：他问两个男人，如果有人出 100 元买你们的妻子，你们是否愿意，两人都摇摇头。他又问道：如果出 100 万呢？其中一个点点头。他继续问道：100 亿元呢？结果另一个人也点了头。

100 元的价格，两个男人都是道德的，100 万元时一个男人走向了不道德，100 亿元时另一个也下了水。

是不是 100 亿元的男人更道德些？我不敢肯定，但有一点可以肯定，前者比后者经得起诱惑些，他抗诱惑的临界点更高。因此，他可以保持更多生活道德的风范。

英国大哲学家罗素说过：人之所以有道德，是因为受的诱惑太少。

我不敢苟同大哲学家的观点，因为在如今这个五光十色的人类社会中，权力、金钱、美色等如同一把把利剑高悬于我们的头上，自始至终伴随着我们走完人生的路程。面对如此众多的诱惑，我们不可能纯洁到视任何诱惑而不动心的地步。但我们可以提高自己抵制诱惑的临界点，因为面对 100 亿元的诱惑毕竟不多。但是也有很多人喜欢在小的利益面前贪得无厌，对这样的人也应该采取相应的策略，既保持自己的合理的利益，又对其是一种警觉。

古人曾讲：“见利思义。”在网络、毒品等的诱惑面前，人一定要保持一个平常心，这样的话，你才不会最终拜倒在诱惑面前，不会最终弄得不可收拾。但是人毕竟在面临诱惑的时候有一个心态的调整过程，如何使自己不至于陷入诱惑的泥潭？“见贤思齐焉，见不贤而内自省也”，也许是最好的办法。

第三节　开美丽的花　结坚实的果

青春岁月，亲情如桨，友情如舟，爱情如花；青春是塑造健全人格、完美气质的关键期。青春的你们，哪个不希望拥有亲情、获得友谊、收获爱情？然而，年龄尚轻的你珍惜已拥有的亲情了吗？你了解友情吗？你知道如何塑造健全的人格和完美气质吗？本节将引领你正确认识和解决这些问题，从而快乐生活，热爱青春，为青春增彩。

主题一　亲情和友情

【案例引入】

王刚与刘洋是邻居，又是同学，两人经常一起学习，一起玩乐，是一对形影不离的好朋友。一次因为一点小问题两人发生了争执，吵了一架之后谁也不理谁了。王刚虽然表面上一副无所谓的态度，心里却是很不好受，但他又不好意思先主动打招呼，觉得会没面子。没过多久，刘洋给他发了个信息邀请他周末放假去看电影，王刚很高兴，暗自笑话自己：小心眼，怎么不是你主动哦。

同学们，假如你是王刚，你有什么感受？

【心理剧场】

友谊地久天长

一、活动目的

1．帮助学生体会友谊的重要性。

2．让学生体会友谊带来的快乐，使学生学会如何建立和维护友谊。

二、活动时间

25 分钟。

三、活动道具

歌曲《友谊地久天长》、《朋友》。

四、活动程序

1．播放歌曲《朋友》，学生仔细聆听，大家也可以一起唱。

2．让学生向大家介绍自己的朋友。然后说出为什么喜欢和她（他）交朋友，在交往中你是怎么做的。

3．学生交流交往的学问及交友的技巧。

4．播放歌曲《友谊地久天长》。

五、活动感悟

____

____

【知识视窗】

同学们，人世间的感情很多，但亲情、友情和爱情如同空气、阳光和水，滋润着我们的生活，彰显着他们的价值。著名作家刘心武说："人生一世，亲情、友情、爱情三者缺一，已为遗憾；三者缺二，实为可怜；三者皆缺，活而如亡！"爱情的话题，我们在前面已进行了探讨，这里就不再赘述。那么，亲情、友情是什么呢？

一、感知亲情

亲情，在我们还孕育在母体里的时候就随我们而至，生命历程中养育自己的生身父母，情同手足的兄弟姐妹。正是血浓于水的亲情，谱写着我们多彩的人生，维系着这个社会的生存与发展。当我们遭遇委屈时，有亲人的安慰；取得成绩时，有亲人快乐的分享；生病时，有亲人悉心照料；困难时，有亲人在第一时间的慷慨相助。亲情是遮风避雨的港湾。有了亲情，我们的人生旅途不再寂寞；有了亲情，我们的喜、怒、哀、乐有了共鸣；有了亲情，我们的人生充满阳光。但是，在现实生活中，有的人对亲情熟视无睹，表现出冷漠的态度，如不关心父母、不理解父母的苦衷，把父母的苦口婆心、叮咛嘱咐被当作敌意的管教……

亲情是一种血肉相连的情感，是一笔超越时空的财富，无论离得多远，隔得多久，都可以享用它们。有了亲情储蓄，即使在物质上很贫困，精神上却是富有的，而不懂得或丢失了亲情的储蓄，无异于泯灭了人的本性和良心。

常言道，父爱如山，母爱似水。母爱温柔似水，父爱深沉似山，山水相间，山水相映，奏响了一首幸福的爱之歌。“任何人都可以背叛你，抛弃你，但永远有两个人支持你，那就是你的父母。”感知亲情，请珍惜宝贵的、不可再生的亲情吧，它是我们心理能量的发源地。

二、珍惜友情

人的一生会接触很多人，通过与朋友分享快乐与忧伤，我们可以获得情感上的支持，减少孤独等负面情绪，能够降低消极情绪，提高幸福感；在遇到困难时朋友之间的互相鼓励、支持和帮助，能够使人充分感受到需要与被需要、支持与被支持的积极情感，能够增强自我满足感和生活满足感。在朋友交往中要重“义”轻“利”，故有“君子喻以义，小人喻以利”之说，并且留下了“人生贵相知，何必金与钱”的不朽诗篇。

对于涉世未深的青少年来说，在广交朋友的同时，还要警惕邪恶，防范虚伪，反对背叛。严格意义的友情是一个人终其一生所寻找的精神归宿。在没有寻找到真正友情的时候，只能继续寻找，而不能随脚停驻，更不能轻言知己，一旦得到真正的友情，我们要倍加珍惜。

真正的友情不依靠什么，不依靠祸福和身份，不依靠经历、地位和处境。它在本质上拒绝功利，拒绝归属，拒绝契约。它是人与人之间的互相呼应和确认，它使人们独而不孤，互相解读自己存在的意义。因此，所谓朋友，是使对方活得更加温暖、更加自在的那些人。

我们生活在社会这个大家庭，谁都会遇到这样或者那样的事情和困难，在自己无助和委屈的时候，首先我们想到的是老师、同学和朋友，根据事情的内容，我们会选择合适的对象来倾诉，或者请求帮助。所以，我们要广交朋友，真诚交往，互相帮助，彼此相互祝福，让友情时时刻刻温暖着我们的心田、滋润着我们的岁月。

三、维系亲情与友情

亲情、友情使人愉快、充实，让人们的生活充满阳光。但亲情、友情的获得需要我们用心去经营。

1. 用“爱心”维系亲情

爱是自然界和人类社会最崇高、最无私的感情，它可以超越自我、超越时空、超越社会意识形态而存在，它不要求回报，不附加任何条件，一切附带功利性的所谓的“爱”都是对爱的亵渎。血缘关系只有与爱相结合才会产生亲情，只有血缘关系而没有爱，“亲情”也就名存实亡。

亲情的“爱”需要经常维系。日常生活中，我们要用心去感知、体会、铭记那些点点滴滴的“爱”。我们可以用心去体会父母的辛劳，细心察觉父母那缕缕银丝和一道道皱纹，牢牢铭记父母那充满爱的唠叨。

“慈母手中线，游子身上衣。临行密密缝，意恐迟迟归。谁言寸草心，报得三春晖。”拳拳赤子对于春天阳光般厚博的母爱，小小的萱草花表达的孝心怎么报答得了呢?

2. 用“真诚”维系友情

真正的友情以真诚相待、相互信任、相互尊重和相互帮助为前提。我们在与朋友相处中，对朋友要有奉献的胸怀，与朋友约定的事情决不能失言，朋友有困难时，要倾力相助，让朋友感觉到我们的真诚。我们在帮助朋友时，要不求回报；朋友给予自己帮助和支持时，要牢记这份情谊，一有机会，就要给予报答。

在人生旅途上，只要有朋友的鼓励和关怀，我们就不会感到孤独无助，并且能帮我们度过最艰难的岁月。友情的维系是一针一线的编织，小心而漫长；但是，我们若抽出一根主线，友情之墙就会轰然坍塌，这根主线就是——“真诚”。

人的一生中，离不开高山似的亲情，也离不开涓涓小溪似的友情。成长历程中感知亲情，珍惜友情，处理好人生的人际关系，才是我们成熟的表现。

【爱心小天使】

人生离不开友谊，但要得到真正的友谊才是不容易；友谊总需要忠诚去播种，用热情去灌溉，用原则去培养，用谅解去护理。

——马克思

【心灵启迪】

这样一棵树

有一个小孩子，在他很小的时候，经常去一棵大树下玩。大树也常对他说，让我们一起开心地玩吧，每一次那个小孩都答应了。有一天，小孩长大了，不再是原来的那个只知道玩的孩子了，可是大树还是对他说，让我们大家一起玩吧，孩子说：不，我现在不想玩了，我想要玩具，你能给我吗?

大树说，我没有玩具，我只有果实，你可以摘去换成钱去买玩具，孩子高兴地把果实摘了下来，换成了玩具。

又是很多年过去了，小孩子长大成人了，并且有了自己的家庭。这一天他又来到了大树下，大树还是对他说，让我们一起玩吧。孩子说，不，我现在有自己的家了，我需要房子，你能帮我吗?

大树说，我没有房子，可是你可以把我砍了，做你建房子的材料。孩子照它说的做了，于是大树就只剩下了一个树桩。就这样，几十年过去了。

这几十年中，风也走过，雨也走过，当初那个孩子也成了一个老人。这一天他又来到了大树前，大树对他说，我现在什么也没有了，我帮不了你了。老人说，我现在什么都不要了，我只想休息一下。你能帮我吗？

大树说，那你坐下吧！

老人坐在了树桩上，就这样，大树用他的全部，帮助了这个孩子，可以说，它为这个孩子付出了它所有的一切。

如果把这棵树比喻成养育我们的父母，把这个孩子比喻成我们，那就是父母为了我们的一生，付出了太多太多的心血，可是我们却像一只永远也喂不饱的孩子。父母抚养我们成人，不求任何回报，可我们却总是嫌父母付出的不够多。

有人说，知足常乐，我们知足了吗？为了不让抚养我们成人的父母寒心，从现在开始，你怎样报答父母呢？珍惜亲情吧！努力做最好的自己来报答父母吧！

【照镜子】

古代有汉文帝刘恒亲尝汤药、子路百里负米等二十四孝故事，今有大学生洪战辉带着妹妹上学、大四学生方美娇带着瘫痪的母亲上大学等亲情故事。面对这些镜子，对于亲情，我做到了哪些？亲人和我在一起开心吗？古有俞伯牙和钟子期高山流水遇知音的千古友情楷模；今有马克思与恩格斯这两位革命巨人间的友谊。面对友情这面镜子，我有志同道合的朋友吗？我对朋友真诚相待吗？

【精品赏析】

珍惜友情

心在平定中有份宁静，我听到了，听到了，那是来自远方的真挚颂祷，所以我心是快乐的，是平静的。偶尔的杂质散布在我周围，我没有动摇内心的坚定与信念，因为在同一片天空下，在不远处的地方，有颗真挚的心在为我默祷。

开心在凌晨时分就能听到远方的呼唤与祈福，让我心中时时充盈着希望的光芒，照耀我那曲折的路途。感动，真的好感动，那片诚挚的心，那颗真诚的心，总让我在冷风的呼啸中感受友情的温存，那么强烈地映照我的心，让我沉在其中感受着那片真情。

朋友，感动在你的言语中，感动在你的真诚中，感动在你的内心的温热中。轻轻地抚过我心的忧伤，是来自远方你的问候；轻轻地掠去我梦的苍凉，是你真诚的祈福；悄悄地掩去我内心的冷寂，是你真诚的心！

要我如何来感谢你，教我如何来感激你，教我如何来偿还你为我做的一切？我真的很抱歉，真的，真的好抱歉。为你做出的一切，我要如何来回报？我心感动在你的真情中，友情人生里有你，是我的福分；友情天空里有你，是我的造化；友情花园里有你漫步，是我的最好的礼物！朋友，谢谢你，谢谢上帝，让你走入我的友情天地，让你在我的心中留下一段段美好的回忆。白云在移动，同时也载着你的笑意，清风在歌唱，同时也带着你的笑声。我看着云，听着风，心静静地享受着美妙的人生。

生活总会不断地涌现杂质，但是有你，有你的祈福，让我在污泥中仍然如出水芙蓉。朋友啊，朋友，谢谢你！谢谢！感动在你的情义中，感动在你的心绪中，感动在你的言行中。轻轻地叩击着生命的光，轻轻地拍打着心海的潮，轻轻地围绕着港湾的梦。朋友，你来了，静静地走进我的友情生命，成为我心中的永不逝彩的风景。在这片风景中，我不再孤寂，因为有你相知、相伴、相携、相守！

珍爱生命，珍惜友情，珍藏真情。我把梦的港口驻入彩色的丝带，那飘逸的彩带中飘散着我的温情，也飘散着你的真情，让我在平庸中感受生活的激情，让我在平淡中感受生命的快乐，让我在悲伤中体味到更多人生的滋味。

朋友，谢谢你！真的感谢你！风不能，雨也不能，阻隔我们的友情，因为我们都把那份真情植在心中。

抛起思念的网，摇起牵挂的帆，在漫长的人生旅程中起程，快乐与平安将长久地陪伴着我们，陪伴在我们的友情天地中。我在此真诚地祈福：让我们的友情继续在我们有生的每一天，每一刻，每一分钟！

主题二　最高学位唯人格

【案例引入】

很多很多年前，有一位学大提琴的年轻人去向本世纪最伟大的大提琴家卡萨尔斯讨教：我怎样才能成为一名优秀的大提琴家？

卡萨尔斯面对雄心勃勃的年轻人，意味深长地回答：先成为优秀而大写的人，然后再成为一名优秀和大写的音乐人，最后就会成为一名优秀的大提琴家。

同学们，对于这番教导有何感想？

【心·理剧场】

价值拍卖

一、活动目的

激发学生思考自己的价值观念，学会抓住机会，不轻易放弃；帮助学生体验澄清自己的人生态度。

二、活动时间

大约 25 分钟。

三、活动道具

足够的道具钱、不同颜色的硬纸板、拍卖锤。

四、活动程序

1．宣布游戏规则。每个学生手中有 5000 元（道具钱），它代表了一个人一生的时间和精力。每个人可以根据自己对人生的理解随意竞买下表中的东西。每样东西都有底价，每次出价都以 500 元为单位，价高者得到东西，有出价 5000 元的，立即成交。

1．亲情	500	12．金钱	1000
2．友情	500	13．欢乐	500
3．健康	1000	14．长命百岁	500
4．美貌	500	15．豪宅名车	500
5．礼貌	1000	16．每天都能吃美食	500
6．名望	500	17．良心	1000
7．自由	500	18．孝心	1000
8．爱心	500	19．诚信	1000
9．权利	1000	20．智慧	1000
10．拥有自己的图书馆	1000	21．名牌大学录取通知书	500
11．聪明	1000	22．冒险精神	1000

2．举行拍卖会。

（1）由老师或学生主持拍卖。

（2）按游戏方式进行，直到所有的东西都拍卖完为止。然后请学生认真思考买回来的东西。

相关讨论：

（1）你是否后悔你买到的东西？为什么？

（2）在拍卖的过程中，你的心情如何？

（3）有没有同学什么都没有买？为什么不买？

（4）你是否后悔自己刚才争取的东西太少？

（5）争取过来的东西是否是你最想要的？

（6）钱是否一定会带来快乐？

（7）有没有一种东西比金钱更重要，或比金钱能带来更大的满足感呢？

（8）你是否甘愿为了金钱、名望而放弃一切呢？有没有比上面所说的这些更值得追寻的东西呢？

五、活动感悟

【知识视窗】

青春期是人格形成的重要时期，也是敏感而易冲动的时期。为顺利度过青春期，并为将来的人生成功打下良好的基础，青年人首先要培养健全的人格。

一、人格

人格这个词来自希腊，是面具的意思。就像是京剧的脸谱一样，不同的脸谱和颜色代表不同的个性。所以说在心理学里“人格”的意思比较像是我们所说的“性格”或者“个性”，而不是“人格高尚”的那个人格。

在心理学中，人格是构成一个人思想、情感及行为特有的统合模式，这个独特模式包含了一个人区别于他人的稳定而统一的心理特质。稳定指在不同的情境下这个人的特质不会有太大的变化。譬如说，有一个人的特质是大方，那么他在不同的地方、不同的时候、对不同的人，大概都会很大方。这时候我们会说大方是他的人格的一部分。

二、健全人格的标准

关于健全人格的标准，不同学者有不同的看法，综合众多学者的观点，并根据当代职校生发展的现状，我们认为健全人格的标准有以下几方面。

1. 有良好的人际关系

一个人是否有良好的人际关系反映了他的人格健全的程度。人格健全的人乐于与他人交往并善于沟通，善于理解他人，能够与他人建立良好的关系。人格不健全的人，独处时感到孤独寂寞，但又害怕与他人相处，常常有很多负面想法。人际关系的好坏最能体现出一个人人格健全的程度。

2. 较强的适应环境变化的能力

人格健全的人能够较快地适应环境的新变化，不逃避现实，主动应对现实生活中的各种挑战，同时自己的思想、行为能跟上时代发展的步伐，与社会的要求相符合。

3. 能客观、全面地认识自我

具有健全人格的人能全面客观地认识和评价自己，接纳自我并不断完善自我，具有自信与自尊的良好品质，在日常生活中能有效地调节自己的行为与环境保持平衡。

4. 积极的人生态度

人格健全的人是乐观的。乐观的人常常用乐观的心态看待生活，热爱生活，有强烈的进取心和社会责任感，能看到生活的光明面，对前途充满希望和信心，能积极地投身到自己的学习和工作中去。即使在遇到困难和挫折时，其也能不畏困难，灵活应对。

5. 有效地管理情绪

人格健全的人能有效地管理自己的情绪。当消极情绪出现时善于调整自己的情绪，合理表达，适度宣泄，使自己保持快乐、开朗的心情。

6. 能有效地解决实际问题

人格健全的人能积极地投身到自己的学习和工作中去，运用热情和智慧解决问题，创造性地开展工作，并取得成绩。

7．良好的个性心理品质

人格健全者拥有良好的个性心理（能力、气质、性格）品质，如沉着、冷静、务实、高效，并能及时调整个体与外部世界的关系，始终保持乐观的精神状态。

三、健全人格的塑造

塑造健全人格的过程，就是心理不断成熟的过程。对于职校生而言，尤其要从细处着眼，从小处行动，坚持不懈。这样才能使我们的人格更加健全。青少年要塑造健全人格，就要从以下几点做起。

1．用丰富的知识充实自己

健全人格是建立在丰富的科学文化知识基础之上的，丰富的知识可以使人自信、坚强、理智。作为当代职校学生，不能只局限于自己的专业学习，应做到博学，加强人文修养，要努力学习科学文化知识，不断提高自己的文化水平，使自己变得厚重起来。

2．认识自我，完善自我

认识自我是完善自我的前提。青少年要了解自己的人格状况，确定人格培养的目标，并在日常生活中努力培养自己良好的人格品质，克服不良的人格品质，从而不断优化自己的人格，为将来作为社会的中流砥柱打下基础。

3．培养良好的人际交往能力

健全的人格只有在与人的交往中才能体现出来。塑造健全的人格，必须学会交流，学会合作，发展良好的人际关系。比如，多与他人沟通来往、关心他人的需要，善于换位思考，积极寻找与他人交流的话题，人格就会不断完善。

4．培养优良的道德品质

优良的道德品质是一个人成才的前提条件，有德有才的人才能成为民族复兴的栋梁。因此，青少年既要认真学习科学文化知识，还要不断加强道德品质的修养，完善人格品质，努力成为德才兼备的人才。

5．锻炼身体，强健体魄

身体健全和心理健康紧密联系，相互影响。因此，塑造健全的人格就要以强健的体魄为基础。青少年要自觉加强身体锻炼，增强体质，不断完善健全的人格。

总之，健全的人格重在日常生活中的点滴培养，所以，我们要注重自己人格的修养和塑造，这样才会拥有一个健全的人格，为将来的发展打下坚实的基础。

【爱心小天使】

只有伟大的人格，才有伟大的风格。

——歌德

【心灵启迪】

健全的人格最重要

我和某职专汽车系 2010 级（2）班的同学们生活快一年了，朝夕相处的这段时间里，我时常会为他们的判断力和悟性所惊讶，为他们不逊于成人的思考水准所叹服，使我越来越信奉一句话：每个孩子当初都是带着天使的基因降临于人世的，每个孩子都是上天赋予父母的精灵。但你们可曾想过：父母、老师应该给你们这些世间最可爱的天使、精灵以什么样的礼物？是衣食无忧的享受、摘星揽月的娇宠、地位权势的隐蔽，还是坚忍不拔的意志、生存的智慧、健全的人格？……人生的经历无数次的证明：金钱、地位、权势并不是能让你们与周围环境相协调的可靠保证。而人生的智慧昭示我们：健全的人格素养才会让一个人受益终生——无论身处什么样的境遇，总能让自己的身心处于和谐的状态。请记住：没有什么比健全的人格更为宝贵的了，它可以让你们独自存活于世间，也是让你们信心百倍地面对人生风雨的内在力量。在你们内心深处，生存发展，争取未来的能力是遥不可及的吧？但它却事关生命的质量和生存的法则，任凭我们谁也躲不过，绕不开，对吗？

你们可以活的平凡，但不能平庸。平凡是心平气和地在平平淡淡的生活中，尽心尽意地去创造，尽心尽意的去付出。你们应拒绝平庸，不在温馨的风中驻留，不在美丽的梦幻中想得太久。即使不能辉煌，无法放光，但是只要你们梦想多了，努力过了，那么生命本来就已经充满光彩，卓然不群了。好好地利用上天赐予的种种能力，发挥你们全部的爱心和才华吧！只有这样生命才不会虚度。只要心存改进的愿望，只要你愿意付出艰苦而有效的努力，那么你的追求将会一一成为现实。

作为一名职校生，你可能对自己的学习成绩不满意，但只要你把握好自己，塑造健全的人格，你也可以品味出生活的真滋味。

【照镜子】

学习成绩不理想的人真的就没有前途吗？站在镜子前认真审视自己，在镜中看到了一个羞涩的我，失落的我。学习成绩没提高，对学习一点兴趣也没有。学习不好就低人一等似的，我都不好意思面对父母啦。可是高分数、好成绩并不代表一切，我拥有爱心、热爱生活所赐予的一切，我也具有求知求美的潜质，我将努力学习，积极塑造健全的人格，使自己的生活变得更美好！

【精品赏析】

人格是金

山有脊梁，人有人格。何谓人格？心理学家说是“健康的人”；法学家说是“权利义务主体的资格”；伦理学家说是“道德主体品格的总和”。我们通常所讲的人格，是指道德人格，是对人的思想和行为的道德评价，简明地讲，是指做人的资格，为人的品格。

在现实生活中，人们都十分尊重自己的人格，正如宋代郑思肖《咏菊》中所写的那样：

“花开不并百花丛，独立疏篱趣无穷。宁可枝头抱香死，何曾吹落北风中。”一个善于做人的人，必须以自己的人品为最高准则，不论是得意或失意时，都应以自己的形象赢得他人的信赖，以自己的人品赢得他人的崇敬。

人格总是在关键的时刻展现，而人格的形成，却是在平凡的日常生活中，通过一件一件具体的事实表现出来的。因此，人格是有形的。高尚的人格，闪闪发亮、晶莹夺目，像巍巍高塔，似郁郁青山；低下的人格，狰狞可恶、丑陋不堪，似污泥浊水，如秽气刺鼻。

人格是有重量的。或重于泰山，或轻如鸿毛。有的人死了，人们依然敬重他，看重他，以至于死了却还活着；有的人活着，人们却鄙视他、轻视他，以至于活着也像死了。老百姓心里有杆秤，既称人事，也称人格。

人格也是有尺度的。人格就像阶梯，在你生命的历程中，每当你做一件有益于他人和社会的事，你的人格就增长一个阶梯而迈向崇高；当你违背良心，干了一件缺德事，人格便下降一级而滑向卑污。一个人做一件错事难免，但专行小人勾当，那就无所谓人格可言了。

古人曰：“人格是金，人格的光辉是任何邪恶，任何势利都无法泯灭的。”因此，人格之美是“美中之美”。“岁寒三友”即松、竹、梅，“花中君子”即兰、莲、菊，其风骨，其高洁，其丽质，皆喻人格之美。

人格须“贵我”：自立以树人之尊严；自信以扬人之精神；自学以长人之才华；自爱以洁人之品性；自励以磨人之意志；自警以示人之理智；自强以显人之个性；自谋以图人之发展；自备以成人之大业。

人格亦须超越“自我”：摒弃无所作为之“自我”、自轻自贱之“自我”、见利忘义之“自我”、嫉贤妒能之“自我”、卑躬屈膝之“自我”、低级趣味之“自我”……

“有为”是人格之本。有为才是实实在在的人生，有为才能使高贵的头颅真正扬起。“有度”是人格之则。有度才能知趣。知趣者，知进退也。不知进退乃人格之大忌。

人格是人之脊梁。

主题三　气质的培养

【案例引入】

某职校两位同学，刘培常常表现为：温柔、和气，对事物观察敏锐，反应敏感，体验深刻，想象丰富，做事小心谨慎，遵守纪律，但不敢表现自己。而魏林表现为：动作迅速，精力充沛，热情洋溢，爱发脾气，情绪产生快而强，难以自制，理解问题常比别人快，活泼直率，粗心大意，坚持己见。同学们，你们感觉到两个人气质类型的差异了吗？

【心理剧场】

气质训练

一、活动目的

1．培养内向学生自信大方的气质。

2．培养外向学生稳重安静的气质。

二、活动时间

20 分钟。

三、活动道具

纸条、两个纸盒。

四、活动程序

1．老师让学生写自己的性格是内向的，还是外向的。
2．内向学生在 1 号瓶内抽取内容，如足球、可乐、网络、WTO 等，请学生即兴发挥。
3．外向学生在 2 号瓶内抽取内容，如静坐、静思、简短与别人交谈、无语观察等。请学生按要求做。
4．活动结束后，由听众对所有演讲人员的情况进行打分。

五、活动感悟

____

____

【知识视窗】

在现代生活中我们经常应用“气质”这一概念，如某某人的气质很好。这里所说的“气质”是指人的气度、风格，不属于心理学的范畴。那么，心理学上讲的“气质”是指什么呢？

一、气质与性格

1．气质

气质就是一般人讲的“脾气”或“禀性”，“江山易改，秉性难移”说的就是气质。气质就是情感发生的速度、强度以及灵活性方面特征的总和。我们常说有人活泼好动，有人沉着冷静，有人思维敏捷，有人反应缓慢，指的就是气质类型。气质在很大程度上是由遗传素质决定的。刚出生的婴儿就有很大差异，有的大声哭，有的小声哭，有的安静，有的闹人。

2．性格

性格是一个人在社会实践活动中所形成的对人、对事、对自己的稳固态度，以及习惯化了的行为方式。例如：有的人工作勤勤恳恳，任劳任怨；有的人则马马虎虎，敷衍了事；有的人待人接物慷慨、热情；有的人则吝啬、冷淡。这些都是不同个体的性格特征。

3. 性格与气质的区别

（1）气质是与生俱来的，是神经系统基本类型的外在表现，反映了人的生物性。性格是通过后天养成习惯而形成的，反映了人的社会性。

（2）气质的变化较慢，可塑性小；性格的可塑性较大，环境对性格的塑造作用是明显的，性格的改变相对更容易。

（3）气质是人们心理活动和行为方式的动力特征，任何一种气质类型都有其积极的方面和消极的方面，因此气质类型本身并无好坏之分。性格主要指行为的内容，表现为个体与社会环境的关系，因而性格有好坏善恶之分。

二、气质的四大类型

从气质的类型上看，人们一般把气质分为四种：胆汁质、多血质、黏液质和抑郁质。每种气质类型都有它的优点与缺点。

1. 胆汁质

胆汁质的学生精力充沛，活动迅速，不易疲倦；情感发生迅速、强烈，心境变化剧烈，热情坦率，待人真挚，具有明显的外向性；但性情暴躁，冲动和莽撞，自制力差，一旦精力耗尽，情绪一落千丈。如《还珠格格》里的小燕子、《三国演义》里的张飞就是典型的胆汁质。

2. 多血质

多血质的学生，动作迅速敏捷，语速快，热情活泼，表情丰富，精神振奋；待人热情亲切，善于交际，易于适应新环境，具有外向性；机智敏感，能迅速把握新事物，但兴趣多变，注意力容易分散，情绪不稳定，易于浮躁，时有轻诺寡信、见异思迁的表现。如《红楼梦》里的王熙凤、《鹿鼎记》里的韦小宝就是典型的多血质。

3. 黏液质

黏液质的学生，安详沉静，沉默寡言，善于克制、忍让；情绪微弱、持重，不易激动和外露；交际适度，不善言谈，善于保持心理平衡，具有内向性；注意力、情绪、兴趣稳定；但对新事物不敏感，显得因循守旧、刻板。如《还珠格格》里的紫薇、《三国演义》里的诸葛亮等。

4. 抑郁质

抑郁质的学生言语、行为迟缓，不活泼，易疲劳；感情细腻，体验深刻，稳定且不外露，极端内向；思维敏锐，想象力丰富，处事谨小慎微；易多虑，易挫折，缺乏自信心，常有孤独、胆怯的表现。《红楼梦》里的林黛玉是典型的抑郁质。

上述气质类型，在一般人身上表现得并不总是那么典型。大多数人都是近似于某一种类型，而同时又具有另一种气质的某些特征；或者是介乎各种类型之间的中间型。另外，气质类型没有好坏之分。不能把某些气质看作积极的或者消极的，每种气质都有其积极和消极的方面。

三、气质的培养

1. 胆汁质的学生

（1）易形成勇敢、直率、埋头苦干、进取和主动的人格品质。
（2）克服粗心、任性、易冲动的特点。
（3）注意培养自制力、沉着、冷静、耐心等品质。

2. 多血质的学生

（1）易形成热情、机敏、善交际、有同情心、兴趣广泛等人格品质。
（2）克服轻浮、散漫、情感兴趣易变、见异思迁等缺点。
（3）注意培养踏实认真、刻苦钻研、精益求精、善始善终等品质。

3. 黏液质的学生

（1）易形成稳重、坚毅、耐心、忍让、埋头苦干等人格品质。
（2）克服冷漠、萎靡不振、因循守旧、对新事物不敏感等缺点。
（3）注意培养敏捷迅速、办事果断、讲求效率等品质。

4. 抑郁质学生

（1）易形成观察敏锐、工作细心、富于想象、遵守纪律等人格品质。
（2）克服孤僻、怯懦、缺乏自信心等缺点。
（3）注意培养合群、自信心、活泼紧张的生活工作习惯等品质。

每个人都要正确认识自己气质中的优势和不足，自觉改造消极因素，注意扬长避短，强化完善积极因素，进而使自己的气质更加和谐完善。

【爱心小天使】

气质之美与其说是来自内心的修养，不如说它是来自一种对美好事物的欣赏能力。这份欣赏力就使一个人的言谈举止不同流俗。

——罗兰

【心灵启迪】

读书创造内在美

大凡女人都有两种美：一种内在美，一种外在美。外在美使人悦目，内在美令人赏心。古人曾云："腹有诗书气自华"。意思是说，读书能使人洋溢出与众不同的高雅气质。

确实，读书能修身养性，陶冶情操，能增加人的思维能力，可增进人的学识视野，可净化人的心灵浮尘。经常读书能使人的性格、思想、涵养、素质、修养都受到潜移默化的升华。一个女人经常读书，她不但有学识有修养，还有思想和深度，便会焕发出一种娴静淑然之气，雍容文雅之态。聪明的女人不仅借助化妆品和服饰装点自己，同时更注重内在美对周围人的影响。

在现实生活中，大凡知书达理的女人都懂得与人为善，因此受到众人的欣赏和欢迎。她们的生活一般也都很充实自在。尽管这些女性有的外形欠佳，但因其内在的成熟、稳重、自信、涵养、气质，仍会显现出迷人的魅力。她们成功的秘诀在于注重外在美的同时更注重与内在美的兼收并蓄，而随着红颜易逝的年龄增长，对内在美的创造，其意义远远超过外在美。

世界上有许多名女人在徐娘半老时仍风韵犹存地保持着魅力，多半不是靠化妆品和服饰，而是靠气质和风度，而气质和风度并不是一朝一夕就能形成的，必须靠日积月累地培养和天长地久的修炼。

天生丽质若不思进取则易流于庸俗；外形欠佳但后天勤学苦练则可能弥补生理缺陷，甚至这种知识才能的光芒能使瑕疵消失，因为人的气质和风度是一种深沉迷人的内在美。

心灵的美才是真正的美，可能你没有漂亮的外表，但请你相信“腹有诗书气自华”，通过学习，拥有了丰富的知识，你自然就拥有美了。

【照镜子】

我勇敢、直率、有进取心，但脾气暴躁，好发怒。冲动是魔鬼，发怒是祸水。这是人们的经验之谈。凡人从小到大，为人处世，都有过大发脾气的经历。或冲冠一怒为红颜，或咬牙切齿鸣不平，无论因人因事而起，怒火烧身，两败俱伤。所谓吃一堑长一智，聪明人都明白了怒不可为的道理。毕竟发怒是人的本能，无论男女老少，生来就会；然而制怒是人的本事，需要克制忍耐，修炼始成。易发怒曾经使我造成了一些不良的后果。培养气质，那我首先从防止和控制发怒开始吧！

【精品赏析】

什么才是真正的美

正所谓爱美之心，人皆有之。在现实生活中，很多人认为外在的穿着打扮，就可给人直观上的美感。当然，美丽的容貌，时髦的服饰，精心的打扮，都能给人以美感，可是这些美总是肤浅而短暂的，如同天上的流云，转瞬即逝。如果你是有心人，你会发现，气质给人的美感是不受任何限制的。

气质是指人相对稳定的个性特征、风格以及气度。性格开朗、潇洒大方的人，往往表现出一种聪慧的气质；性格开朗、温文尔雅，多显露出高洁的气质；性格爽直、风格豪放的人，气质多表现为粗犷；性格温和、风度秀丽端庄，气质则表现为恬静……无论聪慧、高洁，还是粗犷、恬静，都能够产生一定的美感。相反，刁钻奸猾、孤傲冷僻，或卑劣萎靡的气质，除了使人厌恶以外，是绝无美感可言的。

一个人的真正魅力主要在于特有的气质，这种气质对同性和异性都有吸引力，这是一种内在的人格魅力。气质美表现在一个人丰富的内心世界，而理想则是内心丰富的一个重要方面，因为理想是人生的动力和目标，没有理想的追求，内心空虚，肯定谈不上气质美。品德是气质美的另一重要方面。为人诚恳，心地善良是不可缺少的。文化水平也影响着人的气质。此外，真正的美还表现在胸襟开阔与内心安然。

气质美看似无形，实则有形。它是通过一个人对待生活的态度、个性特征、言行举止等表现出来的。气质的外在表现体现在一个人的举手投足。走路的步态，待人接物的风度，皆属气质。朋友初交，互相打量，立即产生好的印象，这种好感除了来自言谈之外，就是来自作风举止了。热情而不轻浮，大方而不傲慢，就表露出一种特高雅的气质。狂热浮躁或自命不凡，就是气质低劣的一种最常见的表现。

气质美还表现在人的性格上，这就归结于平素的修养。千万要忌怒忌狂，能做到忍辱谦让，关心和体贴别人。忍让并非真的沉默，更不是逆来顺受、毫无主见的无能表现，相反，你的骨子里往往透露出大气凛然的风度，更易表现出内心真正的沉稳。而富有感情的人，在气质上当然更添风采。

高雅的兴趣则是气质美的另一种表现。比如：爱好文学，并有一定的表达能力；欣赏音乐，且有较好的乐感；喜欢美术，而有基本的色调感；等等。许多人并不是靓女俊男，但在他们的身上却洋溢着夺人的气质美：认真、执着、干练、聪慧、敏锐……这是真正的气质美，是和谐而统一的内在的美。

爱美之心，人皆有之。但追求美，而不曲解美，误解美，或者亵渎美，这就要求我们每一个热爱美、追求美的人都要从生活中领悟美的真谛，把美的外貌和美的气质、美的德行与美的语言结合起来，展现出人格、气质、外表的一个完整的美好形象，这才是真正的美。

第四章　人生舞台　唱响自己

第一节　提高情商　快乐交际

茫茫人海，芸芸众生。今生今世，如果说人与人的相识是缘分，那么人与人的相知就是情商的体现，长久地相知更是人际关系和谐的体现。到底人与人之间怎样才能做到相识、相知，并且长久呢？提高我们的情商，端正人际交往的态度，学习人际交往的艺术，我们就会被快乐包围，人生就会更加精彩。

主题一　莫误情商莫误心

【案例引入】

张平来到心理咨询室，满脸委屈。老师热情地招呼她坐下，并说："看你心情不好，我能为你提供什么帮助吗？"她含着泪说："我感到委屈。我和王蕾是初中同学，关系很好。平时我对她那么好，买零食时，我都要买两份，给她吃一份。可今天她给别人买，却不给我买，所以，我很生气。老师，你说她怎么会这样做呢？"

【心理剧场】

情商训练

一、活动目的

1. 通过游戏，使学生提高情商。
2. 培养学生高效率做事的能力。

二、活动时间

大约20分钟。

三、活动道具

纸、笔。

四、活动程序

1．列出经常消耗你精力的事情。

2．系统地分析一下名单，并分成两部分：

A．能改变的。

B．不可改变的。

3．逐一解决 A 单中的问题。比如，把钥匙挂在一个固定的钩子上，这样就不用到处找了。

4．再看一下 B 单中的问题，这些问题是否都不可改变？有没有把其中一些移到 A 单加以解决的可能？

5．放弃 B 单中的问题。

6．找一个生活中鲜活的榜样。

7．每组选出发言代表，在班内发表感受。

五、活动感悟

____

____

【知识视窗】

一、EQ 与 IQ

1．EQ（情商）

EQ 就是情绪商数，是一个人自我情绪管理及管理他人情绪的能力指数。它包括五大项，即了解自我、处理人际关系、适应力、压力管理能力、一般情绪状态。

2．IQ（智商）

IQ 就是智力商数，是人们认识客观事物并运用知识解决实际问题的能力。智力包括观察力、记忆力、想象力、分析判断能力、思维能力、应变能力等。

3．EQ 与 IQ 的作用不同

情商主要与非理性有关，它能影响人的兴趣、意志、毅力，以此来加强或弱化认识事物的驱动力。智商是情商的基础，情商的发展为智商的发展确立基本的方向。智商不高而情商较高的人，有时勤能补拙使他们的成就更大。情商较高的人，通常心理健康，有良好的人际关系，具有较高的领导管理能力。

智商的作用主要在于更好地认识事物。智商高的人，思维品质优良，学习能力强，认识有深度，容易在某个专业领域做出杰出成就。调查表明，许多高智商的人成为专家、学者、教授、法官、律师、记者等，在自己的领域有较高造诣。

4．EQ 的重要性

哈佛大学的心理学家指出，情商比智商更重要。智商高并不代表一定能够取得杰出成就。你是否能出人头地，智商只有 20%的决定作用，其余的 80%来自其他因素，其中最重要的是情商。高情商通常表现为良好的心理素质。只要重视情商后天的培养，每个人都可以提高这方面的素质和能力。

二、EQ（情商）标准及评测

想知道你的 EQ 高不高吗？下面是不同程度的情商标准，请对照一下吧。

1．高 EQ

尊重所有人的人权和人格尊严；对自己有清醒的认识，能承受压力；目光远大；能控制情绪；自信而不自满；人际关系良好；善于处理各方面的问题；认真对待每一件事情。

2．较高 EQ

乐观，幽默，能站在别人的角度想问题，有较好的人际关系，做事不怕困难，心理承受能力强，能应对大多数问题。

3．较低 EQ

自己的目标不明确，易受他人影响；比低情商者善于原谅，能控制大脑；能应付较轻的焦虑情绪；把自尊建立在他人认同的基础上；缺乏坚定的自我意识；人际关系较差。

4．低 EQ

自我意识差；没有自信；无目标；依赖他人；控制情绪能力差；人际关系差；生活无序，爱抱怨。总喜欢为自己的失败找借口，推卸责任，做事怕困难，胆小。心理承受能力差，受不了一点打击，经常流泪，对生活感到悲观绝望。

三、培养高情商，促进心理发展

1．与他人要亲密“有”间

通常我们会认为，“亲密无间”就是人际关系最好的状态，殊不知，这是心理界限不清的表现。在和他人亲密无间时，我们能体会到温暖，但这种“无间”容易使人说话不讲方式，结果自己和他人都会受到伤害。日久天长，真诚越“真”，心理伤害愈加深刻，甚至有可能患上人际交往恐惧症。我们必须学会区别“真诚”和“伤害”。当别人侵犯了自己的心理界限时，我们必须说出自己的感受，以引起对方的注意。如果总是划不清心理界限，那么我们就需要提高自己的认知水平。

2．找适合自己的方法，使自己平静理智

美国人曾开玩笑地说：当遇到事情时，理智的孩子血液进入大脑，能聪明地思考问题；野蛮的孩子血液进入四肢，大脑空虚，疯狂冲动。科学实验证实，当心跳快至每分钟 100 次以上时，身体分泌出比平时多的肾上腺素，让人失去理智。这时，我们就需要寻找适合自己的方法调整一下情绪。比如，深呼吸、自我对话、洗个热水浴，等等。这样血液就会重回大脑皮层，我们就会冷静下来。

3．自我对话

抱怨，对问题的解决毫无益处，反而会使自己越抱怨越生气。如果对有同情心的朋友倾诉，会好受一些，但现实还得重新面对。压力有两面性：一方面它会让我们感觉不舒服；另一方面它是促使我们改变现状的动力。当我们想抱怨时，先自问："我是想减轻压力保持现状呢?还是想变压力为动力改变现状呢？"如果是前者，我们就让压力变牢骚吧。如果是后者，变压力为动力，切实行动起来吧！

4．找正面积极的榜样

班杜拉模仿学习理论认为，学习是通过模仿过程而产生的。生活中，我们寻找正面积极的榜样，学习他人的智慧幽默、井井有条、从容不迫等行为品质。我们不妨这样想：他人能做到的我也可以做，只是因为个性差异，做事方式不同，而产生了不同的结果。榜样也许比自己所受教育更好、层次更高、更有毅力，但我们在追赶他们的过程中，自然也就提高了自己的情商。

5．以他人为鉴，灵活交往

生活中有很多牢骚满腹、横行霸道的人，让人避而远之，我们会认为这些人难以相处。换种看法，这些人就是我们提高情商的机会。我们可以从多嘴多舌的人身上学会沉默，从脾气暴躁的人身上学会理智，从横行霸道的人身上学会尊重。再看自己，也许"难以相处的人"只是与自己不同的人。增强自己的实力，壮大内心的力量，灵活与人交往。有人喜欢聊聊家常，我们就要轻松交谈；有人喜欢直截了当，我们就应当直奔主题。我们要感激这些人，他们使我们得到了人际交往的历练，丰富了人际交往的经验。

6．换种方式，拓宽视野

我们做事时通常会选择自己偏爱的行为方式，感觉轻松顺手，但有时效率并不高。尝试截然相反的方式也许会拓宽我们的视野。如果我们是中心人物，不妨感受一下听众的轻松和自由。如果我们被动地等待别人搭讪，不妨主动去问好。突破常规，有助于提高我们的情商。

总之，情商是一种能力、技巧。只要我们多点勇气、机智、磨炼、感情投资，我们也会像"情商高手"一样，创造一个利于自己生存的宽松环境，创造一个利于发挥自己才能的空间。

【爱心·小天使】

世界上最广阔的是海洋，比海洋更广阔的是天空，比天空更广阔的是人的心灵。

——雨果

【心灵启迪】

情商高的人更具创造力

中国灾害防御协会救援医学会会长李宗浩感慨地说，除必要的物质生存条件之外，超强的精神意志是人们超越极限的重要理由，而这也是高情商的表现。情商高的人更容易成功，也更容易走出困境。

情商高的人不仅容易成功，同样可能在困境中自救。

古今中外，凡成大业者无一不是历经磨难：贝多芬在双耳失聪的情况下，“扼住了命运的喉咙”，创作了著名的《命运交响曲》；曹雪芹在家破人亡后，著成《红楼梦》……在种种磨难面前，他们迎难而上，走出了生活的泥沼。

灾难幸存者中，也不乏高情商的人。唐山大地震的幸存者卢桂兰老人在废墟下足足被埋了 13 天。她事后回忆说，被埋期间自己一直暗暗唱《下定决心》和《东方红》，“我一想到死，就觉得解放军会来救我”。汶川大地震中，被埋 79 个小时的女孩获救后，撩了撩头发，对着摄像机说：“我没事，大家放心”；另一名男孩开口说的第一句话：“叔叔，我要喝可乐……”

此次汶川地震后，参与抢救的广州军区武汉总医院医师方庆表示，就营救情况看，获救女性的比例要稍高于男性，这与女性的心理状态和身体构造有很大关系。“在心理方面，女性更能稳住情绪，平和的心态会减少能量消耗，能让人在恶劣的环境下支撑更久。”北京大学精神卫生研究所教授吕秋云则表示，人在困境中，心态非常重要。心态积极的人会想“我会得救的，我会活下去的”，这时他们会比较冷静地想办法活下去；心态消极的人就容易放弃。

来自健康网

【照镜子】

古代奇才祢衡，因才高被曹操、刘表等人重用，又因气傲、目中无人招来杀身之祸；现代传奇人物邓亚萍，战胜腿短劣势摘取乒坛桂冠，战胜英文零起点水平取得剑桥大学博士学位。面对古今这些镜子：我有没有才高气傲？会不会谦虚谨慎？面对事情，是不是从容不迫、有条有理？面对困难，我是冷静理智，还是激惹冲动？以内心感受为镜，我是高兴，苦闷，抑或烦恼？

【精品赏析】

退后一步

一次，我向画家求一幅墨宝，画家欣然应允。于是，他在画案上铺开一张雪白的宣纸，当场为我作画。

画家铺开宣纸后，抱着胳膊后退了一步，眼睛紧紧地盯着宣纸，认真思索了好久，才跨前一步，提起了画笔。提着笔画几笔，又轻轻放下，退后了一米有余，边踱步，边紧紧盯着画案上那幅涂了几笔的画。

画几笔，就停下来，退后几步看看，思索思索，然后再涂上几笔，如此往复几十次。我想：画作到一定程度，画技早就成熟了，也就是一鼓作气，痛快淋漓地挥毫泼墨，哪里想到，大师作画竟然如此艰辛。

画好后，他长长嘘了口气，又退后一步，盯着自己的作品陶醉不已，我怕打断了他的思路，轻轻问他："画好了？"他的双眼仍不离开自己的画，只是轻轻摇了摇头说："让我再看看。"

他默不作声地退后一步看了好久，看得我都着急了。他微笑了。我问他："好了？"他点了点头，又很快摇了摇头："再等一会儿。"然后他捧起画，钉在墙上，再次退后一步盯着画望了很久，拿起画笔在那幅画上小心翼翼地做了一次微不足道的修整，然后才满意地爽声大笑说："好了，好了。"

待他坐下来气定神闲后，我才问他："刚才您作画时，为什么画几笔就要退后一步看一看呢？"他笑了笑说："这是我们美术和书法艺术共有的习惯，站在自己作品的近处看，那是自己在看自己，很难看出自己作品的不足。退后一步看，拉开了一点距离，就是以局外人看待作品，容易找出作品的不足之处，只有这样反复地退后一步看，自己的作品才会被更多的人接受。"

退后一步看自己，一幅好画是这样才能"写意"出来的，一个人也是这样才能完美起来的。

主题二　做情绪的主人

【案例引入】

圆圆是某职校的一名学生。在日常生活中，不管是与她有关的或者无关的人和事，只要在她的视野里，总要发几句牢骚。比如：和同学去买饭也能吵上两句；对班里举行集体活动也不满意；常说老师厚此薄彼；经常埋怨家长不关心自己；等等。整天愁眉苦脸、怨声载道，以至于人际关系很紧张。同学们都喊她"小怨妇"。

同学们，为什么圆圆被称为"小怨妇"呢？

【心理剧场】

情绪会传染

一、活动目的

通过游戏，使学生认识到情绪会传染，并学会管理情绪。

二、活动时间

大约 15 分钟。

三、活动道具

纸、笔。

四、活动程序

1．10 个人站成一纵队，选 1 人当组长，组长站队首。
2．组长看一下纸条上是什么情绪，按纸条上的要求，依次向后传递表情。
3．每组都做一次。
4．做完之后，根据老师设计的问题，小组组织讨论，选出代表发言。

五、活动感悟

____

____

【知识视窗】

一、情绪

日常生活中，我们为人处世时会产生喜、悲、爱、恨等主观体验。人对客观事物的体验态度及相应的行为反应，被称为情绪情感。

心理学把人类的情绪反应分为四种基本情绪：快乐、愤怒、恐惧和悲哀。

情绪与身体健康关系很密切。从中医角度讲“怒伤肝，喜伤心，思伤脾，忧伤肺，恐伤肾”。我们每个人都有情绪，如果我们把情绪运用得当，就有利于身体健康；如果控制不当，也是致病因素之一。

情绪情感是人类的主要特征，它没有好坏之分，正面情绪利于身体健康和高效率学习，负面情绪使我们警醒。我们要善于把情绪作为前进的动力，当好生活的调节器，使生活充满滋味和乐趣。

二、矫正认知，调节情绪

1. 合理认知

“文革”期间，江苏省射阳县的一群红卫兵到北京上访，周总理接待了他们。他们强烈要求把射阳县名字改掉，理由是“射阳”二字是含沙射影，箭射红太阳。周总理告诉他们：你们这些小将看问题，为什么不从积极方面去看，而从消极方面去看呢？“射阳”两字很好，因为我的看法，不是箭射红太阳，而是红太阳光芒四射。红卫兵代表对总理的讲话感到心服口服，表示还是叫射阳县好。

为什么对于相同的事情，不同的人有不同的理解呢？

美国著名心理学家埃利斯提出了 ABC 理论，主要是从合理认知来调整人的情绪，该理论中的 ABC 具体是指：

A（诱发性事件）：即引起情绪变化的现实事件；

B（看法）：即个体对诱发事件持有的信念、看法、解释和评价；

C（情绪及行为结果）：即个体对诱发事件的看法引起的情绪及行为。

让我们用 ABC 理论分析上述事例。

A（事件）：射阳县的名字。

B（想法）：
- 红卫兵想：箭射红太阳。
- 周恩来想：红太阳光芒四射。

C（情绪）：
- 红卫兵愁眉苦脸，强烈要求更改县名。
- 周恩来哈哈大笑，积极乐观，坚持原名。

从上例中我们可以看出，人们的情绪及行为反应“C”与人们对事情的看法“B”有关。埃利斯认为在这些看法的背后每个人有着不同的信念。周恩来持有的“B”是积极乐观的信念，红卫兵持有的“B”是消极的信念。如果我们长期坚持不合理的信念，处于不良的情绪状态之中，就会导致心理问题。

2. 调整期望值

人生有了期望，前进就有了目标；没有了期望，前进的脚步就会走走停停，漫不经心，更谈不上人生的事业和辉煌的成就。目标设立时，要根据自己的实力和当前的状况，既不要过低，也不要过高。过低会让你大材小用；过高会使你因达不到目标而沮丧，从而失去奋斗的信心和动力。适当的期望才是我们前进的航标和动力。如果恰当的期望没有实现时，就要学会面对现实，再次调整奋斗目标。

三、调节情绪的方法

生活是一门学问，由我们自己主宰和调控。我们不妨找一些方法来调节自己的情绪。

1．加法：就是积累知识，增强能力，增添情趣，提高人生价值

在日常生活中，我们不妨逛逛书店、打打球、听听音乐、练练书法。这样，不但会使自己神采奕奕，而且也会使自己的学习生活充满乐趣，从而提高人生价值。

2．减法：就是减轻学习生活中的压力，活得轻松愉快

有的人爱好广泛，学习任务也多，朋友也多，生活时常忙乱，感觉压力很大。这种生活方式既不能提高学习效率，也不能提高生活质量。我们每个人都应该根据自己的能力，有的放矢，主动调适生活节奏，缓解紧张状态。

3．乘法：着重一个“积”字

兴趣和爱好是逐渐培养起来的，当我们学会了打羽毛球，就会兴趣倍增，甚至对其他体育活动也会产生兴趣，生活就会丰富多彩。知识技能也是靠平时一点一滴的积累，随着时间的推移，知识就会由量变到质变产生一个飞跃。

4．除法：平均负担，化整为零

如果我们的学习任务和生活琐事太多，会使自己很累。我们可以把所有的事情分出轻重缓急，在时间上合理安排，先做重要的和紧急的，其他的先暂且放一放。这样，生活有序，心里就不会有太大的压力。

总之，不要把快乐当成负担和义务，不要把快乐变成装饰和表面文章。快乐和不快乐是相对的感受，我们尊重它们，不被它们牵着鼻子走。我们不愿成为哀伤的奴隶，同理，我们也不愿成为快乐的佣人。

【爱心小天使】

如果你生气了，请在面对别人之前先面对镜子。看看自己，你喜欢现在这张脸吗？

——保罗·皮尔梭

【心灵启迪】

我的情绪我主宰

生活中，谁都会有不良情绪：愤怒、失望、抱怨、悔恨等。

我看了一部美剧《迷失》，给了我“顿悟”的感觉。

男主角因为发生医疗事故而恐惧：由于自己的失误操作，病人脊液外流，他害怕极了，但他告诉自己害怕是正常的，但是这种害怕只能持续5秒，从1数至5后，就得暂时忘掉害怕，投入到眼前的紧张任务中。我们生活中的很多错误行为，大多数可以归结为受不良情绪导致的。受领导批评，产生不满情绪而消极处事；暴怒失手将人打伤；等等。

情绪郁结不利于身心健康。面对不良情绪，应该抱有的心态是：产生情绪很正常，但我不能因为它而做出不该做的事情。摆脱不良情绪影响，轻松快乐生活有三个要素：不抱怨、不后悔、常感恩。

不抱怨：生活中有很多抱怨，如子女不努力、父母不权贵、社会不公平……人终归是社会的人，总有不尽如人意的地方，有抱怨的情绪很正常。关键是你得衡量一下，眼前的事情是不是因为抱怨就可以改变，如果不是，那牢骚过后，就静心来干眼前的事情吧。

不后悔：有不少人因一时冲动，做了不该做的事。事后却很后悔伤害了自己在乎的人，于是又千方百计地道歉、认错。久而久之，会形成两个极端：一个是将所有的错误都归咎于别人；另一个就是把所有的错误都归咎于自己，形成自卑的心态。容易动怒的人其实很多并不是因为傲慢，而是因为自卑和不安全感。这两个极端都是不健康的，所以何不中止冲动，以防后悔呢？另外，如果你情绪正常，但是却做出了错误的判断，那么，健康的心态也不应该是后悔，而应该吸取教训。

常感恩：这个社会有很多值得你感恩的人，上司对你要求严格，使你快乐成长；你的父母唠叨，是因为爱你。所以，我们没有理由去伤害这些给你帮助很大的人们。

如果你觉得你因为某种不良情绪而手足无措时，学学那个从1到5数数的方法，慢慢地，也许你数到3就可以控制情绪了，再假以时日，不良情绪就一闪即逝，而“喜怒不形于色”了。

【照镜子】

喜悦：欢天喜地、大快人心、开怀大笑	悲愁：黯然泪下、心如刀割、忧心忡忡
愤怒：火冒三丈、怒气冲天、怒火中烧	惊惧：一身冷汗、人心惶惶、面如土色
激动：百感交集、激动万分、激动人心	着急：心急如焚、急不可待、十分焦急
钦佩：五体投地、心悦诚服、甘拜下风	

面对以上“晴雨表”，我看到有的人时常快乐，有的人时常悲愁，有的人遇事激动焦虑，有的人沉着冷静……看看别人，想想自己。我呢？是正面情绪多呢，还是负面情绪多？为什么会有这些情绪？我运用了哪些方法来调控我的情绪？生活正如谚语所说：“做天难做四月天，蚕要温和麦要寒，行人望日农望雨，采桑娘子盼晴天。”面对古人经典的智慧总结，我有没有和别人看法不一致的情况？我做到换位思考了吗？我的认知合理吗？

【精品赏析】

心轻上天堂

埃及国家博物馆，有一件奇怪的展品。一只用精美白玉雕刻的匣子，大小和常用的抽屉差不多，匣内被十字形玉栅栏隔成四个小格子，洁净通透。玉匣是在法老的木乃伊旁发现的，当时匣内空无一物。从所放位置看，匣子必是十分重要，可它是盛放什么东西用的？为什么要放在那里？寓意何在？谁都猜不出。这个谜在很长一段时间内，让考古学家们百思不得其解。后来，在埃及中部卢克索的帝王谷，在卡尔维斯女王的墓室中，发现了一幅壁画，才破解了玉匣的秘密。

壁画上有一位威严的男子，正在操纵一架巨大的天平。天平的一端是砝码，另一端是一颗完整的心。这颗心是从一旁的玉匣子中取出的。埃及古老的文化传说中，有一位至高无上的美丽女性，名叫快乐女神。快乐女神的丈夫，是明察秋毫的法官。每个人死后，心脏都要被快乐女神的丈夫拿去称量。如果一个人是欢快的，心的分量就很轻。女神的丈夫就引导那有着羽毛般轻盈的灵魂飞往天堂。如果那颗心很重，被诸多罪恶和烦恼填满皱褶，快乐女神的丈夫就判他下地狱，永远不得见天日。原来，白玉匣子是用来盛放人的心灵的。

这个故事告诉我们，心轻者就可以上天堂。

主题三　人际交往法则

【案例引入】

王魁性格内向，脾气温和，同学们都喜欢和他玩。张凯性格外向，学习很好，常常因为说话随意而使大家不满。有一天，值日组长张凯喊："王魁，快点扫！就剩你了，老拖咱组的后腿。"王魁一听这口气，气急了，拿起扫帚就抡到了张凯的背上，并说："你小子，敢冲老子发威。"两人互不相让，拳脚相加，在同学们的劝解下，两人才住了手。

同学们，请想想，他们因为什么打架？

【心理剧场】

我说你听

一、活动目的

通过游戏让学生体会合理与不合理的人际交往方式，使学生明白合理的信念是愉悦交流的基础。

二、活动时间

大约 15 分钟。

三、活动程序

阶段一：

1. 全班同学参与。同桌两人一组。

2．老师出示话题：今天我替你买早餐了，希望你明天替我买。

3．同桌 1 对同桌 2 说题板上的话，同桌 2 回答："我不买。"（老师指定哪列为 1，哪列为 2。）

4．讨论并发表感受。

阶段二：

5．老师出示话题：今天我替你买早餐了，明天你必须替我买。

6．同桌 1 对同桌 2 说题板上的话，同桌 2 回答："我不买。"

7．讨论并发表感受。

四、活动感悟

____

____

【知识视窗】

学生时代的人际关系主要有亲子关系、师生关系和同伴关系。不同类型的人际交往有着不同的要求和技巧，在人际交往中存在着共同的法则，那就是尊重、接纳、理解、宽容。

一、学会尊重和接纳

每个人都是世界上独立的个体，但由于成长环境和社会经历不同，其信仰、人生观、价值观、性格、思维方式、习惯、爱好等都会有所不同，所以，我们在交往中就要学会了解对方和尊重对方。

1．学会尊重

（1）尊重自己

自尊很重要，只有懂得尊重自己的人，才能得到别人的尊重。尊重自己，就要提高自身的道德修养，不管面对谁都能不卑不亢；提高自己的能力；尊重自己所在的群体。

（2）尊重就是待人平等

我们每个人所从事的职业只有分工的不同，没有高低贵贱之别。从这个意义上说，我们没有理由用不屑一顾的态度去轻视他人、嘲笑他人；也没有资格去控制别人，"己所不欲，勿施于人"，意思就是自己不愿意接受的，不要强加于别人。真正的尊重，应是一种对他人不卑不亢、不俯不仰的平等对待，同时也是一种对他人人格与价值的充分肯定。

（3）尊重就是保持距离

人与人之间都应该保持一定的距离，原则是让自己愉快，使别人轻松。亲人之间，距离是尊重；朋友之间，距离是爱护；同学之间，距离是友好；陌生人之间，距离是礼貌和尊重。在和别人的交往过程中，我们都应该保持距离，不妨给对方的心留出一些空间，也是给自己留一点缓和的余地，以免过热给别人带来不便。

（4）尊重就是给人以力量

尊重犹如一缕和煦的春风、一剂催人奋进的强心剂。尊重成功的人，表明自己对别人成功的敬佩、赞美与追求；尊重失败的人，表明自己对别人的同情、安慰与鼓励。人间只要有尊重，真情和希望就会流淌，就会有成功后的继续奋进，就会有失败后的东山再起。

（5）尊重不是盲目崇拜

尊重不是盲目地服从和崇拜，也不是夸大地吹捧，更不是低三下四地奉迎。我们要学会用理性的态度对成功人士进行赞美和尊重，既不嫉妒别人的富有和成功，也不卑躬屈膝地另有所图，更不能盲目崇拜追随其后。因为别人走的是适合自己的道路，所以，他们取得了成功。

一个真正值得人们尊重的人，必然会以平等的心态、平常的心情、平静的心灵，去面对这个纷繁复杂的世界。

2．学会接纳

在尊重自己和别人的基础上，也要学会接纳自我和他人。

（1）接纳自己

每个人在经过全面深刻地自我剖析之后，都会发现自己的优点和缺点，我们只有理性分析、客观认识、完全地接纳自我，才会爱自己，才会有力量传递爱。倘若一个人依靠他人的接纳或认可才能树立自信，那么这个人就会失去自我。

（2）接纳他人

我们不但要接纳自我，同样，也要接纳他人。

首先，欣赏他人。世界上没有十全十美的人，我们不能根据自己的兴趣和爱好对他人过于苛求。每个人都有闪光点，要懂得欣赏对方。

其次，包容他人。如果我们固执地追求完美，容不下对方无关紧要的缺点，那么你只能失去朋友。因此，在交往中我们要多从他人的角度思考问题，体谅和包容同伴。

再次，倾听他人诉说。在别人倾诉时，不要东张西望，不要随便插话，否则对方会觉得你不尊重他，不愿意听他讲话。

最后，保护他人的隐私。当别人向你暴露自己的隐私时，是对你的信任，你应该发自内心地理解并保护他的隐私。

接纳他人就是给他人力量和自信，同时也提高了自己的修养。

二、人际交往的“黄金法则”

1．“黄金法则”

美国著名心理学家埃利斯提出的人际交往“黄金法则”，是指“像你希望别人如何对待你那样去对待别人”。换句话说，我们希望别人对我们友善、真诚，那么我们就要友善、真诚地去对待别人。

2．反“黄金法则”

现实生活中，许多人抱有这样的观念：“我对别人怎样，别人就必须对我怎样”。这被称为反“黄金法则”。

这种人际交往的态度，其实是将自己的意志强加于他人。比如，张平主动给同学买水，她也要求同学必须给她买，否则，她就非常生气。按照“黄金规则”，她希望同学给她买，结果没买，也只是有点失望，而不会生气。这种不合理的观念，恰恰就发生在这个“必须”上。别人没有理由一定要回报我们的关心，因为我们的行为出于自愿。把回报想象成“希望或最好”，就会使自己得到意想不到的收获，也会令自己的心理得到解脱。

随着年龄的增长，开始建立人际关系，就需要逐渐摆脱以自我为中心的想法，全面考虑自己与别人的感受。如果自己仍然以自我为中心，对他人的需要和感受缺乏了解，就会陷入人际关系不良的怪圈。其实，大部分人在人际关系中不缺乏道德和善良，缺乏的只是对他人需要的了解和利他习惯。

三、人际交往的“白金法则”

1987 年，美国学者又提出了人际交往的“白金法则”。该法则是指，在人际交往中要取得成功，就要了解交往对象需要什么，我们就要在合法的条件下，在不违背自己做人原则的情况下，满足对方的需求。“白金法则”有两个要点：第一，交往行为要合法；第二，交往时要了解对方的需要。

礼仪专家金正昆教授对“白金法则”总结出一句话：别人希望你怎么对他，你就怎么对他。也就是说不要自己想说什么就说什么，不考虑对方是否会受到伤害；或者无原则地恭维对方，使对方无所适从，这都是与“白金法则”相违背的。在人际交往中如果没有为他人着想、换位思考的观念，自己就会陷入不良的人际交往状态。

总之，在人际交往时，如果能够遵循以上人际交往的法则，就会拥有良好的人际关系，减少不必要的烦恼，从而把更多的精力投入到学习和工作中，学习效率就会提高，工作就会有成效。

【爱心小天使】

你我是朋友，各拿一个苹果彼此交换，交换后仍然各有一个苹果，倘若你有一种思想，我也有一种思想，那么我们每个人就有两种思想了。

——萧伯纳

【心灵启迪】

不要逼人兑现承诺

著名晋商乔致庸派账房先生王道明去山西太原收账，欠账的是太原主营茶叶的老板赵信。按照约定，当月25日是赵家向乔家结账的日子。乔致庸对王道明说：“你去赵家结账吧，不过，这段时间，赵家生意不太好，恐怕结账比较困难。但是，我们希望他按照约定给我们结账，如果真结不了，我们就再等等。”乔致庸平时对王道明恩重如山。王道明心想：报答老板的机会来了，我一定要为老板要回这笔账。于是，王道明肩负着使命，怀揣着心愿来到了赵家，赵信热情地接待了他，却拿不出钱来。王道明一听，当即火了，说：“我们可是有契约的，都得遵守。如果你不守承诺，我家老板会拒绝和你再做生意。”但赵信确实是拿不出来钱。王道明只好愤怒地回去了。回家后愧疚地对乔致庸说：“老板，我没有完成您交给的任务，我真的对不起您！”乔老板语重心长地说：“道明，赵老板现在经济拮据我是事先预料到的，但是，契约时间到了，我们也必须去结账，如果结不了，我们就再等等也行，不必要生气。”王道明听后，心中也消了气。

王道明心存感激，必须要赵信结账，结果没有如愿，就非常生气。乔老板之所以不生气，他只是希望赵信结账，而不是必须结账。两人对事对人的态度和期望不一样，心情就不一样。

【照镜子】

看到“人际交往”一词，我似乎看到了唇枪舌剑、拳脚相加、说说笑笑、互相帮助、推心置腹、以诚相待等人际交往的情景。面对诸多人际交往的状态，我的人际交往状态属于哪种呢？对待人和事理性吗？对别人的要求合理吗？有没有把自己的想法强加给别人？在平时交往中，我为别人着想过吗？尊重他人了吗？

【精品赏析】

坐着改变历史的女人

一个人因为在公共汽车上不让座，从而改变了历史的进程，自己也因此成为英雄。这件看似天方夜谭的事，发生在美国。

1965 年 12 月 1 日，在美国的蒙哥马利镇，一个叫罗沙·帕克斯的黑人妇女和 3 个同伴去乘坐公共汽车。她们坐下后，来了几个白人。按照美国当时的法律，同样是乘坐公共汽车，黑人必须给白人让座。但是那一天，罗沙·帕克斯和她的同伴却坐着不动，这惹火了白人，连司机都生气了。司机叫她们给白人让座，罗沙·帕克斯的同伴无奈地站起来让了座。同伴让出座位后，还有一个白人站着。司机又叫罗沙·帕克斯让座，罗沙·帕克斯没有理司机，依旧坐着不动。

这时候，警察也来了，一位警察愤怒地质问罗沙·帕克斯：“为什么不给白人让座？”罗沙·帕克斯看了警察一眼，平静地说：“我厌倦了。”警察气得七窍生烟，立刻逮捕了她。

这件事像一颗炸弹，在黑人中炸响了。蒙哥马利镇的黑人们请牧师马丁·路德·金给罗沙·帕克斯辩护。为了支持罗沙·帕克斯，全镇黑人拒绝乘坐公共汽车，他们步行去上班，整整走了 300 天。黑人的抗议从蒙哥马利镇波及了全美国，掀起了一场美国有史以来最浩大的争取人权运动。

最后，美国修改了法律，承认黑人和白人是平等的。罗沙·帕克斯成了人们心目中的英雄，2005 年 10 月，她去世时，布什总统给她献了花圈，全美国为她降半旗致哀。

和罗沙·帕克斯一起乘车的同伴如果知道坐着不动，就能掀起一场革命，赢得空前的荣誉，她们肯定不会让座的。可惜，她们在司机的呵斥中让步了，只有罗沙·帕克斯敢坐着不动。在白人面前坐着不动，这如今平常得不能再平常的举动，在当时却需要多么大的勇气。

尊重自己的人，才能赢得别人的尊重，尊重就是正义。

第二节 大家中的“我”

我们每个人都离不开社会这个大家庭，更离不开自己所在的小集体。在不同的集体中，每个人都有不同的角色。同时，集体也赋予了角色相应的责任和义务。积极履行自己的职责，老老实实做人，踏踏实实做事，就会得到集体和他人的认可，同时也能实现自我价值。

主题一 社会角色定位

【案例引入】

2012 年度感动中国人物陈斌强，是浙江磐安县冷水镇中心学校初中语文教师。9 岁时父亲车祸去世，2007 年母亲得了老年痴呆症。在母亲刚得病时，家人问过她，愿不愿意去敬老院，陈斌强的母亲想了一下，说我想跟儿子在一起。听了这话陈斌强流泪了，那时候就下定决心，不管以后多么苦多么累都不会丢下母亲。陈斌强一连五年，用一根带子把母亲跟自己绑在一起。风雨无阻带着妈妈上班。

推选委员杜玉波说：陈斌强自身的朴实行为给他的学生，也给整个社会上了极为生动的一课。他是一个真正有师德的好老师。

推选委员吴孟超说：陈斌强付出的孝心，不仅抚慰母亲，也抚慰每一位中国人的心，这种中华民族朴素而真挚的人性之美，可以作为社会的良药。

【心理剧场】

角色体验

一、活动目的

（1）使学生体验不同角色，从而感受每个角色的责任和义务。
（2）使学生学会换位思考，学会站在别人的立场看问题、解决问题。

二、活动时间

大约 20 分钟。

三、活动道具

无。

四、活动程序

1．由同学自愿当班长、劳动委员、纪律委员、学习委员、学生家长和老师等角色。
2．让每位角色在讲台上讲一段话。
3．台下的同学仔细观察他们的言行举止和说话态度，并说出哪位角色扮演得最得体。
4．扮演不得体的角色继续扮演，或者由其他同学来扮演，直到同学们感觉满意，活动才能停止。
5．分享感受。

五、活动感悟

____

____

【知识视窗】

一、角色定位的重要性

现实生活中，每个人在不同的环境中，都有不同的角色，每种角色所承担的责任和义务各不相同。

1．找准角色才能抵御外界诱惑

大千世界，丰富多彩，对于没有阅历的青少年来说，是很难头脑清醒的。面对诱惑，有人说坚定目标，目不斜视；有人说让其获得满足；有人说远离诱惑；等等。这些方法都体现在表层。追本溯源，关键是找准自我的角色，才能有效地抵御无奇不有的干扰和诱惑。比如：在家庭，明白自己的角色是孩子，就会孝敬父母，承担责任，抵御懒散享受的诱惑；在学校，明白自己的角色是学生，就会努力学习、积极向上，抵御散漫贪玩、吸烟酗酒的诱惑；等等。如果明白了自己的角色，就会有角色的责任感，从而做出和角色相适应的事情，有效地抵制各种不良诱惑。

2．找准角色人生才能持续发展

现实生活中，学生学业荒废、成年人事业失败的例子并不少见。大多数失败者不是因为智力和能力不足，而是因为没有认真思考“我是什么角色”、“我应该做什么”等问题，就盲目做事，结果不尽如人意。其实，每个人都应该明白，不同时期有不同角色，还应承担不同角色的责任和义务。作为学生，从上学的那天起，角色就是学生，学生就应该认真完成作业，积极参加集体活动，为班级、学校争得荣誉，这些积极行为就会内化成积极信念，将来工作以后也会做出成就；作为医生，角色就是医生，应该追求医术精湛、医德高尚，吴孟超大夫 89 岁仍坚守手术台就是一个很好地履行角色的例证。如果每个人能给自己准确的角色定位，就可以获得人生的持续发展。

二、角色及其角色责任

现实中，每个人都会同时拥有几个不同的角色，我们要学会及时地转换角色，以适应不同环境中人际交往的需要。

1. 孩子的我

在家庭中，我们的角色是孩子，必须履行孩子这个角色的义务：孝敬父母、分担家务、体贴父母，等等。羔羊跪乳、乌鸦反哺的寓言故事启示我们，要感谢父母的生养之恩。孝敬父母是人类道德的基本要求。

2. 学生的我

进入校园，我们就要及时地把自己转换成学生角色，并履行学生的职责和应尽的义务，积极培养良好品质、提高自身修养。平时做到遵守纪律、尊敬师长、团结同学、热爱学习、积极锻炼。职校是学生走向社会前的一个成长和锻炼的平台，我们一定要利用好这个平台，为将来走向社会打下基础。

3. 社会的我

走向社会，我们就是一个公民，要遵纪守法、遵守社会公德；参加工作之后，我们就是一个单位员工，要遵守职业道德规范，还要积极地把所学的文化知识和技能应用到工作岗位。作为社会的一员，我们应该尽自己最大的努力为社会的稳定发展和经济繁荣贡献力量。

三、角色之间的转换

1. 角色同时间的转换

任何一个人，在人生的不同阶段都同时具有多重角色。比如，在学校是学生，在家庭是父母的孩子，在同龄人中是朋友，等等。在同伴中，人与人之间有时会有争吵，甚至说粗话。在老师和父母面前，同伴这个角色就要及时地转换成学生或孩子，否则，尊敬师长、孝敬父母的角色行为就无从谈起。所以，我们在不同的环境要清楚自己的角色，及时做到角色心态的转换，不但自己心情快乐，而且也有一个良好的人际关系。

2. 角色继时间的转换

从稳定的中学生角色转变为职校生的角色，这个转变过程会让人有不适应的感觉，这也就是新旧角色间的冲突，常常有压抑、孤寂、苦闷、无聊、迷茫等心理感受。我们要认识到中学生就是学文化基础知识，学习任务是繁重的，时间是紧张的。职业学校学习生活的时间比较宽松灵活，学习方式是理论与实践相结合，职校生就需要学会自主管理时间和自主学习。我们每个人都要学会分析问题和认清客观情况，就能实现角色的及时转变。

3．自我间的角色协调

每个自我都有很多种角色，常常会有矛盾和冲突。自己渴望当班干部，而又不自信；忧国忧民，而又无能为力；自己不想努力，还想深造；等等，诸如此类的矛盾和冲突使自己内心在煎熬中度日。为了自我角色间的协调一致，为了能愉快地生活，每个人都应该认清自我，从而干自己力所能及的事情，自我间的角色就会协调一致。

总之，青少年在成长的过程中，认识自我和角色定位对人生的发展起着关键的作用。每个人在生活中都面对各种各样的角色，在各种角色之间要学会及时地调适和转换，有利于个体的身心健康和人格塑造。

【爱心小天使】

每个人都有自己的剧场，他集经理、演员、提词、编剧、换景、包厢侍者、看门人诸职于一身，此外还是观众。

——朱利叶斯·海尔

【心灵启迪】

“90后”最帅铁警

2012年7月9日17时40分，李博亚正在昌黎站一个站台维护1547次列车旅客上车秩序，一名中年男子企图卧轨自杀，李博亚立即追去，奋力向外拉拽男子，使其离开轨道中心。尽管司机采取了紧急制动措施，但李博亚和那名男子还是被列车撞伤倒地。李博亚双腿血肉模糊，中年男子当场昏迷。有关人员将二人紧急送往医院抢救。

李博亚为郑州铁道警官高等专科学校2011级公安技术系信息网络安全监察专业学生，20岁，河南平顶山鲁山县人。近日，网友纷纷在微博上转发、留言，祝福这位小伙子，不少人称他为“‘90后’最帅铁警”。

李博亚的家在鲁山县的农村，家里开了一家小诊所。事故发生后，李博亚的父母于13日赶到秦皇岛第二人民医院，进入ICU看望了昏迷不醒的李博亚。“这个孩子真的很好，平常在家非常听话，很懂事，也经常到诊所来帮忙。”他的母亲克制住悲伤的情绪说：“无论诊所里来多么脏的病人，他都能毫不嫌弃地上前为病人提供帮助。他真是个好孩子，和朋友们都处得很好……”父母二人对孩子救人的行为表示理解。

同学张叶明说，出事之后，大家都安慰博亚，没想到他说：“当时的情况，要是你们在现场，你们也会毫不犹豫地冲上去的。”刘建喜是李博亚所在系的中队长，他说，博亚在校学习期间品学兼优，是区队训练标兵。他既是团支书，也是副区队长，也就是地方院校班级的副班长，在他的带领下，区队上学年被评为优秀团支部。

13 日，北京铁路警方为表彰李博亚同学尽职尽责、舍己救人的英雄壮举，决定在北京铁路公安局开展“向李博亚学习、尽职尽责、服务人民、做忠诚卫士”的活动。

翻开第三届全国道德模范获奖名单，仅见义勇为、助人为乐为模范候选人中，“80 后”、“90 后”就有 37 人，他们既是青年的“形象代言人”，也是社会的中流砥柱，更是民族坚实的脊梁。

【照镜子】

谭千秋张开双臂不畏死神保护学生；司机吴斌强忍剧痛，将车开往路边，挽救了 24 名乘客的生命；“最美女教师”张丽莉舍身护学生过马路；孝子陈斌强用布带将自己与痴呆症母亲绑在一起，一绑就是多年。这些人物都是在积极履行角色的责任和义务。比比别人，反躬自问。面对父母，作为孩子，我让父母省心了吗？面对老师，作为学生，我尊敬师长了吗？认真学习了吗？积极参加集体活动了吗？面对青春，我敢说无悔吗？

【精品赏析】

“阳光”与“闪电”

十年前，有一对从山里走出来的兄弟，他们住在同一座城市，以各自的方式追求着成功。

十年里，老大做了很多轰轰烈烈的大事：在“全民倒爷”的狂热岁月里倒卖水果，得到头一桶金；在股市风云中倾囊入市，暴起暴落损金大半；在房地产泡沫时代炒作地皮，重振旗鼓；在“跑步进入网络经济”的狂潮中，投资电子商务网站，全部家当又化为云烟……于是，这座城市曾经最亮的一颗星星，很快就被人们遗忘在记忆的角落。

和老大相比，老二的成长显得平淡无奇：去药材市场打工并自考药剂专业，去医药公司和药厂上班。十年光阴，他痛苦而执着地积累着自己“从小草成长为大树的基因”。他的企业终于冉冉升起，并凭借电子商务走出国门。

几年前这座城市开办的电视栏目《财富聚焦》，老大和老二曾先后被选为访谈对象，而且两人回答过同一个问题。当被问及记忆中哪一部电影对个人一生影响最大时，老大的回答是《列宁在十月》：布尔什维克党人用卡车拉一车长枪到街上四处散发，然后人们便浩浩荡荡地去攻打冬宫。尽管连长不认识排长，排长不认识班长，但只要电动机降临，便能一战而胜。老二的回答是《拿破仑大帝》：只有当帝国军队行军的速度都变成了 130 步/分钟，远远超过其他欧洲军队的 70 步/分钟时，拿破仑才能横扫欧洲——这是一种长期的战争经验和训练的结果。

由此得出的结论——一个成功者和一个失败者的差别：一个经不起社会各种赚钱机会的诱惑，化作了“闪电”，瞬间照亮世界却又迅速复归黑暗；一个坚定自我，持之以恒，从始而终，化作了“阳光”，持久而温煦地改变着万物。

主题二　团体归属感

【案例引入】

张同是一所中职学校的学生，性格内向，独来独往，不是玩手机，就是上网度日。老师反映该生不合群，也不爱学习，不遵守纪律，爱上网。家长反映孩子回家也不说话，节假日经常上网，家庭聚会也不爱参加。父母带着孩子走进了心理咨询室，在老师热情、耐心、真诚的启发引导下，张同说："我并不是非常喜欢上网，相反，我非常羡慕同学们在一起玩，很想加入，怕他们不和我玩，所以就自己上网。节假日我也想回家和父母一起快乐地团聚，但我感觉他们不喜欢我，因为我小时候是和奶奶在一起生活的。"同学们，大家想想，张同同学为什么不愿意和大家在一起？

【心理剧场】

寻找归属

一、活动目的

寻找团队，体验找不到团队的感觉，从而激发同学们的团队归属感。

二、活动时间

大约 20 分钟。

三、活动道具

无。

四、活动程序

1．三人一组。两人扮大树，相对而立，伸出双手搭成一个圆圈；一人扮松鼠，并站在圆圈中间；老师或其他没成组的同学担任临时人员。

2．老师喊"松鼠"时，大树不动，扮演"松鼠"的人就必须离开原来的大树，重新选择其他的大树；临时人员就临时扮演松鼠并插到大树当中，落选的人发表感言。

3．老师喊"大树"时，松鼠不动，扮演"大树"的人就必须离开原先的同伴，重新组成一对大树，并圈住松鼠，临时人员就应临时扮演大树，落选的人发表感言。

4．老师喊"地震"时，扮演大树和松鼠的人全部打乱并重新组合，扮演大树的人也可扮演松鼠，松鼠也可扮演大树，临时人员插入队伍当中，落选的人发表感言。

五、活动感悟

____

____

【知识视窗】

每个人在成长过程中，都渴望被他人肯定，被集体和家庭接纳，渴望成为大家喜爱的人，也是人的本性所需。

一、团体归属感

团体归属感是指个体经过在团体内学习和生活一段时间后，在思想、心理和感情方面对团体产生了认同感、公平感、安全感、价值感、使命感和成就感，这些感觉最终内化为个体的归属感。归属感形成后，将会使个体产生自我约束力和强烈的责任感，调动个体自身的内部力量而形成自我激励，最终产生愉快和谐的效应。

二、归属团体的重要性

1. 融入团体，增强自信

在日常生活中，自卑的人往往表现得拘谨、胆怯、卑微、苟且，内心充满着无力感；自信的人生命中充满了希望，从容淡定中流露着积极进取的精神，宁静安详里洋溢着身心和谐的力量，身处逆境也能不屈不挠、开拓进取。到底怎样才能做到自信呢？平时，我们应该积极寻找机会和团体的平台去做事。在做事的过程中不仅展示了自我，还提高了自己做事的能力。对于自己取得的成绩，不但自己积极肯定，而且也会得到团队成员的肯定。在肯定自我成绩的同时，自我价值感就会上升，从而就增强了自信心。

2. 归属团体，激发斗志

毛泽东说过，青少年就像早晨八九点钟的太阳。这个阶段的青少年浑身散发着春意盎然、朝气蓬勃的气息。如果青少年没有斗志、消极懈怠，那将影响其学业和积极信念的形成。如何才能激发其斗志，克服消沉呢？根据马斯洛的需要层次理论，青少年只有积极归属团体，利用同学们真诚的鼓励，老师的积极关注，好朋友的热情帮助，合理的激励机制，同学们你追我赶的精神，才能激发其斗志。在积极向上的团队中，积极向上的气氛会被同学们内化为自己的信念，进而迸发出奋进的动力，用知识来丰富自己的头脑，掌握一项熟练的技能，为自己将来的人生事业奠定坚实的基础。

3. 积极归属，健康发展

狼孩儿从小生活在狼群中，有狼的生活习性、智力低下及生命短暂的特征，回归社会后，也不能适应人类社会，感到孤独，并很快死去。狼孩儿的事例告诉我们，人必须要在团队中生活，才能培养稳定的安全感，才能身心健康。根据青少年的心理特征、职校生角色的要求以及心理健康的调查，青少年只有在学校的学习氛围中，才能激发并保持浓厚的学习兴趣和求知欲望；在同伴的比较中，自我意识才能迅速健康地发展，进而形成积极进取的人生观；在学校这个团体中，经常与他人交往、互诉衷肠、合作共事，才能练就喜不狂、忧不绝的理性情绪。在集体中，慢慢地学会调整个人的行为与新环境的要求，使自己的思想、行为和团体协调一致。只有同龄人才相互影响和参照，个体的言行举止才不至于过于老成、过于幼稚和过于依赖。在现实生活中，每个人都有成为团队成员的需要和欲望，所以，积极地归属到团体当中，有利于自己的身心健康和顺利发展，将来才能有所作为。

总之，如果青少年对父母或教师缺乏依恋，对学校缺乏感情时，会导致其学业失败，并最终产生不良行为。学生只有归属到学校，学习潜能才会得到最大的挖掘，才能增进同学关系的发展，从而提高团体归属感，促进人格完善。

三、归属团体的途径

向往团体，展示个性，实现自我，是每个人的需要。所以，我们要积极地寻找增强团体归属感的途径。

1. 利用集体活动归属团体

独木不成林，单丝不成线。每个人都应该明白，个人的荣辱利益与团体的兴衰是密切相关的。只有在强大的集体中，个人才能充分挖掘潜能和展示自我，才会有成就感，也才能获取精神和物质方面的利益。所以，请不要错过参加任何集体活动的机会，如运动会、文艺晚会、技能大赛等各种活动。平时也不要脱离班集体。这样，我们就能体会到只有融入集体，齐心协力，同舟共济，才能提高竞技水平，才能收获理想效果，才能有集体荣誉感和团队归属感。

2. 利用互助意识归属团体

在一个和谐的团队中，每个成员都能相互理解、协同互助。如真诚地帮助同学找差距、提建议、赞美他人，为他人主动提供服务等，这些都是互助意识的体现。这种互助心理需要团体环境来培养，更需要团体成员用互助意识去创造和谐环境。

总之，团体归属感是人的一种需要，是心理健康的重要标志。所以，积极培养团体归属感有利于自我发展和身心健康，有利于环境和谐和社会稳定。

【爱心小天使】

五人团结一只虎，十人团结一条龙，百人团结像泰山。

——邓中夏

【心·灵启迪】

团队的力量

有这样一个故事：一只兔子坐在山洞口打字，一只狐狸跳到他面前说："我要吃了你！"

兔子说："等我把这篇论文写完也不迟。"

狐狸非常奇怪地问："你能写什么论文？"

"我的论文题目是《兔子为什么比狐狸更强大》。"

"这太可笑了，你怎么可能比我强大？"

兔子一本正经地说："不信你跟我来，我证明给你看。"

他把狐狸领进山洞，狐狸再也没有出来。

兔子继续在洞口打字。

一只狼跳到他的面前："我要吃了你！"

兔子说："等我把这篇论文写完也不迟。"

狼非常奇怪地问："你能写什么论文？"

兔子说："我的论文题目是《兔子为什么比狼更强大》。"

兔子又把狼领进了山洞，狼也没有出来。

过了一会儿，兔子和一头狮子走出了山洞。

狮子打着饱嗝说："你干得不错，今天我吃到了非常丰盛的美餐。"

兔子和狮子的合作是一个双赢的结局。这也是团队合作神奇力量的体现。

我们每个人身边都有不可或缺的团队，或是家庭，或是朋友圈，或是学校，一个相互依赖的机会，一个各自互补的整体，让每个人在有限的空间里发挥无限的力量，让我们各自硕大的理想展现多赢局面。让孤军奋战的我们，沐浴在强烈的归属感中，人生会变得游刃有余。

【照镜子】

集体就是每个人的铜镜，如果你积极用爱来拥抱团体，团体也会为你开放温暖的怀抱。家庭、学校、班级、朋友等集体都是反映自己不同方面的镜子。面对这些镜子，我似乎看到了有的同学放学后不愿回家，而有的同学归心似箭；看到了多个同学在一起说说笑笑、热热闹闹，而个别同学独处一角；看到了有的同学从不迟到，上学心切，而有的同学一提上学就佯装有病；看到了几个同学一起欢快地逛街，个别同学单处寝室。看看别人，比比自己，我向往集体吗？在各种集体中，我的感受怎么样呢？我融入集体时感觉自在和自如吗？我为集体做过贡献吗？

【精品赏析】

团结的力量

从前，吐谷浑国的国王阿豺有 20 个儿子。他这 20 个儿子个个都很有本领，难分上下。可是他们自恃本领高强，目中无人。平时他们明争暗斗，互相讥讽。

阿豺看到这种状况，很是担心，他明白敌人很容易利用这种不睦的局面来各个击破，那样国家安危就悬于一线了。阿豺常常苦口婆心地教导儿子们要相互团结友爱。可是儿子们依然我行我素。

随着年龄的增长，阿豺的担心越来越重，他担心因为儿子们不团结，国家会四分五裂。用什么办法才能让他们懂得团结呢？

有一天，阿豺预感自己身体不妙。他把儿子们召集到病榻前，吩咐他们说：“你们每个人都放一支箭在地上。”儿子们照办了。阿豺又叫过自己的弟弟慕利延说：“你随便拾一支箭折断它。”慕利延稍一用力，箭就断了。阿豺又说：“现在你把剩下的 19 支箭全都拾起来，把它们捆在一起，再试着折断。”慕利延抓住箭捆，使出了浑身力气也没能将箭捆折断。

阿豺语重心长地说道：“你们也都看明白了，一支箭，轻轻一折就断了，可是合在一起的时候，就怎么也折不断。你们兄弟也是如此，如果互相斗气，单独行动，很容易遭到失败，只有 20 个人联合起来，齐心协力，才会产生无比巨大的力量，可以战胜一切，保障国家的安全。这就是团队的力量啊！”

儿子们终于领悟了父亲的良苦用心，想起自己以往的行为，都悔恨地流着泪说：“父亲，我们明白了，您就放心吧！”

一个人再有才华，自我的力量是弱小的，如果不归属到集体，也难成就大事业。

主题三　诚信的我

【案例引入】

2010 年腊月二十六，孙水林为了给农民工发放工钱，在回家的路上，一家五口遇难。

孙水林的弟弟孙东林顾不上安慰年迈的父母，顾不上安葬已故的哥哥，在腊月二十九将工钱送到 60 多名农民工手中。由于账单遗失，孙东林让农民工们凭着良心领工钱，还贴上了自己的 6.6 万元和母亲的 1 万元。“新年不欠旧年账，今生不欠来生债”，孙水林、孙东林兄弟 20 年信守承诺，被人们誉为“信义兄弟”。

“感动中国”推选委员会如此评价：“言忠信，行笃敬，古老相传的信条，演绎出现代传奇。他们为尊严承诺，为良心奔波，大地上一场悲情接力。雪夜里的好兄弟，只剩下孤独一个。雪落无声，但情义打在地上铿锵有力。”同学们，你们被“信义兄弟”感动了吗？

【心理剧场】

体验诚信

一、活动目的

1．在角色扮演中体验诚信和不诚信。

2．培养学生的诚信意识。

二、活动时间

大约 20 分钟。

三、活动道具

无。

四、活动程序

1．让学生谈谈自己在生活中感触很深的诚信和不诚信的事例，或者教师预先准备好情景语言。

2．学生自愿分组，谈谈自己对诚信的看法。

3．请小组代表发言，分享看法。

五、活动感悟

____

____

【知识视窗】

一、诚信

什么是诚信呢？“诚”是个人的内在修养，“信”是内在修养的外在表现，诚信是心理和行为的辩证统一。它包括以下四方面的内容。

1．真诚

真诚即真实诚恳。对待他人要真心实意、坦诚相待，使他人感动而最终获得他人的信任。

2．忠诚

忠诚指对所发誓效忠的对象（国家、人民、事业、上级）、朋友（盟友）或者亲人等真心诚意、尽心尽力，没有二心。

3．诚实

诚实，即忠诚老实，就是忠于事物的本来面貌，不隐瞒自己的真实思想，不掩饰自己的真实感情，不说谎，不作假，不自欺欺人。

4．守信

守信就是讲信用、讲信誉、信守承诺，忠实于自己承担的义务，答应了别人的事一定要去做。

诚信的基本含义是守诺、践约、无欺。通俗地表述，就是说老实话、办老实事、做老实人。

二、诚信的重要性

1．诚信是社会道德的基本规范

“以诚实守信为重点”，这是党的十六大在阐述加强思想道德建设问题时提出的一个重要论断。诚信不但要求公民以求真务实的原则指导自己的行动。而且也包括制度诚信、国家诚信、政府诚信、学校诚信等。这就是说，任何个人和组织都要按照诚信的原则来行使职权。

2．诚信是立身之本

诚信是立身处世、待人接物和生活实践中，必须具有的真诚无欺、实事求是的态度和守信的行为品质。其基本要求是说老实话、办老实事、做老实人。有一句这样的谚语：得黄金百斤，不如得季布一诺。说的是季布平时诚实守信，遇到了灾难，朋友们保护了他，使他免遭祸殃。一个人诚实有信，自然得道多助，能获得大家的尊重和友谊。在任何时代和社会，人们只有树立起真诚守信的道德品质，才能广结人缘，才能立足社会，才能实现自己的人生价值。

3．诚信能治国安邦

《论语》颜渊第十二之第七：“子贡问政。子曰：足食，足兵，民信之矣。子贡曰：必不得已而去，于斯三者何先？曰：去兵。子贡曰：必不得已而去，于斯二者何先？曰：去食。自古皆有死，民无信不立。”

子贡向孔子请教治理国家的办法。孔子说出了治国有三个策略：充足的粮食、充足的战备和人民的信任。孔子强调其中最重要的是：自古人都难逃一死，但如果没有人民的信任，就什么都谈不上了。历史上不乏诚信治国的例子，唐太宗取信于民，成就了贞观盛世。多少历史故事都印证了古圣贤的诚信治国之道。

三、强化诚信意识的途径

1．从认知强化诚信意识

改变任何一种行为先改变其认知，如果能将诚信的理念内化成自己的道德修养，其行为就会从被教育转变为自主修养。诚信的“诚”是内在认知的修养，“信”是“诚”的外在行为。所以，培养诚信，要从改变认知开始。

2. 从行为强化诚信意识

“勿以恶小而为之，勿以善小而不为。”道理我们已经明白，那么修养品质就从身边做起，就从小事做起。在学校，我们要遵守纪律，当好值日生；对待同学和老师要诚实、不说谎，言行表里如一；平时借物借钱要如期归还；学习、评比、竞赛不弄虚作假，考试不作弊；做错了事要勇于承认。在家里，我们要孝敬父母，帮助父母做家务，体贴父母。在社会上，我们要遵纪守法，要有良好的公德，不随地吐痰，不乱扔垃圾，不损坏公物，等等。这些身边的小事，就是我们诚实守信品质形成的机会和途径。时时反省自己的思想，处处检查自己的行为，我们就能养成诚实守信的良好品质。

总之，诚信是一切道德的根基和本源。它不仅是一种个人的美德和品质，而且是一种社会的道德原则和规范；不仅是一种内在的精神和价值，而且是一种外在的声誉和资源。诚信是道义的化身，同时也是功利的保证或源泉。

【爱心小天使】

人无忠信，不可立于世。

——程颐

【心灵启迪】

烽火戏诸侯与立木为信

早在周朝时期，曾发生过一场令人啼笑皆非的“烽火戏诸侯”的闹剧。

周幽王有个宠妃叫褒姒，为博取她的一笑，周幽王下令在都城附近 20 多座烽火台上点起烽火（烽火是边关报警的信号，只有在外敌入侵，号令诸侯来救援时才能点燃）。诸侯们见到烽火，率兵匆匆赶到，结果发现这是君王为博美人一笑的游戏，然后愤然离去。褒姒看到平日威仪赫赫的诸侯们手足无措的样子，终于开心一笑。周幽王因宠爱褒姒，三戏诸侯，诸侯众叛亲离。五年后，敌兵攻周，幽王烽火再燃而诸侯未到。结果幽王被逼自刎而褒姒也被俘虏。

春秋战国时期，在同样的地方，又流传了一个商鞅“立木为信”的故事。

秦国的商鞅在秦孝公的支持下主持变法。当时战争频繁，为了推进改革，取信于民，商鞅下令在都城南门外立一根三丈长的木头，并当众许下诺言：谁能把这根木头搬到北门，赏金十两。围观的人不相信，结果没人肯试。于是，商鞅将赏金提高到五十两黄金。重赏之下必有勇夫，终于有人站起将木头扛到了北门。商鞅立即赏了他五十两黄金。商鞅这一举动，取信于民，变法很快在秦国推广开了。新法使秦国渐渐强盛，最终统一了中国。

一个帝王无信，一个“立木取信”。结果前者自取其辱，身死国亡；后者变法成功，国强势壮。可见，“信”对一个国家的兴衰存亡都起着非常重要的作用。

【照镜子】

面对诚信这面镜子，我感慨颇多。有时会因为自己对自己不诚信而内心挣扎；有时会因为与别人之间不诚信矛盾不断；有时看到受人尊敬的父母和老师也会失信；有时亲密朋友也会出尔反尔。现在，把目光收回来投向自我，扪心自问，我诚信吗？面对自我，我有食言行为吗？面对朋友，我说话算数了吗？面对老师和父母，我的承诺兑现了吗？他人的不诚信是不是因为我不讲信用，他们才以同样的行为折射回来？吾日三省，克己修身，以他人为鉴，修养自己，不给别人制造麻烦和带来伤害就是关爱他人。

【精品赏析】

"言出必践"与"言出必贱"

曾经读到著名儿童小说作家秦文君写的一则故事：她还是小女孩时，有个男生向她借2元钱，在当时，这相当于她两个月的零花钱，她有些犹豫，因为那个男生家很贫穷。她的为难令那男生难堪，他低下头，说那钱有急用，又说保证 5 天后归还。她无法拒绝，只得把钱借给了他。

第 5 天，男生竟没来上学。整个白天，她都在心里责怪他不守信用。

晚上快要睡觉时，忽然听到窗外有人呼唤，打开窗，只见窗外站着那个男生，他的脸上淌着汗，手里攥着 2 元钱的纸币。

后来才知道，他当时借钱是急着给患低血糖的母亲买葡萄糖，为了如期归还，他天天夜里到一个旱桥下帮菜农推车，到了第 5 天拂晓，他终于攒足了 2 元钱，乏极了，就倒在桥洞中睡着了，没料到竟酣睡了一个白天和黄昏。醒来后他就向她家狂奔。

那个男生后来果然成就了一番事业，也许他早已遗忘了这次交往，可她总觉得那是他走向成功的源头。

类似的经历我也有过，只是结局不是那么美妙：早年在乡下插队，有位蹲点干部向我借了 2 元钱，说好第 2 天还我。第 2 天我眼巴巴地看见他来了，他却像从来没发生过任何事一样。我只有耐着性子等，可是一个多月后他结束蹲点工作，也没提到那 2 元钱的事。我当时每个月收入 10 元钱，寄 5 元给我母亲和未成年的弟弟妹妹，留给自己的只有 5 元钱。2 元钱，也就是我每个月生活费的 40%。

这件事给我的深刻教训是，自己千万别给别人制造这种难言的痛苦。不要轻易向人求助，万不得已欠下了人情，那回报和履行承诺就是人生最大的事！

生活中也不乏这样的例子：有的人答应你了，行动也兑现了，那就叫"言出必践"，也就是孔子对子路说的"言必信，行必果"；相反，也有光说不做的人，这就叫"言出必贱"，也叫"言十妄九"。

殊不知，这种把承诺当儿戏的行为，最终彻底毁灭了自身信誉。

第三节　快乐学习　高效学习

学习一直都是我们人类的热门话题，学习不仅能给我们带来物质利益，而且更重要的是丰富了我们的内心世界，提高了我们的精神境界。尤其职校学习，更与我们的生存密切相关，所以我们要关注学习，要时刻学习，更要从不同的途径终身学习。学习时不但要有良好的学习心态，而且我们要善于发现自己的优势智能，更要去寻找适合自己的学习方法。这样，我们学习起来才能做到事半功倍，才能卓有成效。

主题一　职校学习

【案例引入】

王玲很迷茫，找到老师说："我要退学。在这儿，每天空闲时间太多，我又不想学习，也不知道该干什么，很无聊！就这样两年过去，将来我还后悔自己不退学呢。"老师很理解她，耐心地引导她探索自己的学习心理问题。经过王玲的思索，她终于明白了自己的问题，并找到了努力的方向。同学们，你们如何看待职校学习？

【心理剧场】

职校学习应该怎样学

一、活动目的

1．通过头脑风暴式的讨论，解决职校生学习的心理困惑。

二、活动时间

大约20分钟。

三、活动道具

无。

四、活动程序

1．请同学自愿组成小组，每组选出一个组长，并选出发言代表，在班里分享讨论结果。

2．老师指定问题进行讨论。

问题一：职校生活和初中生活有什么区别？

问题二：职校生活有何特点？

问题三：通过你的观察，职校生都有哪些学习心理问题并讨论解决办法。

问题四：对于职校生活中很多的空闲时间，怎样利用才有价值？

问题五：怎样才能做到终身学习？

五、活动感悟

【知识视窗】

一、职校学习的特点

1．专业性

职校生的学习是一种以掌握专业知识和技能为特征的学习。目前，国家教育部提倡学校培养学生要“一专多能”。所以，职校生在校期间不但要学好专业课，还要学好基础文化课，各学科之间要相互联系、相互交叉、相互渗透，广泛涉猎课外知识，为将来走向社会提供广泛的就业渠道，适应严峻的就业形势，更好地满足社会对人才的需要。

2．自主性

职校生的学习有相当大的自主性，老师课堂讲授少而精，使学生获得了更多的自主学习时间。职校生可以根据自己的情况、爱好，制订适合自己的学习计划，合理安排学习时间，提升自学能力，获得丰富的知识。对于大多数学生来说，从中学被动学习到职校自主学习是具有挑战性的。所以，职校生应该尽快地适应职校生活。

3．实践性

职校以学习专业技能为主，实践对于专业技能的掌握和提高具有重要作用。通常情况下，校内实训、社会实习及各种技能大赛都给同学们提供了大量的实践机会，同学们需要迅速转换角色，积极实训，在实践中提高技能，为将来就业奠定坚实的基础。

二、职校生的学习心理问题及调适

一些职校生在经历了中学的刻苦学习之后，产生了松劲的念头，加上职校学习的竞争有着“隐性”的特点，所以对于学习自制力差的学生来说，他们往往“想法多，行动少”，对待学习消极马虎。

1．职校生常见的一些学习心理问题

（1）懒惰行为

表现为不愿意上课，不愿意动脑筋，不完成作业。学习上拖拉、散漫、怕苦怕累，并经常为自己的懒惰行为找借口。

（2）容易分心

表现为注意力差，不能专心听课，不能集中思考，兴趣容易转移。行动忽冷忽热，情绪忽高忽低。

（3）厌倦情绪

厌倦情绪指的是学生对学习冷漠、畏缩、常感到厌倦，对学校与班级生活感到无聊。

（4）缺乏方法

有些学生认为学习是被迫的苦差事，不愿积极寻求学习方法，而是死记硬背，应付考试。由于缺乏正确、灵活的学习策略，所以往往不能适应新的课程。

（5）独立性差

独立性差是指有些学生在学习上没有明确的目标，学习行为往往表现出从众与依附性，极少有独立性和创造性。

2．学习心理问题的自我调适

（1）提高对学习目的和意义的认识

目的和意义是激发动机的重要条件，当我们认识到自己学习的价值时，确定学习目的，学习就有了责任心和使命感。“书中自有黄金屋，书中自有颜如玉。”读书不仅能创造财富，而且还能使自己的心灵像玉一样洁白无瑕。

（2）制定适合自己的学习标准

心理学研究及教学实践证明，学习标准定得过高或过低都不利于提高学习的积极性。一般来说，学习标准应在原有基础上增加20%为佳，实现该标准的时间以一学期较为合适。

（3）寻找适合自己的学习方法

好的成绩并无固定的学习方法，每个人应该把课程特点、学习规律及自己的实际情况结合起来，制订学习计划，使自己真正学会学习。

（4）培养对专业的学习兴趣

首先要明确这一学科的意义和价值，认识该学科对自己的专业学习、品行修养等方面所产生的影响。其次要带着问题去学习，抓住本学科中一些没有定论的、有争议的问题，广泛搜集资料，通过独立思考，激发学习动机，培养学习兴趣。

三、培养终身学习的习惯

1．培养学习的主动性

应试教育要求学生学习升学所需要的内容，相对忽略主动学习的意识及学习能力的培养。随着课程改革的推进，教育观念的更新，从小学到大学，老师都提倡学生要博览群书，而且要养成每天留出固定的读书时间。长此以往，我们读书多了，思想深刻了，也就把读书当成和吃饭睡觉一样重要的事来做，这样，学习的主动性就提高了。

2. 个人应该熟悉多元的学习渠道

我们生活在信息知识爆炸的时代。书刊、录像带、播音、电视、函授、参观等，都是信息传递和知识学习的媒介与渠道。互联网的迅猛发展，使得校内、校外与世界各地紧密连接，信息流通与交换成为唾手可得的简易事情。在这样的社会中，选择单一渠道学习的人，容易闭塞与孤寂；熟悉多元学习渠道的人，则易开放与快乐。

3. 从事学历以外的学习

在国人的观念中，学习与获得学历几乎被画成了等号。学历以外的学习，也就被认为较次要的事情。在学习型社会中，学历逐渐失去其绝对的价值，社会成员也会重新评量学历与能力的差距。抓好学历以外的各种学习机会，才是养成终身学习习惯的重要途径。

4. 终身学习的内涵是整体的

终身学习的习惯，首先源自一种理念，终身学习从内容到形式是整体的，知识只是学习的一部分。终身学习、终身运动、终身反省应该是人生三宝。终身学习，再加终身运动，可以延年益寿。终身学习和终身反省，可以减少个人烦恼，也可以减少社会乱象，促进和谐。大家都应该运用这人生三宝，来发挥自己的潜能，增强人类生命的活力。

【爱心小天使】

知识的保持和复现，在很大程度上依赖于有关的心理活动第一次出现时注意和兴趣的强度。

——艾宾浩斯

【心灵启迪】

华兹华斯的书房

华兹华斯是英国知名诗人和自然主义作家。

有一位华兹华斯迷，怀着朝圣的心情，专程去拜访华兹华斯，想一睹作家风采，并当面向他请教。华兹华斯刚好不在，来开门的是一位女仆。

那人怅然若失，但随即恳求："我不远千里而来，你能否行个方便，让我参观一下你家主人的书房？"女仆见他如此诚恳，不忍心拒绝，便带他到了一个房间。他在四壁都是书的房间里流连片刻后，忍不住向站在角落里的女仆赞美："我真是不虚此行，这是我见过的最丰富、最美妙的书房。"

"这里只是我家主人放书的地方，"女仆微微一笑，回答道："我家主人说，户外才是他的书房。"

选自《格言》

【照镜子】

进入职校，面对职校学习生活，我看到了有些同学平时行为散漫、松松垮垮；看到了有些同学上课睡觉、玩手机的情境；看到了有些同学学习认真、刻苦钻研。我听到了有些同学抱怨“学校管理不严”，而有些同学说“老师管得太严”的声音。面对种种情况，我平时表现得怎么样呢？内心有抱怨的声音吗？面对学习成绩及学习状态这面明镜，试问自己：同样的老师、同样的教室、同样的时间，为什么一节课下来，有的同学谜团大解、眉开眼笑，而有的同学似懂非懂、愁眉不展？甚至有的同学一无所获还扬扬得意？面对种种问题，我的职校学习整体情况怎么样呢？掌握专业技能了吗？适者生存，从古到今不变的真理，扪心自问我能适应社会吗？

【精品赏析】

影响光辉的是灯里油

刚参加工作不久的徒弟找到师傅抱怨道：“那里的人什么都不懂，整天跟一群什么都不懂的人在一起，这让我怎么工作啊？”师傅默默地将徒弟带到了一间黑屋子，打开一盏灯，屋子里突然变得明亮起来。师傅问：“你能找到这盏灯的光辉吗？”徒弟觉得奇怪，反问道：“这满屋子不都是这盏灯的光辉吗？”师傅接连又打开了三盏灯，屋子里顿时变得更为明亮。师傅望着发愣的徒弟说：“你现在还能找到第一盏灯的光辉吗？”徒弟这下傻眼了。师傅说：“你现在所在的公司，都是一些不懂业务的人，只要你干出了成绩，功劳就全都属于你，这难道不好吗？”徒弟这才高高兴兴地去了。

一年后，徒弟又满腹委屈地回到了师傅身边。徒弟抱怨道：“本来我在那里干得好好的，没想到一下子又招来了三个和我能力相仿的人，这不是明摆着不信任我吗？”师傅没说话，又默默地将徒弟带到了那间屋子里。师傅这次同时开了四盏灯后，又关掉了一盏灯，问徒弟：“是刚才亮些，还是现在亮些？”徒弟不解其意，没有吭声。师傅又关掉了一盏灯，问：“是刚才亮些，还是现在亮些？”徒弟说：“刚才开着的灯多，当然是刚才亮。”师傅接着又关掉了一盏灯，这时只剩下一盏灯了，屋子里顿时暗了不少。师傅说：“公司里不管有多少能人，都影响不了你的成绩，因为少了一盏灯，就会少一些光辉！”

徒弟觉得师傅的话有道理，可又总觉得哪里不对劲儿。突然，他想起来了，说“公司里只有我一个能人的时候，师傅你也是在这个屋子里开这几盏灯来教育我；当公司里有好几个跟我同等能力的人时，你也是在这个屋子里开这几盏灯来教育我，难道不管是开几盏灯，道理都是一样的吗？”

师傅说：“在这个世界上，每个人都是一盏灯。一盏灯不会影响到另一盏灯的光辉，真正影响光辉的是灯里的油，只有坚持不懈，努力加油，灯才会长亮不灭！同样的道理，不管你身边的能人多还是少，你只要还在不断学习，努力工作，就会发出自己的光！”

主题二　我是学习的料

【案例引入】

王高说：“前段时间我读高二，学习成绩很差。因为以前学习还可以，家人都对我抱有很大希望。后来，我的成绩在班里倒数了。一个假期，妈妈很少让我出门，姐姐也经常告诉我，不好好学习，以后不会有出息。我只是听，什么也不想说。老师向家长反映说我平时有点不太合群。等到开学那天了，我留了个纸条：我不是学习的料，我要出去闯闯。我就远离家乡了。出去应聘了几家，都是因为我没有一技之长而落聘。回去上学吧，我又感觉我不是学习的料，所以，我很迷茫……”同学们，你们认为王高是学习的料吗？

【心理剧场】

八仙过海　各显神通

一、活动目的

1．通过独立作品，同学之间彼此启发，开阔视野，丰富想象力。
2．通过独立作品，使同学们认识到自己的智能优势。

二、活动时间

大约 20 分钟。

三、活动道具

就地取材。

四、活动程序

1．就地取材。
2．每个人单独制作。
3．不管什么作品，只要是自己擅长的就行。哪怕是写一段文章，或者算一道数学题，或者手工制作，或者唱歌、跳舞、书法等。
4．最后在全班交流，在交流的基础上，相互欣赏、赞美。

五、活动感悟

____

____

【知识视窗】

一、认识人类的智能

人类之所以能成为万物之灵，是因为人类具有能够高度发展的智能。人类智能就是人类认识世界和改造世界的才智和本领。它包括“智”和“能”两种成分。“智”主要是指人对事物的认识能力；“能”主要是指人的行动能力，它包括各种技能和正确的习惯，等等。人类的劳动、学习和语言交往等活动都是“智”和“能”的统一，是人类独有的智能活动。

世界著名教育心理学家霍华德·加纳纳，提出了人类的智能至少可以分成八个范畴，见下表。

智　　能	核心成分	适合职业
语言智能	对词语发音、结构、含义及使用方法的敏感性	作家、演说家、记者、编辑、节目主持人、律师等
逻辑数学智能	对逻辑或数学模型的敏感性，辨别这些模型的能力；进行大量推理的能力	科学家、数学家等
空间智能	准确地觉察到视觉—空间世界，完成在知觉方面初始转换的能力	艺术家、建筑家等
身体运动智能	控制自己的肢体运动并熟练地处理目标的能力	运动员、舞蹈演员、雕刻家
音乐智能	欣赏并能产生节奏、音高及音质，欣赏各种音乐表现形式的能力	作曲家、演奏家
人际智能	准确辨别别人的情绪、脾气、动机及愿望的能力	咨询员、政治领袖
内省智能	接近的“情感”生活，区分自己的许多种情感的能力；了解自己的长处与不足的能力	心理学治疗学家，宗教领袖
自然观察智能	善于在许多物种间进行区分的能力，识别其他相近物种存在的能力，以正规或非正规的图的形式表示几个物种间的关系的能力	自然观察家、生物学家、地质学家、考古学家等

每个人都具备这八项智能，只是各项智能的组合及发展程度有所不同。例如，有人擅长体育运动，而语文学习较为逊色。对照多元智能，你是否发现了从未意识到的智能呢？

二、多元智能对人类的作用

多元智能的理论以及多元智能测评的出现，为人类的发展提供了参考和帮助，提高了学习工作的效率，提高了生活质量，优化了整个民族。

1. 把握智能发展的关键期

每一种智能都有一定的年龄关键期，过了关键期再去发展就会事倍功半。比如：音乐智能要在小时候培养，年龄过大学习起来就有难度；但属于空间智能的绘画，不论年纪多大，学习起来都比较容易理解和掌握；语言智能在小时候培养效果好；数学逻辑智能和内省智能在长大后学习效果好。每项智能的开发和培养在关键期都很敏感，把握好关键期对智能的开发大有益处。

2. 为智能发展不均衡的人提供了发展方向

每个人各种智能的先天潜质不同，比如有些人擅长语文和音乐，但社交却特别差。参照多元智能理论，可以找出每一个人的最佳智能，对最佳智能进行培养，会使自己学习感到轻松快乐，并产生浓厚的学习兴趣，从而提升自我价值感，增强信心，为今后的发展明确方向，实现富有个性特色的发展。

3. 认识多元智能，提高学习效率

参照多元智能理论，找出自己的智能强项，可以帮助人们找出最佳学习方式。比如说，语言智能强的人，可以使用背诵的方式来记忆；但对于身体运动智能强而语言文字智能弱的人，可能无法静下来读书，而使用连动带唱的方式背诵效果较好。

三、开发智能的方法

为国争光的百米跨栏冠军刘翔、震撼演出的《千手观音》等，这些事实告诉我们：每个人身上都有擅长的智能，只是他们的优势智能得到了开发。看到他人耀眼的成绩，我们一定动心了吧！利用哪些方法能开发自己的智能呢？其实，在我们的日常生活中，可以通过多种途径进行开发。

绘画：绘画中，我们要对色彩、线条、形状、形式、空间及它们之间的关系进行观察和感受，从而提高感受空间知觉的能力。同时，也对《几何》课程的学习有所帮助。

体育运动：体育运动不但可以强身健体，提高四肢的平衡能力，而且还可以刺激大脑开发多方面的智能。左脑负责右侧肢体，右脑负责左侧肢体。生活中，你可以有意地用左手拿筷子、写字、刷牙，以刺激右脑智能的开发。

音乐冥想：右脑偏爱清醒宁静的状态，在这种状态下，右脑脑细胞会更加活跃。平时，我们可以闭目静听轻音乐，融入音乐的意境当中，展开自己丰富的想象。这样有利于右脑负责的艺术鉴赏、三维立体、洞察力、想象力、音乐欣赏等智能的开发。

诵读：语言是左脑负责的智能之一，但诵读时的韵律和节奏的加工是右脑负责的。诵读是左、右脑对知识进行协同加工的活动。这种形式不仅提高学习效率，而且还开发了左、右脑的智能。

野外活动：自然界中，万事万物完全呈现，既能激发左脑的推理、数数、口语、科学研究等智能，又能唤醒右脑负责的洞察力、三维立体、艺术鉴赏、想象力、音乐等智能。所以，野外活动是开发智能的最好方法。

总之，我们每个人身上都有擅长点，也就是自己与众不同的能力，那就是自己的优势智能。如果每个人利用优势智能学习和工作，就是成功的开始。

【爱心小天使】

人生就像弈棋，一步失误，全盘皆输，这是令人悲哀之事；而且人生还不如弈棋，不可能再来一局，也不能悔棋。

——弗洛伊德

【心·灵启迪】

周杰伦的音乐之路

周杰伦出生在台北市一个普通的家庭。妈妈对儿子的评价是：3 岁对录音有兴趣，或唱歌，或编故事，自编、自导、自演又自唱一番。爸爸对儿子的评价是：他从小就爱耍帅。

周杰伦 3 岁开始练习弹琴，4 岁时，就学弹钢琴，像个钢琴狂。妈妈看出他在音乐上的天分，因此对他要求很严格，他童年所有的日子都是在钢琴边度过的。

周杰伦考上高中音乐科后，高考之际，他却沉溺在音乐爱好之中。高中英语老师还曾认为他有学习障碍。但妈妈注意到他有音乐的天赋。高中钢琴老师说，周杰伦十几岁时，就可以即兴表演。出了琴房，周杰伦是个再普通不过的青少年，当其他同学都在附近打篮球时，他却一再重复地看功夫电影和打游戏。果然，高中毕业后的周杰伦在餐馆当了名服务生。

有一位学妹帮他报名《超级新人王》这个节目。他帮一位想当歌手的朋友进行钢琴伴奏。朋友表演得很差。而节目主持人吴宗宪一眼就看上了那个紧张的钢琴伴奏小子，又看了一眼乐谱，非常吃惊，乐谱非常的复杂。吴宗宪签下他，专职写歌，一年半后，吴宗宪决定把阿尔发唱片的经营权交到他的朋友同时也是歌手的杨峻荣手上，周杰伦才从幕后走向幕前，成为偶像歌手。3 个月内，周杰伦完成了自己的第一张专辑。此后，周杰伦的音乐事业蒸蒸日上，不断取得新的成就，得到更多人的关注，后来红遍海内外。

【照镜子】

有的人写起作文来长篇大论，神采飞扬；而有的人短短几行，唉声叹气。有的人面对电器拆拆装装，完好无损；而有的人无从下手。实际上，这些课程就是了解自己智能的镜子，面对这些镜子，我有哪方面的智能呢？我喜欢数学吗？擅长语文吗？对专业课有兴趣吗？面对中职毕业的成功人士，将来我会怎样培养自己的优势智能呢？走向社会，凭什么专长立足社会呢？

【精品赏析】

周恩来小时候的故事

鸡叫三遍过后，周家花园里传出了琅琅的读书声：“锄禾日当午，汗滴禾下土。谁知盘中餐，粒粒皆辛苦。”读着读着，周恩来很快就把这首诗背得滚瓜烂熟了，但他总觉得没有透彻领会诗的意境：每一粒到底有多辛苦呢？

第二天，周恩来来到蒋妈妈家玩。吃饭的时候，他望着白花花的大米饭迫不及待地问道：“蒋妈妈，这大米饭是怎么来的呢？”

蒋妈妈很喜欢周恩来好问的精神，就笑着告诉他：“大米是稻子舂成的。稻子浑身有一层硬硬的黄壳。它的一生要经过浸种催芽、田间育秧、移栽锄草、施肥管理、除病治虫、收割脱粒，一直到舂成大米。”

“啊，吃上这碗大米饭，可真不容易啊！”周恩来惊讶地说。

“是呀，这十多道关，也不知道要累坏多少种田人呢，这香喷喷的大米饭是种田人用血汗浇灌出来的。”蒋妈妈深有感触地说。

蒋妈妈一番深刻的教诲，不仅加深了周恩来对诗意的理解，更激励他勤奋学习。为了过好习字关，他除了认真完成老师布置的作业外，还坚持每天练一百个大字。

有一天，周恩来随陈妈妈到一个路途较远的亲戚家，回来时已是深夜了。一路上风尘劳累，年幼的周恩来已筋疲力尽、哈欠连天，上下眼皮直打架，但他仍要坚持练完一百个大字再休息。陈妈妈见状，很心疼，劝道：“明天再写吧!”“不，妈妈，当天的事当天了！”周恩来说服了陈妈妈，连忙把头埋在一盆凉水里，头脑也清醒多了。

一百个字刚写完，陈妈妈一把夺过恩来的笔说：“这下子行了吧，快睡觉!”“不!”周恩来仔细看完墨汁未干的一百个大字，皱着眉头认真地说：“陈妈妈，你看这两个字写歪了。”说着，周恩来白嫩的小手又挥起笔来，把那两个字又写了三遍，直到满意为止。

主题三　找到高效学习的“金钥匙”

【案例引入】

李中是一名重点中学实验班的学生。在考入重点学校之前，他是一所大学附小的尖子生。后来进入初中半年后，他对初一的新知识、新环境不太适应，考试成绩也不太好，内心有些焦虑，尤其是看到成绩好的同学受到老师的重视，自己心里也不舒服。学习变成了李中的包袱，在心理上也慢慢开始放弃了学习。上初二后，随着课程的增多，李中产生了厌学心理，成绩也越来越差。最终在初三的选拔考试中，他失去了直升本校高中部的机会。

【心·理剧场】

体验好心态

一、活动目的

通过学生分享好心态带来的高效率，使学生认识到好心态的重要性；使学生会调整好心态，并能应用到生活学习中。

二、活动时间

大约20分钟。

三、活动道具

《天籁之声》的音乐。

四、活动程序

1．调整心态

（1）全班同学在音乐声中，找个舒服的姿势坐好，闭上眼睛，做 3 个深呼吸，聆听《天籁之声》，3 分钟后，分享此时的感受。

（2）把全班同学分成若干小组，每个人说出一个克服学习困难、提高学习效率的案例，通过大家讨论，在若干案例中挑选一个最好的案例在全班分享。

2．管理时间

（1）撕纸条：老师把事先准备好的 1 厘米宽、100 厘米长的纸条发给每位同学。告诉大家，每个人手中的纸条代表一天（24 小时）时间。每个人想一想：自己的一天是怎样度过，比如：睡觉用了多少时间，从长纸条上撕去，并写上睡觉多长时间；吃饭多少时间，把它撕去，写上名称和时间；以此类推，一一撕去，然后，看看你撕下的纸条，反省一下自己对时间的管理。

（2）请大家在纸上画出一个大圆，假如这个圆表示一周的时间，你怎样进行管理，如何合理分配？请各位画出“时间管理拼图”，画完后进行交流。

五、活动感悟

____

____

【知识视窗】

一、好心态提高学习效率

1．新的学科，学会坚持

当我们接触一个全新的学科领域时，会有“难”的感觉，这就是新学科学习初期的不适应。这个阶段就需要我们耐心地坚持，慢慢地积累，知识就会从量的变化到质的飞跃。

2．悦纳别人，喜欢学科

“我不喜欢语文老师，就不学他的课！”这样的话平时我们经常听到。显而易见，他们不悦纳老师，从而导致自己成绩下降，甚至自暴自弃。父母、老师和同学都是你人生旅途中的陪伴者，客观地看待他们的言行举止，不要让他们影响到你的学习心态。

3．不耻下问，维护自尊

青少年时期的同学们自尊心很强。有些同学不愿向老师或其他同学请教，怕别人会笑话自己，于是，就不懂装懂。这种心理并不是自尊心，而是虚荣心。随着学习问题的积累，成绩的下降，还会产生自卑心理。只有我们把知识掌握了，用成功来消除他人的质疑，才能赢得他人的尊重。

4．正确归因，增加努力

平时我们会听到“我没有数学天赋”之类的话。实际上通过调查发现，这样的学生就是凭兴趣学，喜欢语文就挤时间学，不喜欢的课程就不学。像这样的情况，不是因为没有天赋，而是因为努力不够，只要我们付出努力，就有收获。

5．谦虚开放，不失偏颇

有一种心态叫“空杯心态”，是指谦虚开放的学习态度。尤其在我们学习新知识时，就会从自己的观点出发，萌生批判、评论的冲动，或者选择感兴趣的吸收，这样就难以形成系统的知识体系。所以，我们要用“空杯心态”来听老师讲课，把老师的知识全盘汲取过来，经过实践、消化，然后重点记忆和应用，知识才能全面而不失偏颇，最终学有所成。

6．适中动机，内心平静

学习动机不足，容易使人丧失学习信心；过强的学习动机，容易使人劳逸无度，也容易使人达不到目标而沮丧，产生挫败感。

心理学的研究告诉我们，学习动机与学习效率呈倒“U”形的关系。也就是说只有正确评价自我，制定恰当的学习目标，维持适中的学习动机，才能做到内心平静，才能做到高效学习。

7．积极暗示，培养兴趣

爱因斯坦有句名言：“兴趣是最好的老师。”浓厚的兴趣可以使我们在学习过程中乐此不疲。

消除消极暗示，树立积极信念，才能让我们爱上学习。“一学习我就头晕。”“讨厌学习。”此类话就是消极暗示。如果我们把这类话天天挂在嘴边，就会抵触学习。要用积极语言树立积极信念，天天对自己说“我喜欢学习”、“我能学好”等之类的话，我们才会勇于尝试各种学习。在尝试实践中，我们会发现自己的兴趣点，发现自己的潜能，体验到自我价值感，同时又培养了学习兴趣。

二、科学的学习方法

1．PQ4R 学习方法

PQ4R 学习方法是托马斯和罗宾孙提出的学习技巧。

浏览（Preview）：快速浏览新知识，对本节的主题和副主题有一个初步的了解，找出你要读和学习的信息。

设问（Question）：即阅读时自己问自己一些问题。根据标题用 5W 即“谁”、“什么”、“为什么”、“哪儿”、“怎样”等疑问词提问。

阅读（Read）：阅读材料，不要泛泛地做笔记。试图回答自己提出的问题。

反思（Reflect）：首先把新知识和旧知识联系起来；然后把课本中的副标题、主要概念和原理联系起来；再次试图消除对呈现的信息的分心；最后试图用这些知识去解决联想到的问题。

背诵（Recite）：你可以利用标题、重点词句来提问，通过大声陈述和一问一答，反复诵读巩固记忆。

回顾（Review）：这是最后一步。主要通过自我提问的方式，积极地复习所学内容。只有当你完全不能回答时，才允许重新阅读原文，再次理解内容，加强记忆。

2. 科学记忆法

识记是学习的基础，科学的记忆方法有助于提高学习效率。

（1）复述策略

复述策略是为了保持信息能够再认或再现，个体运用内部语言在大脑中重现学习材料或刺激，以便将注意力维持在学习材料上的方法。例如：当天所学知识在脑海中“过电影”；口头复述所学内容等。根据艾宾浩斯的遗忘规律，利用复述策略及时地复习当天所学的知识，省时省力地提高了记忆效果。

（2）组织策略

组织策略是整合所学新知识之间、新旧知识之间、知识与技能之间、技能与技能之间的内在联系，形成新的知识结构。对知识进行组合或分类，提高记忆能力。

3. 运用多种方法参与学习

我们如果能动用多种感官和运用多种学习方法，学习效果就会有明显提高。如充分利用眼看、耳听、口念、身动等多种器官，全方位刺激大脑；运用角色扮演、讨论、动手制作等多种主动学习的方法，就能提高学习效率。

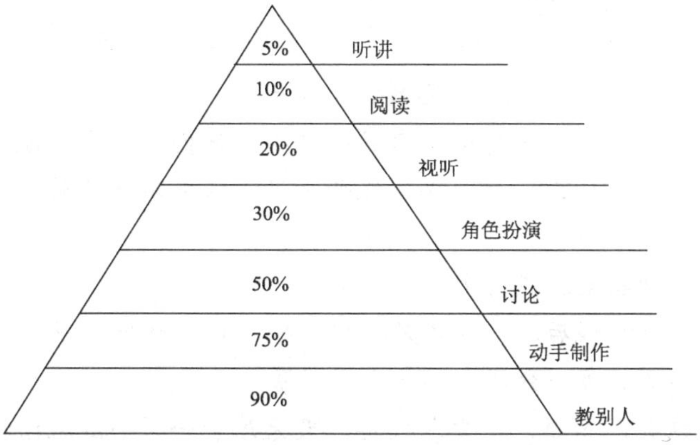

学习效果金字塔

三、合理分配时间

在日常学习生活中，我们可以通过以下这些策略来管理自己的时间。

1. 列出计划

你是不是也有这样的经历，自习课上，一会儿翻翻语文，一会儿看看数学，什么也没学到，一节课的时间就过去了。事实证明，大量的时间浪费于缺乏计划。如果我们每天能给自己列出一个做事的清单，按计划做事，就能做到忙而不乱。

2. 确定有规律的学习时段

每个人都要养成良好的学习习惯，根据自己的学习现状，每天固定几个小时作为学习时间，如将每天晚上 7—9 点作为学习时间，没有非常特殊和紧急的情况，绝不让别的事情占用此段时间。

3. 利用零碎的时间记忆零碎的知识

日常生活中，我们零碎的时间非常多。如果我们把这些时间充分利用，也可以获得很多知识。如在等公交车时，背上几个单词。

总之，好的学习心态和科学合理的学习方法能使我们的学习效率事半功倍。

【爱心小天使】

如果你有意地避重就轻，去做比你尽力所能做到的更小的事情，那么我警告你，在你今后的日子里，你将是很不幸的。因为你总是要逃避那些和你的能力相联系的各种机会和可能性。

——马斯洛

【心灵启迪】

兄弟俩的人生

在印度的一个贫民窟里，有一对很不幸的小兄弟。他们的母亲在他们很小的时候就去世了，而他们的父亲整日不是吸毒，就是喝得烂醉如泥，根本不管兄弟俩的死活。后来，父亲因偷盗进了监狱。

兄弟俩为了生存，就以捡垃圾为生。

每当卖垃圾得到一点儿钱后，哥哥不是吃喝一顿，就是赌上一把。

弟弟则相反，把能省的每一分钱都存起来做学费。

哥哥长期在赌场厮混，喝酒、斗殴、吸毒，天天跟着一帮小混混偷摸扒抢，干尽坏事。弟弟则发奋读书，他白天去学校听课，晚上就到餐馆、酒店打工，并且还学着写文章。

十多年后，哥哥因抢劫、吸毒等多项罪名进了监狱，而弟弟却成了当地知名的作家。

有一家报社的记者到监狱去采访哥哥。记者看着神情沮丧的他，问道：“你觉得是什么原因使你沦落到今天这个地步？”哥哥十分肯定地说：“苦难！儿时的苦难就像一块沉重的石头，重重地压在我的心上，让我抬不起头来。”

记者又去采访弟弟。记者问道：“你觉得是什么原因让你取得了今天这样的成就？”弟弟十分肯定地说道：“儿时的苦难。”

记者不解地问道：“你们从小一起长大，儿时的苦难都是一样的，为什么你哥哥成了罪犯，而你却成了令人敬仰的作家？”

弟弟说：“儿时的苦难，就像一块沉重的石头压在我们心上。不同的是，哥哥始终把这块石头压在自己的心上，所以他就觉得看不到蓝天。而我却一直把这块石头踩在脚下，苦难则成了我人生向上的一个个台阶。”

【照镜子】

“三人行，必有我师焉。”讲的就是以他人为镜，反省自己的不足，学习他人的长处。面对优秀同学这面镜子，我思忖着：同样的老师，同样的学校，同样的时间，同等的智力水平，为什么有人屡屡得胜，有人考场失意？面对“头悬梁，锥刺股”、“凿壁偷光”等故事，反躬自问：我学习勤奋吗？上课走神吗？能自主学习吗？对于学习，我知难而退、怨天尤人了吗？

【精品赏析】

我的未来我决定

奥布拉扬·米

人生是一个神圣的混沌。宇宙之如此完美，让我们时常无法理解，但我们的未来却是我们选择的，我们通过每天的选择创造了我们的未来。

我是我自己人生的写作者。不幸的是，我是用钢笔在书写，我无法删去我的错误，但我可以从错误中吸取教训。我想，人生就是这样的。

我的未来尚未书写，它仍然在准备之中。我目前在书写和编辑的是我高中的最后一年。在我们生活的这个既疯狂又美妙的世界里，我将会独自做些什么事情呢？

跟大家一样，我的人生也有起伏。今天，我停下来思考，我是否要仍然留在得州这里，我是否有机会成为一名外科医生，我是否有机会在有生之年成为名人，我是否会像大多数人那样半途而废呢？

我是个梦想家，人们都这样说我。今天，在我写下这些文字的时候，我觉得自己很普通，我还觉得自己只是那幅更大的画卷中的一部分，而不是一个站在高山之巅的人。

我在尽力要做到跟以往一样，站到顶峰，但这绝对不是等在那里拱手相让的东西，是需要攀登全程才能到达那里的。这需要艰苦工作，需要勇气，需要献身。

我并不是一个只抱希望的人。我对事情总是持相信态度，因为我更知道该发生的事情将会发生。

我对未来的期望是能够上大学并继续深造，从而获取胸外科专业博士学位，并生活在华盛顿特区的西雅图市。

我希望能够前往波士顿的哈佛大学。我想在我的人生中开始进入一个新的层次。

我看到了自己被哈佛接受。我看到了自己成为胸外科医生的人生梦想。我看到了我的人生有一个乐观的未来。

我看到了终点线之后的情形，因为我知道我是我自己未来的写作者。

第五章　放飞梦想　扬帆出海

第一节　求职前的心理准备

追逐梦想，追寻金色的希望。每一次扬起风帆去远航，难免都会有阻挡，只要有梦想在鼓掌，未来就充满着希望；每一次张开翅膀去飞翔，难免都会受伤，只要有梦想在激励，未来就承载着希望。紧握手心的梦想，花朵为梦想者绽放。

主题一　我为什么要工作

【案例引入】

某电视台情感节目里有这样的情节：一对青年男女相恋已久，双方年貌相称、家境相当。但女孩的父亲坚决不同意，理由是男孩整天无所事事，他怎么能放心将女儿的终身托付给一个游手好闲的人呢？男孩的母亲也振振有词：家里的经济条件完全可以支持孩子过自己想过的生活，儿子没必要再为衣食奔波。和周围的人说起这个片段，大家几乎异口同声地对男孩表示不解："一个健全的成年人，怎么可以不工作！"

同学们，你是怎么看待这件事的？

【心理剧场】

职业猜猜乐

一、活动目的

1．了解职业，体验职业。
2．使同学们明白不同的职业，能为社会创造不同的价值，付出劳动和智慧才有收获。

二、活动时间

25分钟。

三、活动道具

卡纸、笔。

四、活动程序

1．事先准备一些卡片，上面写好各种职业，然后让参与者抽出一张，不要让别人知道抽到的内容，然后表演。请其他同学仔细观察表演者的言行举止和说话态度，让大家猜猜是什么职业。

2．角色扮演者在讲台上讲话和做动作时，言行举止、态度要和自己的角色一致。

3．请每个同学安静地独立思考，写出 2～5 种职业及其对社会的贡献。想想在众多的职业中你最喜欢什么工作，为什么？全班交流。

五、活动感悟

____

____

【知识视窗】

一、认识职业

“职业”一词是由拉丁文衍生出来的，意思是“生命的呼唤”。可见职业对一个人来说是多么重要。从广义来讲，职业是我们利用自己所学的知识和技能，从事可以为社会创造经济价值、精神价值，并从社会中获取物质及精神补偿的一系列彼此相关的活动。从狭义来讲，职业是劳动者足够稳定地从事某项有酬工作而获得的社会角色。

二、马斯洛需要层次理论

马斯洛把需要分成生理需要、安全需要、社交需要、尊重需要和自我实现需要五类，依次由较低层次到较高层次。每个人都潜藏着这五种不同层次的需要，但在不同的时期表现出来的各种需要的迫切程度是不同的。人的最迫切的需要才是激励人行动的主要原因和动力。人的需要是由外部满足逐渐向内部满足转化。

1．生理需要

生理上的需要是人们最原始、最基本的需要，如空气、水、吃饭、穿衣、住宅、医疗，等等。如果生理需求得不到满足，人类的生存就成了问题。它是最强烈的不可避免的最底层需要，只有这些最基本的需要得到满足后，其他的需要才能成为新的激励因素。也就是说，一个人在饥饿时不会对其他任何事物感兴趣，他的主要动力是得到食物。

2. 安全需要

安全需求包括劳动安全、职业安全、人身安全、生活稳定，希望免遭痛苦、威胁、疾病或灾难，希望未来有保障等。安全需要比生理需要较高一级，当生理需要得到满足后，就需要有安全保障。和生理需要一样，在安全需求没有得到满足之前，除了生理需求，人们最关心的就是这种需要。

3. 社交需要

社交需要也叫归属与爱的需要，这一层次的需要包括两个方面的内容。一是友爱的需要，即人人都需要伙伴之间、同事之间的关系融洽或保持友谊和忠诚；人人都希望得到爱情，希望爱别人，也渴望接受别人的爱。二是归属的需要，每个人都有一种归属于群体的需要，希望成为群体中的一员，并相互关心和照顾。社交的需要比生理和安全需要更细微、更难捉摸。它和一个人的生理特性、经历、教育、宗教信仰都有关系。当生理需求和安全需求得到满足后，社交需求就会突显出来，进而产生激励作用。但这些需求如果得不到满足，就会影响人的情绪，进而影响工作精神，导致出工不出力。

4. 尊重需求

尊重的需要又可分为内部尊重和外部尊重。内部尊重就是自尊，是指一个人希望在各种不同情境中有实力、能胜任、充满信心、能独立自主。外部尊重是指受到别人的尊重，每个人都希望自己有地位、有威信，赢得他人的信赖和高度评价。如果尊重需求得到满足，就能使人对自己充满信心，对社会满腔热情，体验自我价值。如果不能满足，就会感到沮丧。尊重的需求很少能够得到完全的满足，但基本上的满足就可产生推动力。

5. 自我实现需求

自我实现需求是最高层次的需求，它是指实现个人理想、抱负，发挥个人的能力到最大程度，完成与自己的能力相称的一切事情的需要。目标是自我实现，或是发挥潜能，这种需求就是个人希望在工作上有所成就，在事业上有所建树，实现自己的理想或抱负。也就是说，人必须充分地、活跃地、忘我地、集中全力地体验生活，干称职的工作，这样才会体验到最大的快乐。

三、工作的意义与价值

1. 工作是生存的需要

根据马斯洛需要层次理论，我们不难看出，其中生理需要是人的各种需要中最基本、最强烈的一种，是对生存的基本需要。我们只有通过工作获得报酬，在物质方面得到满足，才能保证基本的生存需要。

2. 工作是对家庭的责任

工作与家庭互相补充，互为因果，而且对我们来说都同等重要。在工作中积极进取，实现自己的人生价值，事业走向成功，对家庭担负起自己的责任，享受亲情与爱情带来的美好。努力工作，让家庭生活更有保障，保证家庭的幸福，让事业如日中天。

3．工作可以带来满足感和快乐

通过工作所创造的产品、收益和劳动财富（对教师来说，让学生健康的成长，学校的发展，及社会价值等），个人工作所获得报酬，他人的赞许和肯定，在这个过程中我们享受到了快乐，找到了自己在这个社会中的位置，自尊心和自信心得到了满足。

4．工作帮助你在社会中成长

工作能让我们明白生活的道理，提高解决问题的能力，更重要的是促进了个人的成长和发展，即个人知识、技能、经验和阅历的丰富，心智的成熟和完善，心性的提高，智力和智慧的增进等。

5．工作是能力施展的场所

每个人都有一定的能力，但能力如何施展呢？工作自然是施展能力的最好方式。在忙碌工作的过程中，我们的能力得到了展示，也得到别人的认可，付出获得了回报，内心便产生一种愉悦感，这正是工作给我们带来的。

6．工作是实现人生价值的渠道

每个人都希望实现自己的人生价值，生命充实美满，富有意义。工作既是我们与社会联结的桥梁，也是加入社会最好的方式，更是我们实现人生价值的渠道。

【爱心小天使】

我的人生哲学是工作，我要揭示大自然的奥秘，并以此为人类造福。我们在世的短暂的一生中，我不知道还有什么比这种服务更好的了。

——爱迪生

【心灵启迪】

工作，也是一种生活

曾经听友人说：“你选择了什么样的工作，你也就选择了什么样的生活方式！”如果选择了高原，就不能怕缺氧；如果选择了大海，就不能怕风浪。无论选择什么样的工作，都是在选择一种生活。

俗话说“溺水三千，取一瓢饮”，人世万物，杂类而居，适我者隐现其中，只有有所选择，方能中君下怀，循道而行，格物致知，远离浮萍浊波。

如果说我们要热爱生活，珍惜生活，那我们就应该热爱工作，珍惜工作。因为工作本身就是一种生活，并且它能改善生活，创造新生活，它是生活的润滑剂。工作不是上班下班这样机械的循环往复，如果我们认真地对待它，就会发现虽然我们每天工作的内容大致相同，但我们思考问题的角度，处理问题的方式可就大相径庭。只要我们善于动脑筋，我们便可以从中发现乐趣，而工作的活力正在于它的乐趣。

这是一个舞台，给了我们展现的机会和空间。我们要适应这个舞台，就得学会跳舞，展示真我风采；否则，一不留神摔下了舞台，摔坏的可不是地板，而是我们值得骄傲的资本——青春年华。

试想假若我们没有工作，我们能获得多少快乐？没有工作就没有面包，连最基本的生活都无法维持，哪儿来的幸福和快乐？就像花儿遇不见春风雨露，没有工作的生活干涩无光。

生活的旅途有悲欢，有离合；工作的道路有平坦，有坎坷。我们只有不为虚美的幻象所迷惑，才能以一种轻松而不失自信的姿态去生活，去工作。如果生活不能开花，还有工作；如果工作不能结果，恐怕人生便真的一无所获。所以，一旦选择了工作，我们就要好好把握。

【照镜子】

毕业在即，许多同学已开始“备战”制作个人简历、联系实习单位，甚至连面试时的着装也在准备了……但是我却没有前行的方向，前途一片迷茫。不知道为什么工作，不知道自己做什么可以成功，就业竞争越来越激烈，我的能力能胜任吗？望着镜中的自己我突然有了方向：“工作是维系我生活的根本，工作中可以充实自我，表达自我，体现自我的人生价值。我工作，我快乐。”

对于未来的工作，你有什么目标？

你准备怎样具体实施呢？

【精品赏析】

珍惜日子

俞敏洪

又一年匆匆忙忙地快要结束了，匆忙得让我们来不及数一下自己的脚步，来不及听一下自己的足音。我们开始检点自己的日子，却发现岁月如流水一样偷偷滑过；我们拼命想抓住点什么，一切却又了无痕迹。就像一片从空中飘过的白云，又像一片在秋天落下的树叶，日子就这样从我们身边溜走了。

世界上最公平的就是日子。一年当中，没有谁的日子会比别人多，大家都拥有 365 个日日夜夜，而给每个人带来的却是不同的收获和感受，不是因为日子不同，而是因为人的不同。

对于生命，每个人都有自己的计算方式，有的人以一年挣了多少钱来衡量自己的价值；有的人以一年交了多少朋友来衡量自己的价值；有的人以一年读了多少书来衡量自己的价值；也有的人以一年旅游了多少地方来衡量自己的价值。但有一点是相同的，每一个人都想使自己的日子过得更加划算，更有价值。

清点一下自己的日子，也许对我们未来的岁月会有好处。让我们一起来算一算，在一年里，我们多少次抬头看过蓝天白云，多少次注视过月亮的阴晴圆缺，多少次数过天上的星星，多少次听过风声雨声。如果没有，美丽的大自然对你来说是不存在的。

让我们再来算一算，一年里，你有没有读过让自己感动的故事，有没有朗诵过让自己流泪的诗歌，有没有学会动人的歌曲，哪怕只对自己唱，有没有写过真情的文章，哪怕只让自己欣赏。如果没有，深刻的人类情感对你来说是不存在的。

我们还要继续算下去，一年里，你有没有认真读过一本书使自己终身受益，有没有认真做过一件事结果尽善尽美，有没有认识一个良师益友把他作为自己的榜样，有没有面对困难或失败时挺立起脊梁，如果没有，生命的成长对你来说是不存在的。也许我们能够为自己找到借口，我们的工作太忙了，我们的应酬太多了，我们的处境太难了，我们的住处太吵了。但每个人的生命只有一次，生命不允许你找借口，它不会因此就让你再活一次。我们要回答的问题是：生命只有一次，我们能活得更好吗？

摘自《生命如一泓清水》

主题二　天生我材必有用

【案例引入】

李文山的愿望是当一名工程师，由于中考不利，就懵懵懂懂选择了一所中等职业学校的机电专业。起初，他认为上职业学校没前途，学好学坏一样，因而得过且过，学习很消极。班主任发现后多次劝导，李文山认识到自己的错误，发奋学习，1992 年 7 月他以优异成绩毕业。毕业了干什么呢？街上林林总总的维修店启发了他，城市几乎家家户户有洗衣机，农民用水需用抽水机，沿海高位池养鱼离不开增氧机……哪一个马达都有可能出现故障？1993 年 8 月，“李文山马达修理店”正式挂牌。他以精湛的技术，真诚的服务，成了远近闻名的“马达维修大王”。李文山成功后，还无私地为待业和下岗人员免费传授马达维修技术。

从该案例中，你体会最深的是什么？

【心理剧场】

我来做毛遂　你来当伯乐

一、活动目的

了解自己的长处，珍惜自己的潜能，增进自信和信任；不仅让大家有机会重新发现别人，也重新发现一个有潜力的自己。

二、活动时间

约 20 分钟。

三、活动道具

纸、笔。

四、活动程序

1．同学们自由结合，分成三个团队，每队 6～8 人。

2．团队内相互采访，采访内容可以从性格、爱好、特长、态度、能力等多方面思考，尽可能多挖掘对方优点并记录。（采访时，可播放音乐，营造气氛）

五、活动感悟

____

____

【知识视窗】

一、职校生的广阔舞台

1．国家政策引导

职业教育是“国家教育事业的重要组成部分”，近年来，国家和各级政府、各级部门也逐步认识到中等职业教育的重要性，对中等职业教育发展的重视程度及对中等职业教育的投入呈逐年上升趋势。自 2005 年起，国家出台了支持中等职业教育发展的学费减免政策，每生每年可享受 1500 元学费减免。2009 年财政部、国家发展改革委、教育部、人力资源和社会保障部发布《关于中等职业学校农村家庭经济困难学生和涉农专业学生免学费工作的意见》指出，经国务院同意，从 2009 年秋季学期起，对中等职业学校农村家庭经济困难学生和涉农专业学生免学费。在此基础上，今后大力发展职业教育，逐步实行中等职业教育免费。在《国家中长期教育改革和发展规划纲要（2010—2020 年）》中，职业教育被放在了更加突出的位置上，并把中等职业学校正确定位为：以就业为导向，面向社会、面向市场办学，适应市场和社会需要，大力发展面向新兴产业和现代服务业的专业，努力突出职业教育的特色。

2．职业教育的重要性

职业教育在培养各级各类初、中级技能型人才方面发挥着主导作用，也是各类教育中与经济联系最紧密、最直接的教育，是把科学技术转化为现实生产力的桥梁。我国社会主义现代化建设中，高级专业人才的作用固然相当重要，但从事物质生产一线的人员却总是占多数的，只有提高占多数的广大劳动技术大军的素质，才能生产出高质量的产品，提供高效益的服务，才能为现代化奠定雄厚的基础。职业教育正是培养和提高千百万劳动技术大军的基本途径，其现代化与否，直接影响着产品的质量和经济效益的提高，制约着国家现代化的进程。

3．职业教育的发展规模

从 20 世纪 80 年代开始中等职业学校的规模迅速扩大，在中央和各地政府的关注推动下，到 2009 年全国中等职业学校的规模已达到近 15000 所，其中国家级中等职业学校近 2000 所，省、部级重点中等职业学校约 3000 所。我国职业教育体系不断完善，办学模式不断创新，招生规模和毕业生就业率再上新台阶。

4．市场需求

教育部公布的 2012 年《中国中等职业学校学生发展与就业报告》显示，“十一五”期间，全国共计有 2800 多万名中职毕业生进入各行各业，与普通高中毕业生数量基本持平。特别是 2009 年以来，每年中职毕业生人数都超过 600 万，直接就业人数超过 500 万。平均就业率为 95%以上，已经高于目前大学生的就业率。这反映了我国经济社会发展对中等职业教育培养的人才有强劲需求。

二、职校生的就业优势

1．校企合作的多样性

国家提出教育与产业、学校与企业、职业教育与市场需求的深度对接的校企合作，在职业教育中发挥着重要的作用。随着社会、经济的不断发展，校企合作也出现了一些创新的方式，通过不同方式的校企合作，最终的目的就是让学生的就业得到保障。

2．用工观念变化

企业对人才的需求已有进一步的认识，不再像以前那样盲目追求高学历的员工，而是根据企业不同层次的岗位，选择不同层次的人才。在择才取向、用人成本方面趋于理性、务实，实现企业人力资本效益最大化。

3．招生以市场为导向

职校从招生开始就以市场为导向，面向市场、面向经济设置专业，做到专业设置与当地产业结构调整和主导产业发展相适应。以“供应”为目标，社会需要什么人才就开办什么专业，为学生们提供了一个发展空间。

4．职校生优势明显

职校生经过学校的教育与培训，具备一定的专业技术技能与较强的动手能力，专业定向明确、具体，学习的课程，既有专业性又具有实践性，在选择就业中具有一定的竞争力；同时，职校生吃苦耐劳、脚踏实地，不过分计较个人得失，要求相对低，能从基层做起，有务实观念，成功率较高。

5．课程设置灵活

职校生课程设置突出岗位实际需要与综合素质提高的需要，学习内容针对性强，具有一技之长，而且熟悉相应行业的职业道德和职业能力要求，在校期间已经为适应这一行业付出了许多努力。在熟悉相应行业、适应行业的基础上就业，成功概率大，适应快。

三、唱响人生理想

1．机会和成功留给有准备的人

“凡事预则立，不预则废。”这则古训，被人们奉为行动指南和座右铭。历史事实和人们的实践一再证明，无论大事小事，要想做好，要想成功，必须预先做好准备。准备是成功的条件，成功是准备的目标、结果。有准备的人，虽然不一定都能获得成功。但是，获得成功的人，一定都是有准备的人。

有个刚参加工作的毕业生，看到公司的法国客户很多，但自己又不会法语，每次与客户的往来邮件或合同文本，都要公司的翻译帮忙。有时翻译不在或顾不上时，自己的工作只能被迫停止。因此，他想法语在这个单位很有用，是工作的一个基本条件，于是他就开始了自学法语。后来公司被一家法国的公司兼并，将对公司所有员工进行法语测试，只有测试合格者才能留用。尽管他来公司时间不长，但他还是被公司破格第一批留用了。这次成功，就是他提前学习的回报，是他早有准备的结果。这虽然是一件个人的小事，但却蕴涵着深刻的哲理。一个国家，一个企业，一个人，要想持续发展，要想争取主动，要想立于不败之地，要想取得成功，必须扎实工作、不懈努力，随时准备迎接和接受各种挑战和考验！

2. 坚持是成功的必备条件

成功在于每一天的积累，我们每一个人，对于值得做的事，有意义的事，不管有多艰难、多困苦，坚持下去，就算经历了再多的磨难，最终一定会取得成功。梦想，不管怎样弱小，只要坚持，都可以实现。

年少的他迷恋于李连杰的功夫表演，以绝食抗议，立志要去少林寺学功夫拍电影。8岁，父母含泪把他送到了位于河南省的少林寺。14 岁，他拿 600 元钱只身一人来到北京，连续好几个月没有接到任何的演出，为了生计他被迫到建筑工地当工人。2004 年凭借电影《天下无贼》“傻根”一角一炮走红，后又在电视连续剧《士兵突击》中以普通一兵“许三多”的角色红遍全国，创造了电视剧史的一个奇迹。他就是王宝强，一个普通的农家子弟。他的成功是必然的，因为他懂得坚持，不论遭遇什么样的艰难困苦他都一如既往地倾注心血于他的理想和事业。“不抛弃、不放弃”，成功自然也就微笑着向你招手……

3. 抓住机遇、坚定信念

阿里巴巴的马云，是一个成功的创业者，他利用阿里巴巴创造了中国电子商务平台的一个奇迹。1995 年，马云到美国催讨一笔债务，结果钱没要到一分，倒发现了一个“宝库”——互联网。对计算机一窍不通的马云，当时就意识到互联网是一座金矿。回国后，找了个学自动化的“拍档”，加上妻子，一共三人，两万元启动资金，租了间房，就开始创业了。这就是马云的第一家互联网公司——海博网络，互联网上最早出现的以中国为主题的商业信息网站。从阿里巴巴成立至今，全球十几种语言 400 多家著名新闻传媒对阿里巴巴的报道从未间断过，被传媒界誉为“真正的世界级品牌”。是马云具有超级敏锐的观察力，还是马云具有特异功能，总能在最佳时机行动？其实，是他善于抓住机遇，在竞争中坚定自己。

一个人的成功，固然要靠才能和努力，但善于把握时机，不观望、不退缩、不犹豫，有尝试的勇气，有实践的决心，才能最大限度地造就一个人的成功。

【爱心小天使】

我们要做勇敢的向日葵，仰起脸笑迎太阳。没有一个人是十全十美的，更没有一个人是无用的，我们要相信自己，相信自己就是晴空中美丽彩虹上的一条色柱。

【心灵启迪】

石头的价值

有一个长在孤儿院中的小男孩，常常悲观地问院长：“像我这样没人要的孩子，活着究竟有什么意思呢？”院长总是笑而不答。

有一天，院长交给男孩一块石头说：“明天早上，你拿着这块石头到市场上去卖，但不是‘真卖’。记住，无论别人出多少钱，绝对不能卖。”第二天，男孩拿着石头蹲在市场的角落，意外地发现有不少人好奇地对他的石头感兴趣，而价钱越出越高。回到院内，男孩兴奋地向院长报告，院长笑笑，要他明天拿到黄金市场上去卖。在黄金市场上，有人出比昨天高10倍的价钱来买这块石头。

最后，院长叫孩子把石头拿到宝石市场上去展示，结果石头的身值又涨了10倍，更因为孩子怎么都不卖，竟被传扬为“稀世珍宝”。男孩兴冲冲地捧着石头回到孤儿院，把一切都告诉给院长，并问院长为什么会这样。院长没有笑，望着孩子慢慢说道：“生命的价值就像这块石头一样，在不同的环境下就会有不同的意义。一块不起眼的石头，由于你的珍惜、惜售而提升了它的价值，竟被传为稀世珍宝。你难道不像这块石头一样吗？只要自己看重自己，自我珍惜，生命就有意义，就有价值。”

感语：自己把自己不当回事，别人更瞧不起你，生命的价值首先取决于你自己的态度。珍惜独一无二的自己，珍惜这短暂的几十年光阴，然后再不断充实、挖掘自己，世界才会认同你的价值。

【照镜子】

每一个人，只要来到了这个世界上，就有他的作用和价值，没有谁天生就是“白天鹅”，绝大多数人都会有“丑小鸭”的经历。被北大“逼上梁山”的俞敏洪，小学数学成绩不佳的数学家华罗庚，他们所获得的成就并不是老天爷恩赐的，而是他们脚踏实地一步步努力得来的，他们都是敢于向失败挑战，相信自己一定能成功的典范。

在树立自信心的方面，你找到了哪几面镜子？

从镜子中，你找到了自身的哪些优点？

【精品赏析】

无声世界舞翩跹

邰丽华

1976年，湖北宜昌，一名女婴呱呱坠地。护士们围拢过来，对她的美丽和灵气啧啧称赞：世上如有天使，她算一个。这个女婴就是邰丽华。儿时，她喊妈妈的声音很甜，唱的儿歌很美。

然而，一切在她两岁多时发生了改变，小丽华因发高烧注射链霉素导致双耳失聪。7岁时，邰丽华进入宜昌市聋哑小学。

有一天，律动课老师踏响木地板上的象脚鼓，把振动的感觉传递给孩子们。刹那间，邰丽华震颤了，一种从未有过的幸福体验撞击着她的心，她趴在地板上，用整个身体去感受那美妙的声音。从此，舞蹈吸引了邰丽华，“我找到了讲述自己内心世界的美丽话语。”邰丽华说。

“我多想拥有一双舞鞋啊！”这是邰丽华小时候始终割舍不下的梦想。可为带她治病，妈妈辞掉工作，全家 4 口人仅靠爸爸每月 50 多元的工资拮据度日，但细心的爸爸还是发现了邰丽华的愿望，生日那天，给她买了一双舞鞋，小丽华手捧洁白的舞鞋，怕踩到地上把它弄脏了，就在床上跳啊跳……

每天，不论学习多紧，邰丽华都要挤时间练舞蹈，身上总是青一块、紫一块的。她怕妈妈看见心疼，即使在夏天，也总是穿着长裤。但妈妈还是发现了她满身的伤痕，紧紧抱着她大哭起来……

15 岁那年，她只身一人离开宜昌到武汉聋哑学校读高中。不久，在残疾人艺术节舞蹈比赛中，邰丽华获得第一名，被选入中国残疾人艺术团。从此，她作为艺术团的独舞、领舞演员，边随团演出边上学。

高中毕业后，邰丽华考上湖北美术学院，成为这所大学首位聋人大学生。她学习装潢设计，善用简洁的线条勾勒优美而富有想象力的图画。毕业前，她设计的《珍酒系列》包装，获得湖北省广告设计奖。邰丽华一直很庆幸自己学了 4 年美术，因为这可以让她在表演的时候，“把音乐转化成很多的色彩，美丽的图画”。

用手语聊到这里，邰丽华忽然用含混的声音吃力地说：“所有的人生都有圆有缺有满有空，这是你不能选择的，但你可以选择看人生的角度，带着一颗快乐感恩的心去面对人生的不圆满。”虽然声音有些浑浊，但记者仍被她深深打动了，因为，这是她发自内心深处的声音。

摘自《白舞鞋——我的自白》

主题三 求职时的面试准备

【案例引入】

毕业班安排在外地实习两个月，当同学们整装待发时，小王却忙开了：他拜托班主任，如有合适单位，请帮忙推荐自己，并留下自荐材料。他又找负责就业推荐的老师，请他们有重要信息及时告知自己。接下来，他走访了一位低年级朋友，拜托这位师弟定期到校就业信息栏看看，将有关重要信息及时通报给他。这样，小王尽管人在外地实习，却比班上其他同学消息更灵通，选择的机会颇多。实习刚结束，小王的工作单位也顺利敲定。

同学们，你从中得到了什么启发？

【心理剧场】

模拟面试

一、活动目的

让学生熟悉求职面试的程序，对面试情形有一个初步的了解。

二、活动时间

25 分钟。

三、活动道具

个人求职履历表一份。

四、活动过程

1．要求每位同学为自己设计一份求职履历表。

2．由四位同学扮演招聘公司的人事部经理、公关部经理、主考官、业务部经理等角色。

3．请同学们拿着自己的求履历表开始面试。

4．请模拟面试中表现突出的同学谈谈给面试官留下好的印象，要考虑到哪些方面。

五、活动感悟

____

____

【知识视窗】

面试不仅能考核一个人的综合能力、业务水平，还可以使用人单位面对面地观察、了解应聘者的性格、气质以及是否具备从事某种工作的能力。因此，面试是求职时的重要环节，同学们应予以充分重视。

一、做好面试准备

1．面试的信息准备

一是了解用人单位的情况，以便缩小双方的距离，增加招聘者对你的好感；二是了解本次竞争者的信息、总人数，以及你准备应聘的职位的竞争人数和竞争者的基本情况，以明确自己的优势和劣势。

2．面试材料的综合准备

首先是个人简历、学历证书、学位证书、各种获奖证书、职业资格证书和学校推荐表。各种材料的准备，一要实事求是，不要弄虚作假；二要突出重点，强调个人的专长和特点；三要文笔流畅，措辞得当。其次是面试问题准备，一方面对用人单位可能提出的问题做出预测，并进行模拟问答；另一方面在面试时准备向用人单位提出的问题。

3．面试的形象准备

人的服饰仪表是一种无声语言，体现着人的个性、情趣、修养等，同时也会影响用人单位对应试者的第一印象。因此，应试者在参加面试前，必须塑造自己的最佳形象，一方面更有自信，另一方面也能给对方留下良好的印象。学生着装应以整洁大方、朝气蓬勃为准则，避免夸张、暴露的服饰、仪表。

4．面试的心理准备

在面试之前，求职者应该试着挖掘自己潜在的力量，用积极的心态、双向选择的心态、输得起的良好心态来消除负面心理的影响。面试时，招聘者与求职者面对面地交流，求职者以不卑不亢敢于担当的态度去坦然面对，就能发挥自己的最佳水准，为成功应聘打下良好的基础。

二、了解面试技巧

一般而言，面试技巧包括以下几个方面的内容。

1．面试中的基本礼仪

（1）面试时，一定要提前 5～10 分钟到达面试地点，做一些简单的仪表准备，同时也可调整自己的心态，以免手忙脚乱，仓促上阵。

（2）进入面试场合时不要紧张。如果门关着，应先敲门，得到允许后再进去；见面时要向招聘者主动打招呼问好致意，称呼应当得体；离去时应询问“我可以走了吗”，得到允许后应微笑起立，道谢并说“再见”。

（3）对用人单位的问题要逐一回答。一般情况下不要打断用人单位的问话，或者抢答，否则会给人急躁、鲁莽、不礼貌的印象。

（4）在整个面试过程中，应保持举止文雅大方，谈吐谦虚谨慎，态度积极热情。谈话时，眼睛要适时地注视对方，不要东张西望，显得漫不经心；也不要眼神闪躲，显得缺乏自信；冷静地保持不卑不亢的风度，激动地与用人单位争辩某个问题是不明智的举动。

2．面试语言运用技巧

（1）口齿清晰，语言流利，文雅大方。交谈时要注意发音准确，吐字清晰；注意控制说话的速度，以免磕磕绊绊，影响语言的流畅；忌用口头禅，更不能有不文明的语言。

（2）语气平和，语调恰当，音量适中。面试时要注意语言、语调、语气的正确运用。

（3）语言要含蓄、机智、幽默。说话时除了表达清晰以外，适当的时候可以插进幽默的语言，使谈话增加轻松愉快的气氛，也会展示自己的优雅气质和从容风度。

（4）注意听者的反应。求职面试不同于演讲，而是更接近于一般的交谈，要注意与招聘者的交流。

3．应试者回答问题的技巧

（1）把握重点，简洁明了，条理清楚，有理有据。一般情况下回答问题要结论在先，议论在后，先将自己的中心意思表达清晰，然后再做叙述和论证。

（2）讲清原委，避免抽象。用人单位提问总是想了解一些应试者的具体情况，切不可简单地仅以“是”和“否 ”作答；不讲原委，过于抽象的回答，往往不会给主试者留下具体的印象。

（3）确认提问内容，切忌答非所问。面试中，对用人单位提出的问题，不知从何答起或难以理解对方问题的含义时，可将问题复述一遍，请教对方以确认内容，这样才不致答非所问。

（4）有个人见解，有个人特色。用人单位有时接待应试者若干名，相同的问题问若干遍，类似的回答也要听若干遍，因此，只有具有独到的见解和个人特色的回答，才会引起对方的兴趣和注意。

（5）知之为知之，不知为不知。面试时遇到自己不知、不懂、不会的问题时，回避闪烁、默不作声、牵强附会、不懂装懂的做法均不可取，诚恳坦率地承认自己的不足之处，反倒会赢得主试者的信任和好感。

三、面试中的注意事项

（1）要谦虚谨慎。面试和面谈的区别之一就是面试时对方往往是多数人，其中不乏专家、学者，求职者在回答一些比较有深度的问题时，切不可不懂装懂，不明白的地方就要虚心请教或坦白说不懂，这样才会给用人单位留下诚实的好印象。

（2）要机智应变。当求职者一人面对众多考官时，很容易导致心理压力增加，影响实际水平的发挥。而成败大多取决于求职者能否机智果断，随机应变，如果能当场把自己的聪明才智发挥出来，面试的效果显然会很理想。

（3）要扬长避短。每个人都有自己的特长和不足，无论是在性格上还是在专业上都是这样，因此在面试时一定要注意扬所长，避所短。

（4）要显示潜能。面试的时间通常很短，求职者不可能把自己的全部才华都展示出来，因此要抓住一切时机，巧妙地显示潜能。

【爱心小天使】

成就最大的人往往是那种愿意行动而且敢于行动的人，“万事俱备”号轮船永远不会驶离码头太远。

——戴尔 · 卡耐基

【心灵启迪】

给自己准备一个装鱼的篓子

毕业那会儿，正赶上就业困难。为求职忙得焦头烂额的几个校友小聚，一起慨叹起生活中的种种艰难，纷纷抱怨自己没赶上好时候，如今的机遇太少了。

这时，一位已届中年的校友跟我们讲起自己钓鱼的故事。那会儿，他正对自己的工作感到乏味，落寞中时常拎着鱼竿去垂钓。连着去了十多次，换了好多地方，都是收获寥寥，装鱼的篓子越换越小，最后干脆只拎一根钓竿和少许鱼饵。

那天，钓技不如他的老王约他一同去钓鱼，老王拿了一个不小的鱼篓，见他两手空空，硬塞给他一个小鱼篓。他笑着把它扔了，说："根本用不着，每次都钓不到几条鱼，用手就能拎回来。"

出乎意料的是，那天他们竟鬼使神差似的撞上了鱼群，一条条的大鱼小鱼被甩上了岸。他的鱼饵很快用光了，幸亏老王带得多。

满载而归时，他又懊悔不迭，后悔没有拿鱼篓来，老王的鱼篓装得满满的，他用柳条穿了几条，根本拿不了地上那一大堆欢蹦乱跳的鱼。

校友的故事有一定的寓意，可我们当时谁也没大在意，甚至背后有些不理解，校友都35 岁了才开始复习考研，都感觉他用功为时已晚。后来，听说他硕士、博士连读下来，现在很多单位出高薪争着聘他，大家羡慕他在激烈的社会竞争中有那么多的机会可以选择时，又想起当年那个装鱼的篓子，这一次，我们才真正理解了那个故事。

许多人都渴望机遇的垂青，可机遇一旦真正来临时，却很少有人能抓住它。因为不少人只把注意力花在了梦想上，而根本没有做好把握机遇的准备，就像那位校友当年没有带上装鱼的篓子，只有带着懊悔而归。

【照镜子】

即将走出校门面临择业的我，仿佛看到了一条有时宽广有时狭窄的路，这条路有上坡有下坡，有坦坦荡荡之时，也有披荆斩棘挥汗如雨之时。这条路将把我引向何方？发生在我身边的人和事都是我的镜子啊，它使我懂得了，人生之路，没有永远的一马平川，也没有一路的荆棘丛生；没有永远的失败，更没有永远的成功。在生命历程中有时不必认为己不如人，人无完人，应扬长避短，充实好自己，时时刻刻摆出学习的姿态，就会有很多施展自己才能的机会，它使我坚信不放弃任何可能，就是在为自己创造机会，就可以充分发挥无限潜能。

同学们在择业面试方面，你找到了哪些镜子？

从镜子中，你受到哪些启发？

【精品赏析】

机会青睐有准备的人

周涛是一家上市公司的业务经理。有一次，他预约的一个客户按时来到公司找他，而此时的他正低头埋在一大堆客户资料中，焦头烂额地分类。看到已经到来的客户，才想起这宗早已预约好的签单业务，周涛满怀歉意地请客户来到洽谈室，这才发现应该复印的文件和资料以及产品的说明书都还没有准备好，不禁大惊失色，连声道歉，匆忙跑去复印。等一切准备就绪后，发现客户已经十分不耐烦了。当他向客户介绍产品的性能时，又发现在慌乱中，把产品说明书复印错了。这次客户没有再等待，直接转身离去了。

周涛的懊丧可想而知，但经理没有过多地批评他，只是告诉他，明天沈玲也有一个签单业务，让他去看看沈玲是怎样做的。

第二天，沈玲按照预约的时间，笑容可掬地站在洽谈室门前等待客户的到来。客户没有迟到，但还是对沈玲的等待多少有些意外。可以看得出来，这种被重视的感觉让客户心里很满意。只见沈玲不慌不忙地打开文件夹，里面的产品资料、使用说明、文本合同一应俱全。沈玲有条不紊地一项一项地向客户介绍产品的情况，并把近期公司举行的优惠活动详细地告诉了客户，站在客户的角度上提出了一些非常有益的建议。最后，沈玲对客户说："听说贵公司最近又要在西雅图开设一家分公司，我想，贵公司一定在短期内还要引进我们公司的设备。如果您愿意的话，可以在这次订货中一起购置所需设备。这样，不仅可以因数量多而有更多的优惠，而且可以省去一些不必要的装运费用，你看怎么样？"客户显然是动心了，马上给总公司的负责人打了电话，当得到肯定的答复后，将最初要订 100 万美元的货物增加到了 200 万美元。

周涛在一旁看得目瞪口呆，怎么也想不到会是这样的顺利。不久，沈玲因为一直把每项工作都做得相当圆满，便被提升为部门经理，并得到了公司的嘉奖。其实，只有准备充分，后面的工作才能真正达到水到渠成的效果。

有位哲人曾经说过："有事情发生，便有机会存在。"要想比别人更优秀，更能抓住机会，在每一件小事上下功夫才最明智。

摘自网络

第二节　执行力

在人生的道路上，选择是在所难免的事，面对选择我们不能犹豫，不要计较眼前的得失，生命未到尽头，没有人知道这一次选择带来的真正意义。无论对与否，我们都应将其沉淀于心，作为明天的参照，人生的导航。

主题一　个性与职业

【案例引入】

小宋学的是国际贸易专业，由于英语不好，毕业后不想找本专业的工作，但就业形势和找工作的现实不得不让小宋妥协，找了一家很小的外贸公司做外贸业务员。在一年多的外贸生涯里，不但在业绩上毫无起色，由于压力大，开始失眠，性格也变得消沉。在一位从事职业规划老师的引导和分析下，选择了自己感兴趣的网络游戏开发及维护这个行业，并从中获得乐趣，开心工作的同时也获得丰厚的劳动报酬。

工作对我们来说不仅仅是谋生的手段，更应该是理想、激情的源泉所在。

我们应该如何选择自己的工作呢？

【心·理剧场】

职业探索

一、活动目的

探讨与职业兴趣相对应的职业。

二、活动时间

25 分钟。

三、活动道具

无。

四、活动程序

1．按照霍兰德六边形的顺序在活动室的地上选择 6 个位置［R(Realistic)：自然原始的岛屿；I(Investigative)：深思冥想的岛屿；A(Art)：美丽浪漫的岛屿；C(Conventional)：现代、井然的岛屿；E(Enterprising)：显赫富庶的岛屿；S(Social)：友善亲切的岛屿］每个位置贴上一个岛屿描述。不要考虑其他因素，仅凭自己的兴趣挑出你最想前往的三个岛屿上度假。

2．讨论问题：

（1）问题一：这 6 个岛屿中，你想去哪个岛？请大家站到自己最喜欢的那个岛的旁边，并说明为什么喜欢这个岛。

（2）问题二：这 6 个岛屿中，你最不想去哪个岛？请大家站到自己最不喜欢的那个岛的旁边，并说明为什么不喜欢这个岛。

（3）问题三：你第二可能选择哪个岛屿？第三可能呢？讨论方式同问题一。

五、活动感悟

____

____

【知识视窗】

个性与职业有着非常密切的关联，在进行职业选择时，只有正确分析自己的个性特点，处理好个性与职业的选择关系，才能找到个人与职业的最佳结合点。

一、了解个性

个性又叫人格，是指一个人独特的、稳定的和本质的心理倾向和心理特征的总和。简单地说，个性就是一个人的整体精神面貌。在日常的人际交往中，我们会发现，有的人言行举止、音容笑貌令人难以忘怀；而有的人则很难给别人留下什么印象。有的人虽曾见过一面，却给别人留下长久的回忆；而有的人尽管长期与别人相处，却从未在人们的心目中掀起波澜。出现这种现象的原因就是个性在起作用。一般来说，鲜明的、独特的个性容易给人以深刻的印象，而平淡的个性则很难给人留下什么印象。

影响个性形成和发展的因素很多，但从先天与后天，主观与客观诸方面分析，不外乎遗传素质、社会生活环境、教育和个体的主观努力。

1. 遗传素质为个性的形成和发展提供了生理前提

遗传素质是指个体的那些与生俱来的解剖生理特点。例如，个体的身体构造、形态以及感觉器官、运动器官和神经系统，特别是大脑的结构和机能特点。遗传素质在个性形成发展中，奠定了物质的生理基础。如天生的盲人不能成为画家，生来聋哑的人绝不能成为歌唱家。

2. 社会生活条件是个性形成和发展的决定因素

遗传素质在个性形成中仅仅提供了必要的前提和可能性，而这种可能性是否能转变为现实性，主要决定于后天的社会生活条件和教育的作用。社会生活条件从广义说，整个社会生活环境对个性形成发展起着决定性的作用。从狭义说，局部的社会生活环境包括家庭、周围环境和人际关系影响等，对个性的形成发展起着重要的影响作用。俗话说：“近朱者赤，近墨者黑。”

3. 学校教育在人的个性形成和发展中起主导作用

学校教育是有目的、有计划、有组织的自觉环境影响。能对人的个性发展给予全面、系统和深刻的影响。尤其是教育能排除和控制环境中的一些不良因素的影响，给人以更多正面的引导，从而使人的个性发展朝着健康的方向发展。所以，教育在个性形成发展中起主导作用。例如一个人发音器官再好，如果没有专业教师的培养训练，不学声乐技巧，不认识音乐旋律，就很难成为优秀的歌手。

4. 个体的主观能动性在个性的形成和发展中起决定性作用

主观能动性是其个性形成和发展的动力。在相同的环境和教育条件下，由于人们对待环境教育的态度不同，形成的个性也不一样。14 岁的钢琴手毛坤裴，其父母是有名的击剑运动员，从小他的父母就很想培养他继承自己的事业，但毛坤裴对击剑丝毫不感兴趣，却喜欢跳舞唱歌，后来在一个钢琴教师的指导下，成了著名的钢琴手。所以，环境和教育的影响只是个性形成和发展的外因，这种影响只有通过内因即主观能动性才能起作用。

二、认识职业分类

职业的分类方式很多，这里我们介绍约翰·霍兰德的职业分类方法。霍兰德按照人的性格类型（即兴趣），把人分为六个类型，即社会型、企业型、常规型、实际型、调研型和艺术型。

1．社会型（S）：

特征：喜欢与人交往、不断结交新的朋友、善言谈、愿意教导别人。

典型职业：从事提供信息、启迪、帮助、培训、开发和治疗等事务，并具备相应能力。如：教育工作者（教师、教育行政人员），社会工作者（咨询人员、公关人员）。

2．企业型（E）

特征：追求权力、权威和物质财富，具有领导才能。喜欢竞争、敢冒风险、有野心、有抱负，做事有较强的目的性。

典型职业：要求具备经营、管理、劝服、监督和领导才能，以实现机构、政治、社会及经济目标的工作，并具备相应的能力。如：项目经理、销售人员、营销管理人员、政府官员、企业领导、法官、律师。

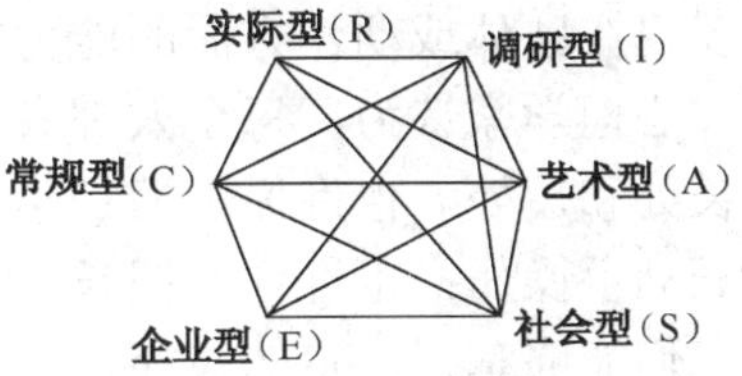

3．常规型（C）

特点：喜欢按计划办事，细心、有条理，习惯接受他人的指挥和领导，自己不谋求领导职务。

典型职业：具有记录、归档、据特定要求或程序组织数据和文字信息的职业，并具备相应能力。如：秘书、办公室人员、记事员、会计、行政助理、图书馆管理员、出纳员、打字员、投资分析员。

4．实际型（R）

特点：动手能力强，做事手脚灵活，动作协调。偏好于具体任务，不善言辞，做事保守，较为谦虚。

典型职业：喜欢使用工具、机器，需要基本操作技能的工作。如：技术性职业（计算机硬件人员、摄影师、制图员、机械装配工），技能性职业（木匠、厨师、技工、修理工、农民、一般劳动者）。

5．调研型（I）

特点：抽象思维能力强，求知欲强，肯动脑，善思考，不愿动手。喜欢独立和富有创造性的工作。

典型职业：喜欢智力的、抽象的、分析的、独立的定向任务，要求具备智力或分析才能，并将其用于观察、估测、衡量、形成理论、最终解决问题的工作，并具备相应的能力。如科学研究人员、教师、工程师、电脑编程人员、医生、系统分析员。

6．艺术型（A）

特点：有创造力，渴望表现自己的个性，实现自身的价值。

典型职业：喜欢的工作要求具备艺术修养、创造力、表达能力和直觉，并将其用于语言、行为、声音、颜色和形式的审美、思索和感受，具备相应的能力。如：艺术方面（演员、导演、艺术设计师、雕刻家、建筑师、摄影家、广告制作人），音乐方面（歌唱家、作曲家、乐队指挥），文学方面（小说家、诗人、剧作家）。

三、影响职业选择的个性心理因素

心理学研究表明，一个人在选择职业和从事职业活动中，个性心理因素发挥着相当大的作用。人的个性特征同职业的关系至为密切，不同的职业要求的心理因素也不同，了解自己的个性特征，是作出理想职业选择的基础。

1．能力与职业选择

能力是直接影响活动的效率，使活动顺利完成的个性心理特征，可以有多种表现形式。如表现在肢体或动作方面的能力，表现在人际关系即交际的能力，处理事件方面的能力，等等。心理学家认为，每个人都有独具特色的能力系统，也就是说，每个人一定会有属于自己的长处和短处。也许你不擅长学习文化知识，但擅长语言表达；也许你不擅长与人沟通，但擅长动手操作；也许你不擅长手工活动，但你擅长唱歌跳舞……总之，在学习和工作中，如果我们能够掌握一定的技能，扬长避短，做我们擅长做的事情，将能使求职之路更加平坦，更有可能取得成就。

2．兴趣与职业选择

兴趣是一个人力求认识某种事物或爱好某种活动的心理倾向。它伴随着积极的情感体验，并能使人的注意力集中和持久。一个人对某种职业活动发生浓厚的稳定的兴趣时，就会唤起其积极地思索和深入地探究该职业的热情，使人的心理活动处于积极兴奋的状态。例如：科技爱好者对新的科学技术发明感兴趣；音乐爱好者对音乐欣赏感兴趣；球迷对球赛感兴趣等等。当我们对一个职业有兴趣的时候，就会投入它，对它抱有积极的态度。由于兴趣总是与积极的态度、高度集中的注意、热烈的情绪联系在一起，所以它既影响人的职业选择，也影响人的职业适应和创造性的发挥。

3．气质与职业选择

气质即我们平常所说的“脾气”、“秉性”，表现为人的心理活动的动力方面的特点，在很大程度上受制于先天的遗传因素。心理学上把人的气质分为胆汁质、多血质、黏液质、抑郁质这四种类型。气质对人的职业活动具有一定的影响，它是职业选择的依据之一。在职业选择中，分析自己的气质所具备的特征，有利于选择与自身气质相适应的职业，从而更好地发挥自己的特长，提高职业活动效率。

4．性格与职业选择

性格是个性心理特征的核心，它是个人在长期生活实践和环境因素作用下，形成比较稳定的心理特征。人的性格是千差万别的。有的人诚实、谦逊；有的人活泼、善交际；有的人深沉、多思；有的人悲观、孤僻；等等。人的性格与职业的适应性有着密切的联系，性格不仅影响人们的生活态度和行为方式，而且影响人们对职业的选择和适应。不同的性格适应于不同的职业，选择一个适合你性格的职业，会使你在工作中得心应手，充分享受职业与工作带给我们的快乐。

5．动机与职业选择

动机是推动和维持人们活动的内部原因或动力，动机是由人的需要转化而来的。在我们确定职业选择的过程中，择业动机起着决定性的作用。例如，有人做工作很看重报酬，有人选择职业会考虑是否对提升自己的能力有益处，有人会考虑工作是否能实现自己的个人价值，也有人会考虑工作的社会地位，等等。

【爱心小天使】

职业生涯规划，是指个人发展与组织发展相结合，对决定一个人职业生涯的主客观因素进行分析、总结和测定，确定一个人的事业奋斗目标，并选择实现这一事业目标的职业，编制相应的工作、教育和培训的行动计划，对每一步骤的时间、顺序和方向作出合理的安排。

【心灵启迪】

脚踏实地　追逐梦想

文藩是一所职业学校装潢专业的学生，他的远期目标是自己创业，开一家广告设计公司，近期目标是成为一名出色的广告装潢设计师。为了实现自己的目标，他制定了详细的学习计划和发展措施。

文藩知道，没有真本事，就没有能力与别人竞争。在上职校时，他就缜密地制订了在校的学习计划，并且一丝不苟地去落实每一项发展措施。

一年级时要求自己，在学好专业课之外，上学期要在课余强化自己的手上功夫，要让自己具备扎实的基本功和准确的造型能力。下学期重点学习设计方面的理论知识，多读一些相关的书籍，学习别人的先进经验，拓展自己的知识面。在实现这些目标时，他起早贪黑，倍下苦功。他深深地知道：做任何事情都贵在坚持，终于以优异的成绩完成了下学期专业理论课的学习。

他在二年级时要求自己在上学期首先要巩固一年级所学，然后重点学好 Photoshop 的设计与运用，下学期着重学习 3ds Max 基础与建模方式，业余参加培训班掌握效果图制作及后期处理。在学习过程中，也遇到过困难和挫折，他也有过气馁，但是想到自己的计划和安排，还是战胜了惰性，继续学习。

他在三年级时要求自己全面提高广告设计能力，所学的理论知识和设计软件与实际工作相结合。在省里举办的广告设计技能大赛中，文藩以优异的设计方案获得了一等奖。

在迈上第一个台阶以后，文藩又在原来的基础上适时制定了第二阶段的发展措施，他依照自己的计划坚实地一步一个脚印奋力前行。

现在，文藩已经是广州一家有相当规模的广告公司的老板。

【照镜子】

爱因斯坦的思考方式偏向直觉，就没有选择数学而是选择更需要直觉的理论物理，作为事业的主攻方向。这样定位的结果，造就了一个世界级的物理学大师。杨振宁的实验能力相对较差，因此，他的导师泰勒帮助他把注意力从实验物理学转到了理论物理学的研究重点上。由此，便有了杨振宁对宇宙不守恒的研究获得诺贝尔物理学奖的典型案例。职场中人，如果根据自己的长处选择职业，并“顺势而为”地将自己的才能发挥得淋漓尽致，就会事半功倍，如鱼得水。

在规划自己职业生涯方面，你能找到哪些镜子？

从镜子中，对你有什么启发？

【精品赏析】

一名幼师专业中职学生的职业生涯规划书

1．自我评估

性格分析	活泼开朗、善于沟通、乐于助人、有亲和力，但有时会情绪不稳定，对自己认准的事情一意孤行
爱好分析	爱好唱歌和跳舞，是学校礼仪队队长，在演讲和节目主持上有特长，乐于户外活动和交往
能力分析	现任班内的班干部，具有一定的领导能力，平时能积极参加学校的各类文娱活动，拥有较强的语言表达能力；迫切需要培养的能力是：协调和组织能力
知识结构	通过在校学习，已掌握学前教育的 15 门左右的课程，比如《幼儿美工》、《幼儿教育心理学》、《幼儿文学故事》等。我还在不断地加强自身的英语学习，争取成为一名双语幼儿教师

2．个人 SWOT 分析

Strengths（优势）	个人有积极向上的意识和较强的责任心，有爱心、细心和自信心，为人开朗。有很好的语言表达能力，生活乐观向上，做事有恒心，社会适应能力强
Weaknesses（劣势）	性格比较急躁，做事不够沉稳；专业能力和知识面需进一步扩展；自我约束能力要进一步提高；英语口语交际能力需要提高；缺乏实际经验
Opportunities（机会）	幼儿教育专业前景可观，工作机会多，待遇日益提高；“学前教育三年行动计划”为我的理想就业打下了扎实的基础
Threats（威胁）	个人所获取的中专学历低；学前教育行业竞争激烈

3. 计划与路径

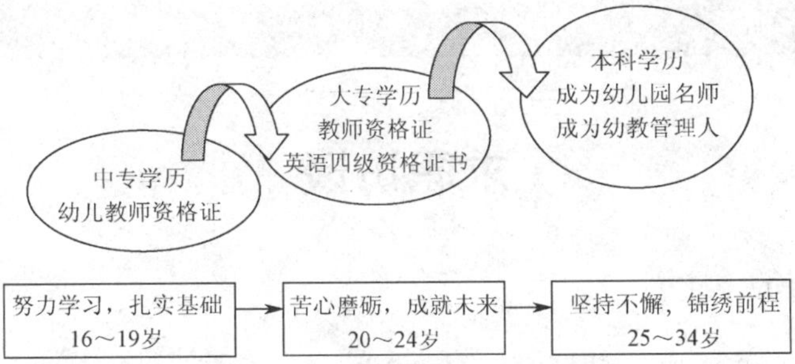

（1）第一阶段：在文化课方面我应从学好英语开始，提高口语水平。在专业课方面，也要认真听，刻苦练。为此，我给自己的每一天在校学习和假期的实习进行了适宜的安排：

① 早 6:00 起床，练功压腿吊嗓子和舞蹈基本功训练 30 分钟。

② 早 7:30 早读，普通话、英语口语、视唱、讲故事练习 30 分钟。

③ 上好一天中的每一节课。

④ 下午 5:30 放学后，琴法练习、成品舞排练等 1 小时。

⑤ 晚自习 7:30，粉笔字、幼儿故事、健美操、各科作业 1.5 小时。

⑥ 双休日：社会见习。深入幼儿园和与幼儿管理有关的商业企业进行学习实践。

⑦ 利用寒暑假做幼儿园实习老师，全面接触幼儿，了解职业内容。

（2）第二阶段：根据个人执行实际情况，适时调整。

4. 评估与调整

实践中，肯定还有不尽如人意的地方，我要按照不同的职业发展阶段，根据学习生活环境和工作环境的变化，结合个人的职业能力、动机和价值观，不断调整阶段目标。每半年对职业生涯规划的落实情况进行检查，以便更好地服务于职业目标。

主题二 心动不如行动

【案例引入】

毛毛虫找苹果吃……

第一只毛毛虫不知道这是一棵苹果树，没有目的。

第二只毛毛虫知道这是一棵苹果树，扑到苹果上就吃，但是，看到另一个分枝有更大的苹果。

第三只毛毛虫知道自己想要大苹果，制订了一个完美计划。因爬行缓慢，被别的虫捷足先登。

第四只毛毛虫有自己的规划，目标是一朵含苞待放的苹果花，通过计算行程，如愿以偿地得到一个又大又甜的苹果，从此过着幸福快乐的日子。

同学们，你从四只毛毛虫的行为得到了什么启发？

【心·理剧场】

求职访谈

一、活动目的

了解自己、了解职业选择，对未来做出评估和展望。

二、活动时间

20 分钟。

三、活动道具

无。

四、活动程序

1．全班分成 3 个团队，每个团队以 6～8 人为佳，两两结合进行访谈（要有访谈记录）。

2．制作访谈记录表（也可以根据自己的实际情况，增加访谈关于求职方面的其他内容），内容如下：

（1）访谈对象：

（2）毕业时间：

（3）专业：

（4）求职意向：

（5）在校基本情况：

（6）如果你希望进入你渴望的行业，在校期间需要做哪些准备。

3．20 分钟后小组分享交流。

五、活动感悟

____

____

【知识视窗】

以个人的知识结构为基础，考虑个人求职的兴趣，初定职业方向和求职的行业范围。我们可以通过搜集职业信息、建立信息网络、开始求职行动三个方面来探讨。

一、搜集职业信息

在择业过程中，职业信息的搜集是基础，谁能搜集更多、更有效的职业信息，谁将赢得择业的主动权。

1. 全面了解职业信息

职场调研：在求职之初，有必要先对就业政策与市场形势做一番调查。从各种各样的职位、工作、公司进行分类，选出适合你的职业信息。

招聘单位信息：单位名称、性质、地点、环境、企业文化、发展前景、用人制度、休闲时间等。

招聘岗位信息：岗位名称、工作职责、任职资格要求（专业、学历、生源、性别、专业知识与技能）等。

2. 搜集职业信息的渠道

亲朋好友：通过家长、亲戚、朋友、老师、同学等渠道来获取就业信息，或者直接向从事过或熟悉该领域的人询问，有时会起到事半功倍的效果。

各类媒体：如网络、报纸、杂志、广播、电视等，在使用这些媒体时同样要注意权威性和专业性，例如《光明日报》、《中国教育报》等都能为毕业生提供专业性和权威性的信息。

实习、社会实践、社交等活动：毕业生在实习、社会实践中可以直接与用人单位接触，可以更清楚地了解有关需求情况，让用人单位更多地了解自己。

各种类型的“双向选择、供需见面”会：每年学校和一些地区的人才服务中心或就业指导中心都会举办规模不等的毕业生供需见面会。这些供需见面可能是分行业举办，也可能是分地区举办，在供需见面会上毕业生可以掌握较多的信息。参加供需见面会要特别注意主办单位是什么单位，以往主办的类似的供需见面会效果如何，通常由政府主管部门所属的人才交流机构主办的供需见面会效果相对较好。

学校毕业生就业主管部门：学校毕业生就业主管部门的就业信息具有准确、可靠、多样、具体的特点，是毕业生获取就业信息的最直接、最有效、最主要的来源。学校的就业信息的主要来源是：各用人单位、各地方人事部门发来的就业信息；各类供需见面会的就业信息；直接到学校招聘毕业生的用人单位的就业信息。就业中心一般会在学校就业网站上和宣传栏中对这些信息进行发布。

二、建立信息网络

从 1999 年以后，随着全国高等院校教育规模的不断扩大，毕业生数量开始持续性增加。在我国劳动力市场中，毕业生已经处于供大于求的状况了，求职难、就业难已经成为倍加关注的社会问题。在我国劳动力市场制度不够健全的情况下，社会网络和就业信息平台为毕业生求职提供了一定的发挥空间。

1. 社会网络

社会网络是指个人之间的关系网络。美国著名社会心理学家米尔格伦于 20 世纪 60 年代最先提出。社会网络（或称为社会性网络）的理论基础源于“六度分隔”理论，就是说，最多通过 6 个人你就能够认识任何一个陌生人。在社会网络中包含着很多潜在的重要社会资源，它能够使每个被联系在社会关系网中的社会成员得到切实的收益。在找工作时，也可以通过社会网络获得更多有用的工作信息和机会。

2．就业信息平台

就业信息平台通过报纸、网站、电视等新闻媒介，发布招聘岗位、招聘会、就业政策等信息。尤其是网络就业信息平台的不断优化，逐步将信息服务范围延伸到职业供求分析信息、市场工资指导价位信息、职业培训信息和其他相关政策信息，为公众提供一站式的就业信息服务。

3．身边人的帮助

获得信息：了解职业或行业的现状与发展前景、招聘需求，从身边的亲友、同学那里获得的信息都有重要的价值。

获得建议：如果你面对多种选择举棋不定时，求助身边人，往往能帮助你一起分析现状，帮助你做出正确的决策。

获得情感支持：当你求职受挫、遇到困惑、自信不足时，身边人的鼓励和分享能帮助你渡过难关，重新以积极的心态面对求职。

获得实际帮助：亲友的推荐有时能让你有意想不到的收获。可以想想看，当你和其他应聘者看起来能力不相上下时，用人单位会更倾向于选择比较熟悉和放心的人。而有内部人员推荐恰恰就会让用人单位对你产生熟悉的感觉。

三、开始求职行动

1．自我剖析

毕业生在择业时首先要冷静下来，正确客观地分析、认识和评价自我，对自身的学识、能力、品德等有一个综合性的客观评价，想清楚“自己想干什么”、“自己能干什么”，找准位置和方向，确立合理的期望值，使自己在择业时心中有数，把自己摆在合适的位置上去求职。

2．确定求职目标

（1）了解人力资源市场供求状况和相应的人力资源价格，对自己的价值做出初步估计。客观分析就业环境，通过与周围同学求职过程中的心得交流进行横向比较，通过往届学生的求职状况展开纵向比较，得出符合自我价值的求职意愿。

（2）适合自己的职业方向，结合自我能力确定职位水平档次。

（3）结合自身特点、家庭因素和发展前景选择工作地域。

（4）不断根据实际情况变动调整求职目标。

3．积极行动

（1）制作简历：整理自己的求学和实践经历制作成简历。

（2）投递简历：在招聘会或网络上投递简历。

（3）参加笔试、面试：参加用人单位组织的笔试、面试。

（4）参与实习：到感兴趣的行业中实习。

（5）主动出击：找目标单位内部且了解你的人介绍；找认识的人推荐企业职位；直接调查目标单位情况，然后主动上门；想办法到目标单位去实习或者兼职；任何自发的、有创造性的方法等。

4．主动沟通

（1）求助就业指导部门：向学校的就业指导老师咨询信息、政策，并在遇到困惑时寻求帮助。

（2）求助他人：向亲戚、朋友、同学、老师咨询信息，寻求人际关系的实际帮助。

（3）跟用人单位联系：在恰当的时候礼貌地询问应聘结果，也可以请求对方对自己的表现给予评价。

【爱心小天使】

人生好比一艘在大海中航行的小船，理想是它的方向舵，奋斗是它前进的动力。为了到达生命的彼岸，就让我们找准各自的航线，把好方向舵，鼓足动力，扬帆启航去那向往已久，绚丽多彩的梦想天堂。

【心灵启迪】

新生活从选定方向开始

比塞尔是西撒哈拉沙漠中的一颗明珠，每年有数以万计的旅游者来到这儿。可是在肯·莱文发现它之前，这里还是一个封闭而落后的地方，这儿的人没有一个走出过大漠。据说不是他们不愿离开这块贫瘠的土地，而是因为他们尝试过很多次都没有走出去。为了证实这种说法，他做了一次试验，从比塞尔村向北走，结果三天半就走了出来。

那么，比塞尔人为什么走不出来呢？肯·莱文非常纳闷。最后他带足供给和两头骆驼，雇一个比塞尔人让他带路，看看到底是为什么？他们走了大约 800 英里的路程，在第 11 天的早晨他们果然又回到了比塞尔。

这一次肯·莱文终于明白了，原来他们根本就不认识北斗星。在一望无际的沙漠里，一个人如果凭着感觉往前走，他会走出许多大小不一的圆圈。比塞尔村处在浩瀚的沙漠深处，方圆上千公里没有一点参照物，若不认识北斗星又没有指南针，想走出沙漠确实是不可能的。肯·莱文在离开比塞尔时带了一位叫阿古特尔的青年，就是上次和他合作的人。他告诉这位年轻人：只要你白天休息，夜晚朝着北方天空那颗星走，就能走出沙漠。阿古特尔照着去做了，三天之后果然来到了大漠的边缘。阿古特尔因此成为比塞尔的开拓者，他的铜像被竖在小镇的中央，铜像的底座上刻着一行字：新生活是从选定方向开始的。

人需要找到人生的指向标，我们做事的动机就如同内心有颗北斗星。一个人无论年龄多大，他真正的人生之旅是从选定方向和目标那天开始的，以前的日子，只不过是在绕圈子而已。

【照镜子】

行动是每个人践行理想勇气的一面镜子。我渴望勇于行动带来的成就感，是什么阻止了前进的脚步呢？高燃、李想、戴志康、茅侃侃都是“80 后”成功创业的典范，他们不甘满足于现状，吃苦耐劳，敢于拼搏的精神告诉我：心动不如行动，虽然行动不一定会成功，但不行动却一定不会成功。我的目标是从梦想开始的，我的成功则需要在行动中实现。

在勇于行动方面，你能找到哪些镜子？

你受到哪些启发？

【精品赏析】

如果你真想做一事（节选）

佚名

1953 年 11 月 13 日，丹麦首都哥本哈根。清晨三点消防队收到一个电话。22 岁的消防员埃里希在值班。

“喂喂！这里是消防队。”电话的那端没人回答，可是埃里希听到沉重的呼吸声。

后来一个十分激动的声音，说：“救命，救命啊！我站不起来！我的血在流！”

“别慌，太太，”埃里希回答，“我们马上就到，您在哪里？”

“我不知道。”

“在您的家里？”

“是的。”

“家在哪条街？”

“不知道，我的头晕，我在流血。”

“您叫什么名字！”

“不记得了，我撞到了头。”

“您能看到什么东西？”

“我……我看到窗子，窗外，街上，有一盏路灯。”

好啊——埃里希想——她家面向大街，而且必定是在一层不太高的楼上，因为她看得见路灯。“窗户是怎样的？”他继续查问，“是正方形的吗？”

“不，是长方形的。”

那么，一定是在一个旧区内。

“您点了灯吗？”

“是的，灯亮着。”

埃里希还想问，但不再有声音回答了。

需要赶快采取行动！埃里希打电话给上司，向他陈述案情。

上司说：“一点办法也没有。”

但是埃里希不愿放弃。救命是消防队员的首要职责！

突然，他兴起一个疯狂的念头。

15 分钟后，20 辆救火车在城中发出响亮的警笛声，每辆车在一个区域内四面八方地跑。

那女人已经不能再说话了，但埃里希仍听到她那急促的呼吸声。

10 分钟后埃里希喊说："我听到电话里传来警笛声！"

队长下令："一号车，熄灭警笛！"

"我还听到警笛声！"他答说。

二号车，熄灭警笛！

"我还听得见……"

直到第十二辆车，埃里希喊说："我现在听不见了。"

队长下令："十二号车，再放警笛。"

埃里希告知："我现在又听到了，但越走越远！"

"十二号车掉回头！"队长下令。

不久，埃里希喊道："近了，现在声音非常刺耳，应该刚好到了正确的路上。"

"十二号车，你们找一个有灯光的窗户！"

"有上百盏的灯亮着，人们出现在窗口看发生了什么事！"

"利用扩音机！"队长下令。

"各位女士、先生，我们正在寻找一个生命有严重危险的妇女。她在一间有灯光的房间里，请你们关掉你们的灯。"

所有的窗户都变黑了，除了一个。

海伦·索恩达真的获救了。她苏醒了，几个星期后，也恢复了记忆。

来自佛教文化旅游网

主题三 挑战自我 立志创业

【案例引入】

哈兰·山德士是个农家孩子。6 岁那年父亲去世，母亲外出做工，家里 3 个孩子中年龄最大的小哈兰，就担负起烧饭做菜、照顾弟妹等所有家务。成年以后，从事过多种艰苦工作，为了弥补收入不足，他在公路边开了个小吃铺，这就是肯德基快餐厅的前身。这位已故的创建人和不倦的开拓者，他的笑容已经成为肯德基的招牌和标志，人们可以在世界的每个角落看到。

哈兰·山德士的成功是偶然的吗？

你认为怎么做才能创业成功呢？

【心理剧场】

“第一桶金”的故事

一、活动目的

分享创业故事，激发学生的创业热情；培养学生勇于挑战自我的意识。

二、活动时间

25 分钟。

三、活动道具

课前收集的创业事迹。

四、活动过程

1．抛砖引玉：教师介绍俞敏洪的创业事迹。
2．请学生谈谈从俞敏洪的创业故事中得到什么启示。
3．学生交流课前收集的名人（他人、自己）创业事迹。

五、活动感悟

____

____

【知识视窗】

美国教育家卡耐基说：“成功的人，都有勇往直前、藐视困难的气概，他们都是大胆的、果断的，他们的字典上，是没有‘惧怕’两个字的。”现实生活中，无论是谁，身上都有缺点和不足，所碰到的问题和困难也是客观存在的，但是，我们最大的敌人不是别人，而是自己。只要我们在生命历程中树立起雄心壮志，坚信“天生我材必有用”，发奋学习，挑战自我，战胜自我，勇于创业，全面发展，就能走向人生的凯旋门。

一、创业者的基本素质

1．坚定的信念

每个创业者在创业之初都需要有坚定的信念，去打破固化的思维模式，因为创业就意味着风险，如果没有强烈的创业意愿，下不了决心，创业就没有开始；如果在创业的途中意志不坚强，创业也可能就会半途而废。

2. 顽强的意志

创业很少有一帆风顺的，遭受挫折、遇到风险是创业中常有的事，如果没有顽强的意志，遇到困难，就产生退缩的想法，创业是不会成功的。

3. 足够的自信

自卑的人常常害怕失败，逃避责任；而自信的人在遇到失败的时候就能够充分认识自己的劣势和优势，找到应对失败的方法。

4. 冒险的精神

创业本身就是机会和风险并存的过程，如果处处谨小慎微，不愿越常规半步，则往往在与别人的竞争中处于劣势，创业很难成功。

5. 真诚的品质

可能有些人认为，拥有大量财富的创业成功的老板都善于钻营，而事实恰恰相反，从许许多多创业者身上，特别是那些成就比较大的企业家身上，我们看到的却是真诚、友善的品质。

6. 开阔的视野

创业者需要洞察市场，捕捉机会，需要不断地去发现自己与别人的需要和潜力，没有开阔的视野，往往就会使创业过程陷入僵局。

二、创业需要的能力

1. 创新能力

创新能力是运用知识和理论，在科学、艺术、技术和各种实践活动领域中不断提供具有经济价值、社会价值、生态价值的新思想、新理论、新方法和新发明的能力。

（1）让创新成为习惯

在竞争激烈的市场中，创新最能起到出奇制胜的效果，使你脱颖而出，步入致富行列。每个人生来都具备一种创造的能力，它包括冒险、挑战、好奇和想象。我们要让这些与生俱来的能力在生活中时时处处事事都发挥作用，即养成了创新习惯，也就形成了创新能力。

（2）做个有心人

有时候创意就来源于一件偶然的小事。日常生活中，我们要常思考，眼观六路，耳听八方，仔细观察，善于联想，就能擦出创新的火花。

（3）打破固有的思维方式

我们可以采取逆向思维、发散思维等多种方式思考问题。逆向思维就是对司空见惯的似乎已成定论的事物或观点反过来思考的一种思维方式。发散思维是指人们沿着不同的方向、不同的角度去思考问题，多方面地寻找解决问题新出路或答案的一种思维方式。当然，创造性思维的方法还有很多，如果感兴趣，你可以查阅相关的资料学习。

2．人际交往能力

人际交往能力主要指创业者与消费者、投资商、合作伙伴、企业职工、政府机关、新闻媒体等进行交往和沟通的能力，它是创业活动顺利开展的重要保障。

（1）言语赞美

赞美别人不仅可以帮助他树立自信，更重要的是可以拉近彼此之间的距离，形成和谐的人际氛围，我们应该经常发现别人的优点，尽可能多地去赞美别人，并且直接地表达出来。

（2）深入交流

在深入交流中，我们能够明白对方在想什么，看重什么，需要什么，从更为深入的层面与对方达成一致。

（3）赠送礼物

中国传统文化很讲究赠送礼品，不论是拜访客户，还是接待来宾，如果能够奉送一份精心挑选的小礼物，一定会让客户看到你的诚意，给其留下深刻而美好的印象。

（4）身体接触

最常见的身体接触就是握手了，握手是文明礼仪的重要体现，但也只是身体接触的方式之一，还有很多身体接触方式也有助于迅速形成良好的沟通氛围。例如，男性之间把手搭在对方的肩膀上是关系友好的一种表达方式。如果运用恰当，身体接触可以带来良好的效果，当然，如果运用不当，也有可能弄巧成拙。

3．专业知识和实践能力

（1）修炼专业能力

阿基米德说："给我一个支点，我可以撬动地球。"而我们创业的支点就是专业知识和技能。如果不依赖专业知识，仅靠热情及劳动力的付出，必然是事倍功半。

（2）找到自己的金矿

兴趣、天赋、性格、相貌、人际关系、专业技能等都是自己的金矿。不仅我们所学的专业可以修炼成一种专业技能，就连自己的天赋、兴趣和性格都可以成为让自己获得极大创业成功的资源。

（3）提高实践能力

实践是将知识转化为能力不可缺少的途径，认识的升华和动手能力的提高也离不开实践活动。俗话说："纸上得来终觉浅，绝知此事要躬行。"为了提高创新实践能力，你可以尝试利用寒暑假时间深入工厂、企业进行专题社会调查，了解社会经济发展形势，了解企业创业的艰辛与困苦，以便自己毕业后能很快适应环境，融入社会也可以邀请一些在本地获得成功的学长、学姐到校作报告，开讲座，汲取他们成功的创业经验。

三、积极参加创业培训

1．创业培训

创业培训是对具有创办小企业意向的人员和小企业经营管理者进行企业创办能力、市场经营素质等方面的培训，并对他们在企业开办、经营过程中给予一定的政策指导。

2．参加创业培训的目的

（1）通过创业培训，培养、提高“创业者”的心理、管理、经营素质，增强其驾驭市场的应变能力。

（2）通过创业培训，实现就业倍增效应。部分下岗失业人员通过创业培训成为小老板，开办了新企业或实体，在解决创业者本人就业问题的同时，也为社会创造了一批就业岗位，能帮助更多的下岗失业人员实现再就业，实现就业倍增效应。

（3）通过创业培训，掌握国家的有关经济法规，学习工商、税务、金融、科技、管理、劳动等方面的专业知识，可以选准经营方向，减少经营投资的盲目性，从而提高创业的成功率。

【爱心小天使】

做一件事情，成功的价值可能是 1，失败可能是 0.5，唯有不做是 0，甚至是负数，所以失败并不可怕，怕的是不去尝试。

——李想

【心灵启迪】

只贷一美元的犹太富翁

一个犹太人走进纽约一家银行的贷款部，大模大样地坐了下来。

“请问先生，我可以为你做点什么吗？”贷款部经理一边问，一边打量着他。 “我想借些钱。”

“好啊，你要借多少？”

“一美元。”

“只需一美元？”

“不错，只借一美元，不可以吗？”

“当然可以！不过只要你有足够的担保，再多点也无妨。”经理耸了耸肩，漫不经心地说。

“好吧，这些作担保可以吗？”犹太人从皮包里取出一堆国债等，放在经理的办公桌上。“总共 50 万美元，够了吧？”

“当然，当然！不过，你真的只借一美元吗？”

经理疑惑地看着眼前的这位怪人。

“是的。”说着，犹太人接过一美元。

“年息为 6%。只要你一年后还上贷款，我们就可以把这些东西退还给你。”

“谢谢。”犹太人说完准备离开银行。

一直站在旁边观看的行长怎么也弄不明白，拥有 50 万美元的人怎么会来银行借一美元。

于是，他走上前去，对犹太人说："这位先生……"

"有什么事吗？"

"我实在弄不清楚，你拥有 50 万美元，为什么只借一美元呢？你不认为这样做很吃亏吗？要是你借几十万美元的话，我们也很乐意。"

"是这样的，在来贵行之前，我问过了几家金库，他们保险箱的租金都很昂贵。所以，我就准备在贵行寄存这些东西，一年只需花 6 美分，实在太便宜了！"

在很多情况下，常规和习惯往往左右我们的行为。打破常规和习惯，不为常规和习惯所束缚，往往会取得意想不到的效果。

【照镜子】

盛虹集团的董事长廖汉根，恒力集团的总裁陈建华，盛氏国际投资集团董事局主席盛友泉，被称为民营企业家的"三剑客"。三位企业"掌舵人"的人生经历没有太多的传奇色彩，但是他们骨子里所蕴涵的执着创业精神、不断进取的创新意识、敢为天下先的胆识和魄力，帮助他们开辟了创业成功之路。他们的创业故事使我懂得：只有学会挑战自我的人，才能捷足先登到达成功的彼岸；只有懂得挑战的人，才是最有自信心与实力的人！

在挑战自我方面，你找到哪些镜子？

面对镜子，你有哪些启发？

【精品赏析】

当一块石头有了愿望

佚名

一位名叫薛瓦勒的邮差每天奔走在乡村之间，有一天，他在崎岖的山路上被一块石头绊倒了。

他起身，拍拍身上的尘土，准备继续前进。可是他突然发现绊倒他的那块石头的样子十分奇特。他拾起那块石头，左看右看，有些爱不释手。

于是，他把石头放在了自己的邮包里。村里的人看到他的邮包里除了信之外，还有一块沉重的石头，都感到很奇怪，人们好意地对他说："把它扔了吧，你每天要走那么多路，这可是一个不小的负担。"

他却取出那块石头，炫耀着说："你们有没有见过这样美丽的石头？"

人们都笑了，说："这样的石头山上到处都是，够你拣一辈子的。"

他回家后疲惫地躺在床上，突然生出一个念头，如果用这些美丽的石头建造一座城堡，那该多好！

于是，他每天在送信的途中寻找石头，每天总是带回一块，不久，他便收集了一大堆奇形怪状的石头，但作为建造城堡的材料还远远不够。

于是，他开始推着独轮车送信，只要发现中意的石头便往独轮车上装。

从此以后，他再也没有过一天安乐的日子。白天他是一个邮差和一个运送石头的苦力，晚上他又是一个建筑师，他按照自己天马行空的思维来垒造自己的城堡。

对于他的行为，所有人都觉得不可思议，认为他的脑子出了问题。

20 多年的时间，他不停地寻找石头，运输石头，堆积石头，在他的偏僻住处，出现了许多错落有致的城堡，有清真寺式的，有印度神教式的，有基督教式的……当地人都知道有这样一个性格偏执、沉默不语的邮差，在做一些如同小孩子垒沙堡的游戏。

1905 年，法国一家报社的一名记者偶然发现了这群低矮的城堡，这群城堡的建造格局令他叹为观止。他为此写了一篇介绍薛瓦勒的文章。文章刊出后，薛瓦勒迅速成了新闻人物。许多人慕名前来参观薛瓦勒的城堡，连当时最负声望的毕加索也专程参观了薛瓦勒的建筑。

现在，这个城堡成为法国最著名的风景旅游点，它的名字叫 “邮差薛瓦勒之理想宫”。

在城堡的石块上，薛瓦勒当年留下的许多刻痕还清晰可见，有一句就在入口处一块石头上：“我想知道一块有了愿望的石头能走多远。”

据说，这就是那块当年绊倒过薛瓦勒的石头。

愿望不在大小，关键是你在实现愿望的过程中付出了多少。每个人都有太多的愿望，关键看你如何去实现。

摘自《中国中学生报》

第三节 真正的财富

在生命的旅途中，要心怀感恩，知足常乐，人生真正的财富是灵魂内在的财富，从而可以完美发掘、修养和发挥自己的才能，得以完成自己的杰作。即使没有蓝天的深邃，也可以有白云的飘逸；即使没有大海的壮阔，也可以有小溪的优雅；即使没有原野的芬芳，也可以有小草的翠绿。每个人的生命都是一道独特美丽的风景。

主题一 正确面对职业压力

【案例引入】

小戴在一家信息科技公司从事多媒体视频设备的安装与调试工作，在这个行业里已经小有名气。可是在几个月前，公司决定派小戴前往外地接替原来的项目经理的职位，还将当地的技术部交给小戴负责。要想更好地工作，就要深入系统地学习与新工作相关的内容，而自己的精力根本不够；培训和工作的矛盾、精力的分配、公司发展和个人专业发展的平衡等成了小戴不得不面对的压力。

小戴该如何化解升职中的压力？

【心理剧场】

"盲人"绘画大赛

想象一下如果你进入一个新的工作单位，处在陌生环境中的你会有什么样的感觉呢？你想知道怎样可以更好地适应新的环境吗？那就来体验一下下面的活动吧！

一、活动目的

感受陌生环境所带来的不良感觉；感悟如何更好、更快地融入新的环境。

二、活动时间

25 分钟。

三、活动道具

干净的布条、彩笔若干。

四、活动程序

1．全班同学分成 4 个队。每队选出一个"盲人"，用蒙眼布蒙住眼睛。抽签决定玩游戏的先后顺序。

2．蒙眼同学到黑板前等待；主持人下达开始的口令，并计时。时间一到，停止绘画，解除布条。

3．选手蒙上眼睛，在黑板上画自己的脸谱，限时两分钟；本队队员可以提示，其他队队员可以扰乱。

4．请同学们评议"最佳脸谱"。

五、活动感悟

____

____

【知识视窗】

对大部分人来说，工作是人生重要且有意义的一部分。工作能为我们提供食宿、目标、满足、自尊以及购买力，我们大部分人在成年期把 25%的时间放在工作上，职场也同样是人们压力的始发地。

一、什么是职业压力

心理学家将压力定义为“单一或连续引起身体或心理紧张的事件”。而职业压力指的是个体在工作情境中体验到的压力，和来自工作场所之外的对工作产生影响的压力。例如，工作强度过大、人际关系紧张、经济压力，等等。

1．职业压力的积极作用

适度的压力水平可以使人集中注意力、提高耐受力，增强机体活力，减少错误发生，改变现状。压力是提高动机水平的有力工具，当我们在压力情境下不断地学会应对压力的有效办法，就可以使应对能力不断提高，工作效率也会随之上升。因此，通过设计有挑战性的目标，并施加一定的心理压力，可挖掘潜能，激发动机，从而更好地完成工作。

2．职业压力的消极作用

（1）生理症状

过度的压力，容易引起生理方面的症状。过度的压力能使人的新陈代谢出现紊乱，比如心率、呼吸率增加，血压升高，头疼，易患心脏病。工作压力也会成为溃疡，关节炎，吸毒，酗酒等的诱因。情况严重的时候，过度的工作压力不仅使人易染重病，而且能引起致命的疾病，如过劳死。

（2）心理症状

工作不满意可以说是过度工作压力“最简单、最明显的心理影响后果”。有关事实表明，当工作量过大，过于单调，工作得不到合理的反馈，员工对工作缺乏控制感，存在角色模糊及角色冲突时，员工的压力感和不满意感都会增强，工作投入程度也会随之降低。除了工作满意度下降外，工作压力的其他心理症状还包括紧张、焦虑、易怒、情绪低落等。

（3）行为症状

过度工作压力能导致行为不良，包括生产效率下降、缺勤、离职、饮食习惯的改变、嗜烟、嗜酒、烦躁、睡眠失调等。压力对个人的工作绩效、决策等行为也会产生不利影响。例如，压力能导致跳槽、怠工和旷工，这是因为员工的旷工和跳槽能暂时摆脱不利的工作环境。压力也会妨碍有效的决策。当人们感到压力增大时，就会倾向于拖延和回避决策，表现出注意力不集中，常常忽视重要信息。

二、职业压力的原因

1．工作部门的组织特点

具体表现为：高度的集权化、形式化和专业化，由于晋升机会少而造成的不公平待遇，频繁调动工作岗位，上下级或同事间的沟通不畅，工作任务分配导致的冲突，对工作情况缺少足够的反馈，等等。

2．工作环境的条件

具体表现为：少保密性、噪声、温度过高或过低、照明不足、光线刺目、灯光摇曳和环境存在有害物质（如有毒化学物或空气污染）等。

3. 工作中的人际关系

具体表现为：缺少认知、信任，不断地竞争和冲突等。

4. 工作要求

具体表现为：重复工作、时间限制所造成的压力，过低的技能要求，对责任心的过高要求，等等。

5. 角色特征

具体表现为：角色冲突、角色模糊、角色负荷过轻或过重以及角色地位的不协调等，上述种种都是潜在的紧张源。

6. 自信心的缺乏

具体表现为：对自己的相貌、举止、学识、财富、与人应对的能力等，持怀疑态度。

综上所述，可列为职业压力的诱因非常多。在这些因素中，有许多是工作性质本身造成的，因而也是无法避免的。

三、职业压力的应对

1. 有效地组织你的工作

当工作分配到手时，我们要根据工作的轻重缓急，排出时间先后。然后再根据工作的具体情况，统筹计划安排，有效实施，还要注意劳逸结合。做到忙而不乱，在短时间内高效完成工作。如果领导分配的工作确实超负荷，那么你就要和领导沟通。如果有可能，可以通过把工作分摊或委派来减小工作量。

2. 建立良好的工作关系

不论和同事还是上司都要建立良好的工作关系，这就需要良好的沟通。如果工作中遇到问题，可以谦虚谨慎地和同事商量。如果商量无策，再请示领导。同样，同事有困难时，我们也要积极出谋划策，尽力相帮。这样就很容易建立起有益、愉快的工作关系。

3. 及时总结，妥善计划

将所有成功完成任务的经验记录下来，经常查阅，从中总结成功经验，增强自己的自信心。即将要做的工作，可以制定一些短期计划，要尽可能计划得详细和具体。让自己有好的准备去迎接工作。

4. 不要给自己无谓的压力

减少对琐事的关注，不要总是想自己无法控制的事情，这样就能减少自己无谓的压力，才能心情舒畅。工作之余，尽量每天都安排一段时间给自己和家人，可以享受个人空间，与家人、朋友在一起等。这些都能降低我们的工作压力。

5. 良好的工作生活习惯

拥有良好、规律的生活习惯，是我们健康生活的基础，也是我们做好工作的基础。所以我们要把工作、吃饭、休闲、睡眠等事情有序地安排好，形成规律。

减压方法有很多，关键是要找到既适合自己，而自己又喜欢的减压方法。最重要的是我们要以乐观的心态来应对压力，面对生活，这样的生活才会是美好的。

【爱心小天使】

如果能追随理想而生活，本着真正自由的精神、勇往直前的毅力、诚实不自欺的思想而行，则必定能达到至善至美的境地。

——居里夫人

【心灵启迪】

打完最后一张牌

帕格尼尼，这位世界音乐史上最负盛名的演奏家、作曲家，有着“小提琴之王”的美誉。一次，在个人新曲专场音乐会上，他魔术般灵活多变的演奏技法以至于琴弦也不堪重负，先后一根接一根地绷断了；但帕格尼尼依然镇静自若，整个演奏过程如行云流水，一气呵成；下半场时，他仅凭着唯一幸存的那根琴弦，在观众一片叹为观止的惊呼中，坚持拉完最后一个音符。从此，“独弦操圣手”的称号不胫而走，帕格尼尼传奇般的艺术人生也开始广为人知。年轻时，刚刚在音乐界崭露头角的帕格尼尼，由于政治原因而被当局忌恨遭逮捕，从此度过了 20 年的牢狱生涯。由于监狱看守的百般刁难，帕格尼尼只能与一把独弦琴相依为命；但他没有因此灰心绝望，依然勤学苦练；在狱窗前，就是凭着这把仅有一根 G 弦的小提琴，他终于磨炼出一手出神入化、登峰造极的演奏独技。直到今天，《一根弦的帕格尼尼》仍是意大利国家中学生必读的传统名篇。

即使命运只给了你一根弦，也要用它奏响人生的乐章；即使手中只剩下一颗柠檬，也要用它泡制成杯酸甜可口的柠檬汁。一位哲人说，人生如牌局，往往是上帝洗牌、他人发牌、自己出牌。但不管到手的牌如何，每一位出牌者的智慧和信心才是最重要的，永远不要轻易放弃，要坚持到打完最后一张牌。一个相信自己、同时相信奇迹的人，奇迹往往就会在最后一刻到来。

【照镜子】

压力无处不在，又不可避免，面对压力，应该怎么办？有的人被压力击垮，一蹶不振，而有的人过得更有意义，更有效率，这其中的奥妙就在于，前者消极面对压力，而后者却对压力进行有效的运用，在面对压力时，能够自我控制，有条不紊，即因势利导。“如果你认为这场比赛非赢不可，那是你自己的问题。”网球明星贝克尔经常用这句话缓解来自新闻界的压力，表明一场比赛的失败并不能影响他的自信心。

在面对压力方面，你找到了哪些镜子？

从镜子中，你受到哪些启发？

【精品赏析】

选择一座高山给自己爬

醉月一边秋

中国地质大学珠峰登山队，在壮行会上，曾经豪情高唱“山之巅，水之源，天地在召唤。陡峭的山脊，深厚的雪原，无路也向前……”他们给自己选择了一座可以“爬得起，值得爬”的高山，同时向世界宣扬了他们作为世界巅峰“征服者”的豪迈。

其实，人的整个生命就是一次爬山，爬得最高的人，常常是希望去爬，并选择去爬的人。但是很多人看到了成功人士站在人生高处的风光，却忽视了他们攀爬时的困苦与创伤。成功不是“嗟来之食”，更不是“洪福祥降”。只有“十年如一日”地磨炼“胸中长剑”，才会拥有“春风得意马蹄疾，一日看尽长安花”的辉煌明天。

明天是人生永恒的高山，它就在那里静静地等待你的挑战。你是选择“明日复明日”的蹉跎，还是选择“青春虚度无所成，白首衔悲补何及”的遗憾，还是选择“人生要不是大胆地冒险，便是一无所获”的勇敢。做一名时间的落伍者，是非常可悲的。当他有时间选择时，他在虚度光阴；当他重新选择时，光阴已经飞逝。

人生有太多的选择，但并不是说，选择越多越好，而是要选择和你的能力相匹配的高山。当你征服一座高山时，能力也必将提升一个层次，然后去征服另一座高山。只有敢于征服高山，才能检验出自己到底有多强悍，才能创造出意想不到的明天。“志不强者智不达”，不敢于选择，不敢于冒险的人，永远看不到站在高处的风光。

面对每一座高山的挑战，我们要有爬得起的坚强，也要有输得起再爬的勇敢。时间这么长，谁知道谁辉煌。最终取得辉煌的人，往往是敢于选择高山，敢于冒险登攀，并坚持下来的人。

但是古往今来，有更多的人，在嗟叹“人生苦短”。因为人生有太多的“风花雪月”，却没有足够的时间赏玩，更因为人生有太多的高山，要去涉险登攀。人活一世，总不能什么也不留下，就离开这个世界。我们要勇于选择高山，给自己勇敢地去爬，让世界因为我们的选择，而变得有点不一样。

“每一次攀登都是重逢，每一次撤离都是留念。头上只有蓝天，世界尽在眼前，我站在高山之巅。”选择了高山，便选择了与高山一样的荣耀。选择高山的高度，决定了人生辉煌的程度。

《摘自网络文章》

主题二　挫折是登上成功宝座的基石

【案例引入】

威廉·怀拉是美国一位久负盛名的职业棒球明星，40 岁时告别体坛另谋出路。他去保险公司应聘推销员的工作，却遭到拒绝：“您做不到笑容可掬，无法录用。”于是，他开始练习笑脸，每天在房间里放开声音笑几百次。过了一个月，仍然被拒绝。如此反复了几次，怀拉终于凭借超常的毅力，被保险公司录用。靠这张苦练出来的笑脸，怀拉成了全美推销寿险的高手，年收入突破百万美元。

同学们，你将如何面对求职过程中的挫折呢？

【心理剧场】

站　桩

一、活动目的

帮助参与者学会有意识地锻炼意志，正确处理挫折中出现的消极心理。

二、活动时间

大约25分钟。

三、活动道具

无。

四、活动程序

1．全班学生围成一圈练习“站桩”，两手平伸，两脚与肩同宽，双脚尽量下蹲，上身保持平直。

2．最先放弃者要表演一个节目，而坚持到最后的一个同学可以要求班中任何一位同学表演节目。

3．请同学们自由发表关于这次活动的感受，特别要请最先放弃和坚持到最后的同学发表意见。

五、活动感悟

____

____

【知识视窗】

一、挫折的含义

挫折是指人们在有目的的活动中，遇到无法克服或自以为无法克服的困难，使其需要不能得到满足或目标不能实现而产生的消极反应。挫折分为如下几种。

（1）需要挫折：是指由于各种原因而造成个体的需要无法得以满足时的挫折。包括两种情况：一是多种需要并存，发生矛盾，难以妥善解决；二是个体自认为自己的合理需要被外界条件阻碍不能得以满足。

（2）行为挫折：是指个体在需要与动机冲突解决之后，在一定动机支配下，有了行为的意向，但是由于某些因素的影响而无法付诸实际行动。

（3）目标挫折：是指个体已经开始了行动，但是在行动过程中由于遇到无法克服的干扰和障碍而不能达到目标。

（4）丧失挫折：是指个体自认为本来应是自己的东西，却在一定条件下丧失了。

二、造成求职挫折的心理误区

1. 缺乏自信、依赖他人的自卑畏怯心理

有的同学在学习中尽管具备了一定的实力和优势，但面对激烈的竞争，却觉得自己这也不行，那也不如别人。明明是自己理想中的工作，可一看到求职者众多，而且自己又是职教生，感觉与普通高校毕业生相比又有一定的差距，就打起退堂鼓来，连试一下的勇气都没有。结果在竞争中不是因为能力而是因为心理素质不强败下阵来。还有的毕业生一到招聘者面前，就面红耳赤，手足无措，回答招聘者的询问也惊慌失措、语无伦次。凡此种种都是缺乏自信，不能够对自己正确、全面地认识所致。自卑的人一旦受挫，便觉得自己确实不行，从而加重了自卑心理。还有的毕业生完全依赖家长，依赖亲朋好友替自己找工作，把自己的命运完全交给他人来决定，听天由命。

2. 攀比从众、追求实惠的急功近利心理

每个人生活的环境、家庭背景以及能力和性格，遇到的机遇是不尽相同的，因而在择业目标、职业选择上不具有可比性，但青年学生血气方刚，易争强好胜，虚荣心较强，容易引发攀比心理。如在求职过程中，忽视自身特长，盲目攀比，特别是看到不如自己的同学（其实纯粹是个人感觉，如认为对方学习成绩不如自己好，没当过学生干部，或者外表不如自己等）找到了好的工作，就坚持认为自己的工作一定不能比他们的差，因而挑来选去，造成许多同学迟迟不愿签约，甚至到毕业离校时工作单位还没能落实。

另外，不少同学受社会思潮和社会环境影响，过分追求实惠，一味追捧热门，急功近利。表现在求职过程中，过分关注用人单位的效益、福利等实惠条件，盲目向经济发达地区和城市涌进，很少问及是否能让自己发挥所学和所长。这样，往往使他们得到一些眼前的利益和满意，而忽视长远的发展。结果耽误了最佳的求职时间，使自己错过了许多就业机会。

3. 犹豫观望、徘徊不前的患得患失

职业的选择往往也是对机遇的一种把握，错过机遇，将会与成功失之交臂。面对用人单位的招聘，有一些同学总认为面前的是虾米，后面才有大鱼，盲目夸大机会成本。因此，在求职择业过程中这山望着那山高，该拍板的不敢拍板，患得患失，结果是到走出校门时，工作还没着落。这类毕业生对利害得失过分注重，往往会失去许多难得的良机。

4．怯于竞争、听天由命的低就保守心理

有些同学缺乏竞争意识，不敢积极主动地迎接挑战。有的坐在家里，等待机会找上门来。有的同学总觉得自己技不如人，甘拜下风，“不战而退”，不敢对自己“明码标价”，到了快毕业离校时草草找个“婆家”把自己“嫁”出去。对单位一点都不了解，甚至对有的用人单位开出的不平等协议也糊里糊涂签订，结果往往有上当受骗之感，后悔莫及。

5．过于激进，新潮叛逆的厌世心理

毕业生中还有一部分同学思想比较激进，不愿出去找工作，老想着自主创业，自己要当老板。想法当然是好，但现实与梦想总有一段差距，没有精心的策划、周密的市场调研与论证以及所必须拥有的创业基金，往往最终只有失败。

三、求职挫折后的心理调适方法

1．认识和评价自我的方法

进行自我调适，首先要正确认识和评价自我，这是进行自我调适的基础。因为只有正确地认识和评价自我，才能找到自我调适的立足点。

认识和评价自我的方法很多，主要有：

（1）自我静思。自我静思也叫自我反省，就是面对各种矛盾和冲突，首先能冷静地、理智地思考自我，认识自我，评价自我，找到自我的确切位置。如思想表现、专业学习状况、各种能力、身心素质等。

（2）以人为镜。依据他人对自己的态度评价自己或通过与自己条件相似的人来比较评价自己。对待别人的评价，要有认知上的完整性，应全面听取，综合分析，恰如其分地对自己做出评价和调节；在与自己条件相似的人比较时，要寻找环境和心理条件等方面相近的人比较，这样才较符合自己的实际水平和自己在群体中的位置。

（3）心理测验。心理测验是心理测量的一种工具和手段，是根据一定的法则对人的行为用数字或图线加以确定的方法。心理测验要选择心理学专家编制的标准化测试量表，在专家指导下进行，如性格测试、交际能力测试等。

2．自我调适的方法

（1）自我转化法。把情感和精力转移到其他活动中，使自己没有时间沉浸在不良情绪中，求得心理平衡。

（2）自我适度宣泄法。向朋友、老师倾诉，一吐为快，或参加运动，宣泄情绪。

（3）自我慰藉法。这种方法实质是自我辩解（阿 Q 精神胜利法）。择业中遇到困难和挫折，已尽了主观努力仍无法改变时，找一个自己可以接受的理由，让自己保持内心的安宁，承认并接受现实，以求得解脱。

（4）松弛练习法。也叫放松练习，是一种通过练习学会在心理上和躯体上放松的方法，可帮助人们减轻或消除各种不良的身心反应。

【爱心小天使】

人生是个积累的过程，你总会有摔倒，即使跌倒了，你也要懂得抓一把沙子在手里。

——丁磊

【心灵启迪】

蝴蝶的故事

一天，一只茧上裂开了一个小口，有一个人正好看到这一幕，他一直在观察着，蝴蝶在艰难地将身体从那个小口中一点一点地挣扎出来，几个小时过去了……

接下来，蝴蝶似乎没有任何进展了。

看样子它似乎已经竭尽全力了，不能再前进一步……

这个人实在看得心疼，决定帮助一下蝴蝶：他拿来一把剪刀，小心翼翼地将茧破开。蝴蝶很容易地挣脱出来。

他接着观察，期待着在某一时刻，蝴蝶的翅膀会打开并伸展起来，足以支撑它的身体，成为一只健康美丽的蝴蝶。

然而，这一切始终没有出现！

实际上，这只蝴蝶在余下的时间都极其可怜地带着萎缩的身子和瘪塌的翅膀在爬行，它永远也没能飞起来……

这个好心人并不知道，蝴蝶从茧上的小口挣扎而出，这是上天的安排，是要通过这一挤压过程将体液从身体挤压到翅膀，这样它才能在脱茧而出后展翅飞翔……

有时候，在我们的生命中需要奋斗乃至挣扎。

如果生命中没有一丝障碍，我们就会很脆弱。我们不会像现在那样强健，我们将永远不能飞翔……

我们渴望力量，就有困难让我们去克服，使我们变得强壮……

我们渴望智慧，就有问题让我们去解决……

我们渴望勇气，便有障碍让我们去克服……

我们渴望成功，凭借我们的大脑和强健的肌肉……

我们渴望爱，就需要我们去帮助需要关爱的人……

毫无畏惧地生活，直面所有障碍和困境，并充满信心地克服它们，这才是真正的生活！

【照镜子】

人生好似一条奔流不息的长河，难免有激流险阻，浪花触礁的翻腾。面对挫折是前进坚持，还是后退妥协？如果视挫折为人生不可承受的打击，必不能渡过难关，可能就此颓废一生；如果视挫折为人生路上的小水洼，秉着“不抛弃，不放弃”的信念，则会想尽一切办法跨过去。河蚌忍受了沙粒的磨砺，孕育出绝美的珍珠；铁剑忍受了烈火的赤炼，炼就成锋利的宝剑。只有乐观地笑对挫折，从挫折中总结经验教训，无须因惧怕再一次的受伤而放弃了近在咫尺的成功。

在正确的面对挫折方面，你找到了哪几面镜子？

从镜子中，你得到哪些启示？

【精品赏析】

人生真的是希望无敌（节选）

佚名

鲍勃·摩尔参加哈佛大学的招生考试时，五门功课中有三门不及格。因此，他没能到这所世界著名的大学深造。

他考砸了。那段高考落榜、赋闲在家的日子里，鲍勃·摩尔常常将自己独自关在屋子里，怨天尤人，唉声叹气。

这年夏天，鲍勃·摩尔的家乡接连下了一个多月的暴雨，山洪暴发了。

鲍勃·摩尔不幸被山洪卷进了咆哮的河流。他想抓住一样能够拯救生命的东西，哪怕是一块木板、一根芦苇也好。然而，湍急的洪水中除了翻卷的泥沙，他什么也抓不到。他心下暗想，这回算是完了，人生在世，总有一死，死就死吧！

他的这个念头刚一冒出来，便立刻犹如散了架一般浑身乏力，四肢酸软，再没有一点挣扎的力气。

突然，脑袋被洪水中滚动的石块碰了一下，疼痛使他突然清醒过来。刹那间，他突然想起，曾在这条河的下游遇到过一棵粗壮的老树，老树有一个粗大的枝丫，正好斜长着横贴在水面上。只要能够抓住这根树杈，他就能保住自己的性命。一想到这里，他的心中顿时充满了希望。

鲍勃·摩尔心中默念着那棵老树，在洪水中顽强地坚持着，拼命地挣扎着……历尽艰险，他终于游到了那棵老树跟前。

谁知那根树杈早已经枯朽，使劲一拽，便“咔嚓”一声断为两截。鲍勃·摩尔只好紧抱着断落的树杈，继续随水漂流。刚漂出没有多远，就被河边经过的抢险队员搭救上岸。

事后，鲍勃·摩尔说，要是他早知道那根树杈是枯朽的，他就不可能坚持游到那儿。远在英国的父亲打电话给鲍勃·摩尔：你瞧，连死神都害怕希望呢！只要你的心中还有希望，那么，再大的困难，再大的挫折你都能够战胜。你想，既然你已经通过了两门考试，那就一定能够通过更多的考试。记住，哈佛大学就是你生命的下游那棵紧贴河面生长的“大树”。

鲍勃·摩尔心中豁然开朗。于是，他重新回到学校，走进了教室，拿起了课本。并最终以优异的成绩进入了哈佛大学。

“你可以失败一百次；但你必须一百零一次燃起希望的火焰”，人生真的是希望无敌！

《教育教学论坛》2011 年第 7 期

主题三 和谐生活 美丽人生

【案例引入】

小林毕业后到某家外贸公司当业务员。刚进入公司的小林大部分时间都是给师傅打下手，当师傅和客户接洽业务时，他就在一旁学习。他能做的就是跑腿的事，比如去银行拿汇票，送汇票，将货样拿到商检局检测。他说："要做一个好的业务员，必须从跑腿这些最基本的工作做起，我的师傅也是做了很多年之后才做到现在的位置。"所以他总是脚踏实地地工作，努力地学习。

同学们，他的工作态度对你有哪些启发？

【心理剧场】

放飞梦想——十年后的"名片"

一、活动目的

通过活动激励参与者追求理想的职业人生。

二、活动时间

20 分钟。

三、活动道具

卡纸、笔。

四、活动程序

1．全班同学分成六组。

2．想象十年后，你与一位老朋友偶然相遇，并递给了对方一张名片，请问你最希望这张名片上有些什么内容？名片上的职务或称呼是什么？这张名片上的什么工作内容吸引着你呢？动手设计属于你自己的名片吧！

3．名片需有的内容：姓名、称谓、头衔、工作单位名称、地址。为了实现它你将会如何努力呢？

4．都设计好后，将这张写着自己梦想的彩纸折成飞机，并从 10 开始倒数，同学们在室内一起放飞自己的职业梦想！请每位同学捡回一个纸飞机，去看看别人的名片和将做出的努力。

5．挑出几名同学的名片和他们希望做的努力与同学们分享，让大家看到职业选择的多样性，并和他们分析此梦想背后的意义。

五、活动感悟

____

____

【知识视窗】

一、适应人生转折

从学校进入职场会遇到很多新的问题、新的挑战，新的人际关系需要我们去面对、去适应。如何使自己的能力充分发挥，而且让用人单位满意，尽快地适应职场生活是我们职业生涯成功的重要基础。

1．心态健康

新进入职场的员工，往往被安排一些最初级的工作，这些工作往往非常琐碎。有些同学就会感觉很郁闷，觉得自己学习的专业知识和技能都无法发挥出来，工作的热情随之降低。事实上，如果我们能将最基本的工作做好，对整个工作流程尽快熟悉，今后才有可能被委派更加重要的工作。因此，初入职场的人更应该把握最初的机遇，将初级的工作看作今后发展的铺路石。

2．态度端正

遵守工作单位的规章制度，有责任心，无论事情大小都认真对待，踏踏实实。只有你敬业，才能得到别人的尊敬。

3．人际和谐

校园的人际关系相对简单，到了职场中，我们就需要学习更多为人处世的方法。主动与上级、同事搞好关系，以便为职业的发展奠定基础。主动、友善地接近身边的同事，真诚地关心帮助别人，主动承担一些工作，多与他人进行合作等都可以让我们更快地融入同事的圈子中去，就能获得大家的信赖和支持。

4．主动学习

初入职场，工作中将会遇到许多新的问题。我们应该多观察，勤思考，主动学习，积极动脑，还可以向老员工寻求建议和指导，或者自己查阅资料。以开放的心态接纳新的知识和挑战，努力提高自己的业务水平和专业素质，尽快使自己符合业务的能力要求。

5．良好形象

不论是服饰、仪表还是言谈举止，都会反映出你的个人素质和内在修养。因此，应该注意穿着打扮和言谈举止与工作性质和工作环境相符合。良好的形象可以给上司、同事和客户好感，为今后的深入了解铺平道路。

二、奏出人生和谐乐章

世界上找不出完全相同的两片树叶，每个人因所处的位置不同，知识结构和价值取向就不同，考虑的角度也不同；人与人的矛盾在于人的多样性，人世间的精彩也源于人的多样性。该如何处理朋友、同学、同事、师生之间的关系呢？

1．学会关心他人。关心是付出，关心更是收获。关心别人，帮助别人克服了困难，不仅可以赢得别人的尊重和喜爱，而且，会由于我们的关心引起别人的积极反应，也会给我们带来满足感，并增强我们与人交往的自信心。

2．学会去理解，宽容他人。朋友、同学、同事、师生之间坦诚相待、互通有无，有利于增进彼此友情，减少不必要的摩擦、冲突。多站到对方的立场上想一想，委婉地让对方接受我们的意见，就会产生完全不同的效果。

3．提高个人社交能力。一方面是自己及别人的需要、思想、感受的洞察力；另一方面是细心观察不同的情景和人物，分辨其中不同之处并加以理解分析，以加强对千变万化的社交环境的掌握。

三、享受生命的过程

人的一生“不顺心事常八九”，若能在生活中保持乐观向上的情绪，保持从容平和的心态，学会自我愉悦，自我安慰，善于主动发现和寻找生活的乐趣，就能做到知足者常乐，天天乐，时时乐，处处乐，乐一辈子，乐此不疲。那么，日常生活中如何才能保持良好心情呢？

1．转移情绪

人生的道路崎岖不平，坎坎坷坷，难免有挫折和失误，也少不了烦恼和苦闷。此时此刻，应迅速把注意力转移到别的方面去。比如有时碰到不顺心的事情，不妨暂时离开一下现场，换个环境，这样很快就会把原来的不良情绪冲淡以至赶走，而重新恢复心情的平静和稳定。

2．憧憬未来

追求美好的未来是人的天性，也是人类生存和社会进步的动力。只有经常憧憬美好的未来，才能始终保持奋发进取的精神状态。不管命运把自己抛向何方，都应该泰然处之。不管现实如何残酷，都应该始终相信困难即将克服，曙光就在前头，相信未来会更加美好。

3．向人倾诉

向朋友倾诉，把心中的苦处讲给朋友，并能得到安慰甚至良策的人，心胸自然会像打开了一扇门一样明朗。还可以向亲人倾诉，学会把心中的委屈和不快倾诉给他们，也常会使心境由阴转晴。

4．拓宽兴趣

兴趣是保护良好心理状态的重要条件。兴趣越广泛，生活越丰富、越充实、越有活力，我们就会觉得生活中处处充满阳光。

5．宽以待人

人与人之间总免不了有争吵、有纠葛、这样或那样的矛盾。只要不是大的原则问题，应该与人为善，宽大为怀。绝不能有理不让人，无理争三分，更不要为一些鸡毛蒜皮的小事争得脸红脖子粗，甚至拳脚相向，伤了和气。

6. 忆乐忘忧

在人生的旅途中，对那些幸福、美好、快乐的往事要常常回忆，以便在心中泛起层层涟漪，激发人们去开拓未来；而对那些不愉快的事情，要尽量从头脑中抹掉，切不可让阴影笼罩心头，而失去前进的动力。

7. 淡泊名利

现实生活中有的人把名利看得很重，得陇望蜀，欲壑难填，财迷心窍，官瘾十足。有的人为了名利，不择手段，一旦个人目的没达到，或者耿耿于怀，疑窦丛生；或者心事重重，一蹶不振。不要那么斤斤计较，不要把名利看得那么重，否则，容易导致心理失衡。

【爱心小天使】

像不同的季节会有不同的鲜花开放一样，生命在不同的年龄也会展示出不同的风采。有人青春得意，有人中年灿烂，有人老年辉煌。生命总会有各种各样的起起伏伏，但精彩的生命有一点是共同的，就是从来没有放弃过自己。

【心灵启迪】

人生离不开加减乘除

人生是自我经营的过程。要经营就要讲选择和放弃，形象地说，人生是离不开加减乘除的。

人生需要用加法。人生在世，总是要追求一些东西。比如，有的人勤奋工作、奋力拼搏，为的是升职；有的人风里来雨里去，吃尽苦头，为的是增加手中的财富；有的人头悬梁、锥刺股，发奋读书是为了增加知识；有的人刻苦研究艺术，为的是增加自己的文化品位。加法的人生，使人生丰富多彩，是一种积极的人生。

人生需要用减法。哲人说人生如车，其载重量有限，超负荷运行促使人生走向其反面。人的生命有限，而欲望无限。我们要学会辩证地看待人生，看待得失，用减法减去人生过重的负担。否则，负担太重，人生不堪重负，结果往往事与愿违。人生应有所为，有所不为。

人生需要用乘法。人生的成功与否，与个人努力有关，更与机遇有关。对于人生而言，奋斗固然重要，但能否抓住机遇也是十分关键的。比尔·盖茨在人生关键时刻选择了微软，这一选择为他日后的辉煌奠定了基础，在关键时刻把握住人生就实现了人生的乘法。

人生更需要用除法。如果人生的目标期望值和实现值反差太大，容易使人产生挫败感。一位学生以较高的分数被省内一所重点大学录取，他却闷闷不乐，原来他的奋斗目标是考取清华或北大，目标没实现，而陷入了痛苦之中。看来，人生的除法确实在发挥作用，如果人生的期望值太高，容易对人产生伤害。因此，与树立人生远大目标而言，人生树立“近小”目标也是有其现实意义和道理的。

【照镜子】

站在镜子前，仿佛看到了老年的时候，坐在花园里看日落，回忆往日走过的路，内心平静祥和，没有遗憾。收获了从小事中获得乐趣、从平常的事物中提炼出智慧、明白了以乐观战胜挫折、把痛苦转化为经验，学会了享受生命过程的方法。人生的每个阶段通过努力都很精彩：少年就像春天的桃花一样绚烂，青年就像夏天的荷花一样清香，中年就像秋天的菊花一样坚韧，老年就像冬天的梅花一样昂扬。

在热爱生活方面，你能找到哪些镜子？

你从镜子中得到哪些启示？

【精品赏析】

我的四季（节选）

张　洁

春天，我在这片土地上，用我细瘦的胳膊，紧扶着我锈钝的犁。深埋在泥土里的树根、石块，磕绊着我的犁头，消耗着我成倍的体力。我汗流浃背，四肢颤抖，恨不得立刻躺倒在那片刚刚开垦的泥土之上。可我懂得我没有权利逃避，在给予我生命的同时所给予我的责任。每天，我望着掩盖着我的种子的那片土地，想象着它将发芽、生长、开花、结果。如一个孕育着生命的母亲，期待着自己将要出生的婴儿。我知道，人要是能够期待，就能够奋力以赴。

夏日，我曾因干旱，站在地头上，焦灼地盼过南来的风，吹来载着雨滴的云朵。那是怎样地望眼欲穿、望眼欲穿呐！盼着、盼着，有风吹过来了，但那阵风强了一点，把那片载着雨滴的云朵吹了过去，吹到另一片土地上。我恨过，恨我不能一下子跳到天上，死死地揪住那片云，求它给我一滴雨。那是什么样的痴心妄想！我终于明白，我只能在我赖以生存的这块土地上，寻找泉水。没有充分的准备，便急促地上路了。历过的艰辛自不必说它。要说的是找到了水源，才发现没有盛它的容器。我顿足，我懊恼，我哭泣，恨不得把自己撕成碎片。有什么用呢？再重新开始吧，这样浅显的经验却需要比别人付出加倍的代价来换取。

秋天，我和别人一样收获。望着我那干瘪的谷粒，心里有一种又酸又苦的欢乐。但我并不因为我的谷粒比别人干瘪便灰心或丧气。我把它们捧在手里，紧紧地贴近心窝，仿佛那是新诞生的一个自我。富有而善良的邻人，感叹我收获的微少，我却疯人一样地大笑。在这笑声里，我知道我已成熟。我已有了一种特别的量具，它不量谷物只量感受。我的邻人不知和谷物同时收获的还有人生。我已经爱过、恨过、欢笑过、哭泣过、体味过、彻悟过……细细想来，便知晴日多于阴雨，收获多于劳作。只要我认真地活过，无愧地付出过，人们将无权耻笑我是入不敷出的傻瓜，也不必用他的尺度来衡量我值得或是不值得。

到了冬日，那生命的黄昏，难道就没有什么事情好做？只是隔着窗子，看飘落的雪花，落漠的田野。或是数点那光秃的树枝上的寒鸦？不，我可以在炉子里加上几块木柴，使屋子更加温暖；我将冷静地检点自己：我为什么失败，我做错过什么，我欠过别人什么……但愿只是别人欠我，那最后的日子，便会心安得多！

一个生命不可能再有一次四季。未来的四季将属于另一个新的生命。

选自长江文艺出版社出版的《精美散文》

反侵权盗版声明